pharma technologie journal

Ausgabe „Fertigspritzen“

pharma technologie journal

Fertigspritzen

Packmittel · Anlagentechnik · Qualifizierung/Validierung/Betrieb

2. völlig neubearbeitete Auflage 2026

Herausgeber: CONCEPT HEIDELBERG

ECV EDITIO CANTOR VERLAG AULENDORF

Bibliografische Information der Deutschen Bibliothek

Die Deutsche Bibliothek verzeichnet diese Publikation in der Deutschen Nationalbibliografie; detaillierte bibliografische Daten sind im Internet über http://dnb.ddb.de abrufbar.

ISBN 978-3-87193-493-3

ECV · Editio Cantor Verlag im Internet unter www.ecv.de

Satz: rdz GmbH, Bonn

Druck: Druckerei & Verlag Steinmeier GmbH & Co. KG, Deiningen

Vorwort

Der Markt für Fertigspritzen ist in den vergangenen Jahren weltweit stark gewachsen. Als relativ neue Applikationsform startete die Fertigspritze in den 1980er-Jahren ihren Siegeszug, der bis heute anhält. Wurden ursprünglich insbesondere Impfstoffe und niedermolekulare Heparine mittels der Fertigspritze injiziert, haben sich deren Anwendungsmöglichkeiten in der Zwischenzeit deutlich erweitert. Die immer umfangreicheren Zulassungen und Anwendungen von biotechnologisch hergestellten Proteinen als Therapeutika erweisen sich hier als starke Marktbeschleuniger.

Vorteile für den Patienten, z. B. die Reduktion von Dosierfehlern, der zusätzliche Sicherheitsgewinn gegenüber der konventionellen Spritze und dem Vial sowie auch eine mögliche Selbstanwendung durch einen Autoinjektor sind weitere Gründe für das starke Wachstum.

Ermöglicht wurde dieses Wachstum durch ständige Verbesserungen im Herstellungs- und Abfüllungsprozess der Fertigspritzen, insbesondere durch die Einführung der Ready-to-use(RTU)-Spritzen und innovativer Verarbeitungsanlagen.

Die neuen Vorgaben durch den Annex 1 der EU-GMP-Richtlinien für die Verarbeitung dieser RTU-Spritzen, ihre Sterilisation und Verpackung sowie das korrekte Einschleusen für die weitere aseptische Verarbeitung in den Barrierebereich stellen neue Herausforderungen an die Technik und Prozesse. Besonders diesen Themen widmet sich diese Ausgabe des *pharma technologie journals*.

Beginnend bei den Ausgangsstoffen und der Herstellung der Primärpackmittel, der Verpackung und dem Versand, den verschiedenen Herausforderungen der In-Process Control (IPC) und der Endkontrolle, der Contamination-Control-Strategie des Herstellers über den Versand bis zum Einschleusen und Auspacken, dem aseptischen Abfüllen und Verschließen und der weiteren Verarbeitung von Autoinjektoren für Fertigarzneimittel müssen viele Prozess- und Kontrollschritte erfolgreich absolviert werden, um den Patienten hochwertige, ggf. auch einfach selbst zu applizierende parenterale Arzneimittel zur Verfügung zu stellen. Alle Autoren sind erfahrene Praktiker in diesem Umfeld.

Wir wünschen Ihnen viel Freude beim Lesen und hoffen, dass Ihnen die Beiträge dabei helfen, die richtige Lösung für Ihr Unternehmen zu finden. Bitte kontaktieren Sie die Autoren bei Fragen.

Die Arbeiten in der vorliegenden Ausgabe des *pharma technologie journals* wurden in gewohnter und bewährter Weise von einem wissenschaftlichen Beirat ausgewählt und beurteilt, dem folgende Mitglieder angehören:

Dr. Friedrich Haefele

Tetragon Consulting Unternehmensberatung GmbH, Darmstadt
(ehem. Mitarbeiter von Boehringer-Ingelheim, Bereich Biopharmazie)

Joerg Zimmermann

Vice President External Affairs, Vetter Development Service;
Past Chair, International Society for Pharmaceutical Engineering, ISPE
Vetter Pharma-Fertigung GmbH & Co. KG, Ravensburg

Im Rahmen der wissenschaftlichen Schriftenreihe *pharma technologie journal* werden Praxisberichte publiziert, die eine effiziente Umsetzung von GMP-Anforderungen im betrieblichen Alltag aufzeigen.

Das pharma technologie journal wird seit 1980 von CONCEPT HEIDELBERG herausgegeben.

Mit der Ausgabe „Aktuelle Aspekte der Pharma-Technik“ (1999) ging die Betreuung der Schriftenreihe in ständiger Abstimmung sowohl mit dem Herausgeber als auch mit dem wissenschaftlichen Beirat zum ECV Editio Cantor Verlag nach Aulendorf.

Das *pharma technologie journal* wird in unregelmäßigen Abständen weitergeführt.

CONCEPT HEIDELBERG
Rischerstraße 8
69123 Heidelberg

Tel.: +49 (0)6221-84 440
E-Mail: info@concept-heidelberg.de
Internet: www.gmp-navigator.com

Inhalt

Vorwort 5

Primärverpackungen

Marius Amschler	Vom Sand zum Glas: Herstellungsprozess, Qualitätssicherung, Nachhaltigkeit	9
Claudia Heinl	Was macht Glas eigentlich so geeignet für Primärpackmittel?	23
Wenzel Novak	Fertigspritzen aus Glas: herstellen, befüllen und verschließen	31
Katharina Golly, Horst Koller	Glas- und Kunststoff-Fertigspritzen gebrauchsfertig verpacken und sterilisieren: Methoden, Validierung und Ausblick auf die Nachhaltigkeit	50
Katharina Golly	Fertigspritzen aus Polymer und Glas	69
Katharina Golly	Nadelschutzvorrichtungen für Fertigspritzen: fortschrittliche Technologien des letzten Jahrzehnts	84
Markus Lankers	Analyse von Silikonschichtdicken bei der Herstellung von Fertigspritzen mithilfe von Reflektometriemessungen	101

Qualifizierung/Validierung

Timo Krebsbach, Frank Lehmann	Dekontaminationsprozesse in Pharmaisolatoren	111
Julian Petersen, Richard Denk	Aseptischer Transfer von Ready-to-Use-Behältnissen im Hinblick auf EU-GMP-Annex-1-Anforderungen	123
Alexandra Stärk	Mikrobiologische Aspekte bei der Qualifizierung einer Fertigspritzenlinie mit E-Beam-Tunnel in Isolatorbauweise	140

Kombinationsprodukte/Devices

Bettine Boltres	Kombinationsprodukte	153
Christa Jansen-Otten	Anforderungen an Elastomere für Fertigspritzen	161
Andreas Schneider-Kind, Jakob Lange, Ian Thompson	40 Jahre Selbstinjektionsgeräte: historische Entwicklung, aktuelle Trends und zukünftige Perspektiven	173

Anhang

Die Autoren 192

Primärverpackungen

- *Vom Sand zum Glas: Herstellungsprozess, Qualitätssicherung, Nachhaltigkeit*
- *Was macht Glas eigentlich so geeignet für Primärpackmittel?*
- *Fertigspritzen aus Glas: herstellen, befüllen und verschließen*
- *Glas- und Kunststoff-Fertigspritzen gebrauchsfertig verpacken und sterilisieren: Methoden, Validierung und Ausblick auf die Nachhaltigkeit*
- *Fertigspritzen aus Polymer und Glas*
- *Nadelschutzvorrichtungen für Fertigspritzen: fortschrittliche Technologien des letzten Jahrzehnts*
- *Analyse von Silikonschichtdicken bei der Herstellung von Fertigspritzen mithilfe von Reflektometriemessungen*

Vom Sand zum Glas

Herstellungsprozess | Qualitätssicherung | Nachhaltigkeit

Marius Amschler
Schott AG, Mitterteich

Zusammenfassung

Der Beitrag beschreibt den industriellen Herstellungsprozess von Spezialglasröhren aus Borosilikatglas, die als Ausgangsmaterial für pharmazeutische Primärpackmittel wie Spritzen, Karpulen, Fläschchen und Ampullen dienen. Bereits im frühen Stadium der Wertschöpfungskette werden höchste Anforderungen an die Rohstoffe und die Prozesskontrolle gestellt, um die Einhaltung internationaler Qualitätsstandards und die spätere Funktionalität der Endprodukte sicherzustellen. Der Herstellungsprozess umfasst die Rohstoffvorbereitung, das Schmelzen bei bis zu 1 600 °C, verschiedene Ziehverfahren (Danner-, Vello- und Down-draw-Verfahren) sowie die Einzelrohrverarbeitung und Verpackung. Moderne Online-Inspektionssysteme und ein integriertes Datenmanagement gewährleisten eine lückenlose Qualitätskontrolle.

Ein besonderer Fokus liegt auf der Nachhaltigkeit der Glasherstellung: Die Branche steht vor der Herausforderung, energieintensive Prozesse zu dekarbonisieren und den CO_2-Fußabdruck zu reduzieren. 3 technologische Ansätze werden diskutiert: die Elektrifizierung der Schmelzwannen mit grünem Strom, der Einsatz von grünem Wasserstoff sowie die Nutzung synthetischer oder biogener Kohlenwasserstoffe. Die Verfügbarkeit erneuerbarer Energien und der technologische Wandel sind entscheidend für die Erreichung der Klimaneutralität in der Spezialglasindustrie.

Abstract

From sand to glass/Manufacturing process | Quality assurance | Sustainability

This article describes the industrial manufacturing process of specialty glass tubing made from borosilicate glass, which serves as the base material for pharmaceutical primary packaging such as syringes, cartridges, vials, and ampoules. From the earliest stages of the value chain, the highest demands are placed on raw materials and process control to ensure compliance with international quality standards and the subsequent functionality of the final products. The manufacturing process includes raw material preparation, melting at temperatures up to 1,600 °C, various drawing techniques (Danner, Vello, and downdraw processes), as well as individual tube processing and packaging. Modern online inspection systems and integrated data management ensure seamless quality control.

A particular focus is placed on the sustainability of glass production: the industry faces the challenge of decarbonizing energy-intensive processes and reducing the CO_2 footprint. 3 technological approaches are discussed: electrification of melting tanks with green electricity, the use of green hydrogen, and the utilization of synthetic or biogenic hydrocarbons. The availability of renewable energy and technological transformation are crucial for achieving climate neutrality in the specialty glass industry.

Key words Spezialglasröhren · Borosilikatglas · pharmazeutische Primärpackmittel · Qualitätssicherung · Nachhaltigkeit · Dekarbonisierung · Glasherstellung

1. Herstellung von Glasröhren

Für die Herstellung der heute gängigsten pharmazeutischen Primärpackmittel wie Spritzen, Karpulen, Fläschchen und Ampullen bilden Spezialglasröhren aus Borosilikatglas den gemeinsamen Ausgangspunkt in der Wertschöpfungskette (siehe Abb. 1).

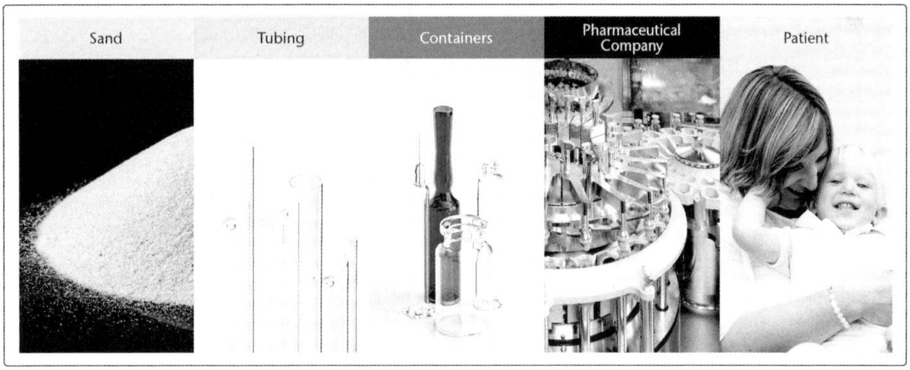

Abb. 1. Wertschöpfungskette von Primärpackmitteln aus Glasröhren (Quelle aller Abbildungen: Schott AG).

Da die Glasröhren bereits die grundlegenden Eigenschaften wie dimensionale und visuelle Merkmale festlegen, welche von den unterschiedlichen internationalen Standards für die finalen Packmittel gefordert werden, werden bereits hier höchste Anforderungen an das Ausgangsmaterial gestellt, um die spätere Funktionalität der Glasspritze sicherstellen zu können.

Das Abmessungsspektrum von Glasröhren für Spritzen reicht standardmäßig von einem Außendurchmesser AD von 6,85 mm für eine 0,5-ml-Spritze, bis hin zu 22,05 ml für eine 20-ml-Spritze, wobei Toleranzen von bis zu $\pm$0,05 mm realisierbar sind. Spritzen mit einem Füllvolumen von 1 ml und einem AD von 8,15 mm sowie die Langversion (1 ml Long) mit 10,85 mm bilden dabei die gängigsten Formate.

Der Herstellungsprozess für Glasröhren folgt dabei den 4 Schritten der Rohstoffvorbereitung: dem Schmelzen der Rohstoffe in großen Schmelzwannen, dem Ziehprozess im Freiformverfahren sowie der abschließenden Einzelrohrnachverarbeitung und Verpackung (siehe Abb. 2).

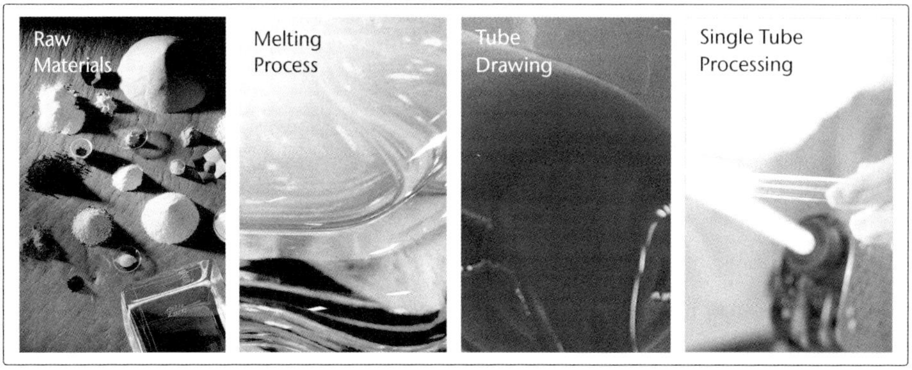

Abb. 2. 4 Hauptschritte der Rohrproduktion.

1.1 Rohstoffvorbereitung

Für die Herstellung von pharmazeutischen Glasröhren werden streng spezifizierte Rohstoffe verwendet, die die Grundlage für die Qualität der Glasröhren bilden. Um eine sichere Versorgung zu gewährleisten, werden i. d. R. für jedes Rohmaterial mindestens 2 Lieferanten qualifiziert. Nach einer Eingangskontrolle und der Freigabe werden die Materialien in den Lagersilos zwischengelagert, von wo aus sie dem Gemengehaus zugeführt werden. Jeder Rohstoff hat sein eigenes, separates Lagersystem (siehe Abb. 3).

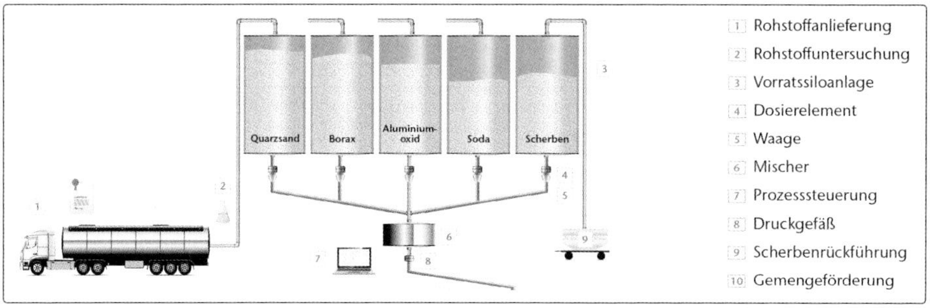

Abb. 3. Rohmaterialmanagement.

Im Gemengehaus wird das Batch (Rohstoffgemenge) vollautomatisch nach vorgegebenen Rezepturen aufbereitet, um konstante chemische und physikalische Eigenschaften zu gewährleisten. Jeder Hersteller verfügt für jede Glasart über eine spezifische Rezeptur, wodurch sich die Produkte in ihrer Zusammensetzung und ihren Eigenschaften unterscheiden. Die Auswahl und Qualität der Rohstoffe sind entscheidend für die endgültige Qualität des Glases, da diese meist natürlichen Rohstoffe auch unerwünschte Bestandteile, sogenannte Elemental Impurities, enthalten können. Aufgrund der variierenden Zusammensetzungen und der Tatsache, dass Glas als Primärpackmittel in direktem Kontakt mit dem Medikament steht, ist das Packmittel ein integraler Bestandteil der Arzneimittelzulassung (§ 21 ff AMG [1]). Dieses muss im Zulassungsdossier explizit definiert und seine Sicherheit durch Stabilitätsdaten nachgewiesen werden [2].

Sobald das Gemenge fertig gemischt ist, wird dieses anschließend mittels pneumatischer Leitungen zu den Lagersilos der einzelnen Schmelzwannen befördert.

1.2 Glasschmelze

Das Schmelzen erfolgt in speziell entwickelten Wannen. Die Herstellung von Borosilikatglas ist aufgrund der hohen Temperaturen von rund 1 600 °C eine große Herausforderung. Dabei ist der Einsatz von Mess- und Regelgeräten sowie elektronischen Hilfsmitteln ein unverzichtbares Kontrollmittel, um ein hohes Qualitätsniveau zu erreichen. Die Beschickung des Gemenges in die Schmelzwannen erfolgt vollautomatisch über einen Zubringer. Die eingelegte Menge entspricht immer der Glasmenge, die auf den Ziehlinien verarbeitet wird, was eine konstante Füllhöhe in der Wanne gewährleistet. Dies wird durch eine präzise Steuerung des Glasstandes im Schmelzofen erreicht (siehe Abb. 4). Der Schmelzvorgang selbst gliedert sich in 3 Phasen:

Rauschmelze

Unter dieser ersten Phase versteht man das Erschmelzen der Rohstoffe. Das pulverförmige Gemenge wird zunächst auf die bereits flüssige Glasschmelze aufgelegt. Unter der Hitzeeinwirkung von über 1 200 °C zersetzen sich die Rohstoffe allmählich unter Freisetzung von rohstoffgebundenen Gasen. Die Masse wird immer flüssiger und schließlich durchsichtig. Das Aufschmelzen, die sogenannte Rauschmelze, ist somit abgeschlossen [3].

Feinschmelze

Nach der Rauschmelze enthält die nun flüssige Glasschmelze noch Gaseinschlüsse und Inhomogenitäten. Um diese zu beseitigen, wird die Schmelze weiter erhitzt, um so die Löslichkeit der Gasbestandteile im Glas zu senken. Durch Zugabe von Läutermitteln, welche sich bei diesen hohen Temperaturen von rund 1 600 °C zu großen Gasmassen zersetzen und so die gelösten Gase aufnehmen und zur Oberfläche transportieren, erfolgt anschließend eine restlose Entgasung und Homogenisierung der Glasschmelze. Typische Läutermittel sind hierbei Chloride oder Sulfate sowie Verbindungen multivalenter Übergangsmetalle, z. B. Zinn (SnO_2) oder Antimon (Sb_2O_3).

Abstehen

Auf die Rauschmelze und Läuterung folgt die Abstehphase bei tieferen Temperaturen. Dieser Schritt erfolgt im letzten Teil der Wanne – der sogenannten Arbeitswanne. Die Abstehphase verfolgt primär das Ziel, die Schmelze auf die richtige Temperatur „abzukühlen“ und somit die benötigte Viskosität für den anschließenden Rohrziehprozess sicherzustellen [3].

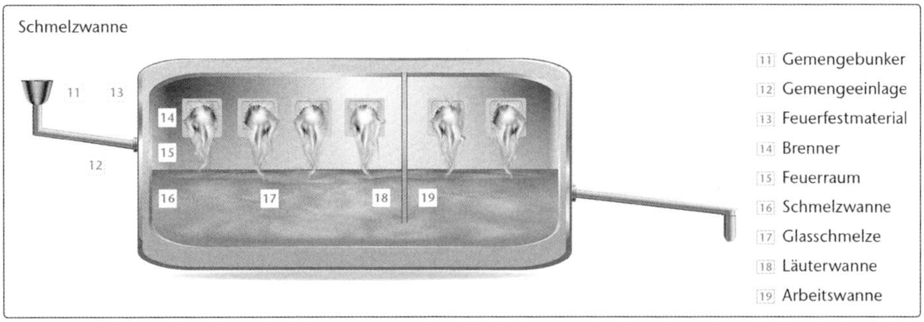

Abb. 4. Schmelzwanne.

1.3 Ziehprozess

Generell gibt es 3 Verfahren, um Glasröhren im kommerziellen Maßstab zu ziehen. Diese sind das Danner-, das Vello- und das Down-draw-Verfahren (auch als A-Zug-Verfahren bezeichnet). In den folgenden Abschnitten werden diese Verfahren kurz erläutert.

Das Danner-Verfahren

Edward Danner entwickelte 1912 das erste mechanisierte Rohrziehverfahren auf der Grundlage des Handziehverfahrens und ließ es im Jan. 1917 patentieren. Aus der Düse fließt eine einstellbare Glasmenge auf die Außenfläche eines rotierenden, nach unten geneigten Hohlzylinders – die sogenannte Dannerpfeife. Das Glasrohr wird durch das kontinuierliche Abziehen der aufgegebenen und nach unten geflossenen Glasmasse sowie das Einblasen von Luft durch die Dannerpfeife erzeugt. Die Abmessungen des Rohrs hängen vom Pfeifendurchmesser, der Glastemperatur, dem Luftdruck und der Ziehgeschwindigkeit ab. Mit dem Danner-Verfahren können Rohre mit Außendurchmessern von ca. 3–50 mm und Wandstärken von 0,1–5 mm hergestellt werden.

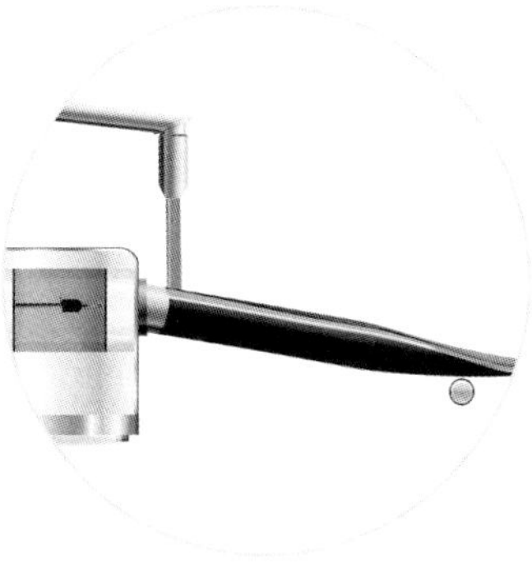

Abb. 5. Danner-Verfahren.

Das Vello-Verfahren

Das Vello-Verfahren ist nach seinem Erfinder Leopoldo Sanchez-Vello benannt, der im Juni 1929 in Frankreich sein erstes Patent anmeldete. Das Vello-Verfahren ist ein vertikales Ziehverfahren, bei dem die Rohre von einer Düse nach unten gezogen werden. Der Auslass des Ziehkopfes enthält eine zylindrische Öffnung mit einer Düse, durch die das Glas über eine vertikal verstellbare Reibahle fließen kann, die sich wie ein Trichter nach unten erstreckt. Die Reibahle ist hohl und ihre Verlängerung ist mit der Blasluftquelle verbunden. Beim Vello-Verfahren wird das gezogene Rohr von der Vertikalen in die Horizontale überführt. Mit diesem Verfahren können Rohre mit einem Außendurchmesser von ca. 0,8–70 mm und Wandstärken von 0,4–5,0 mm hergestellt werden.

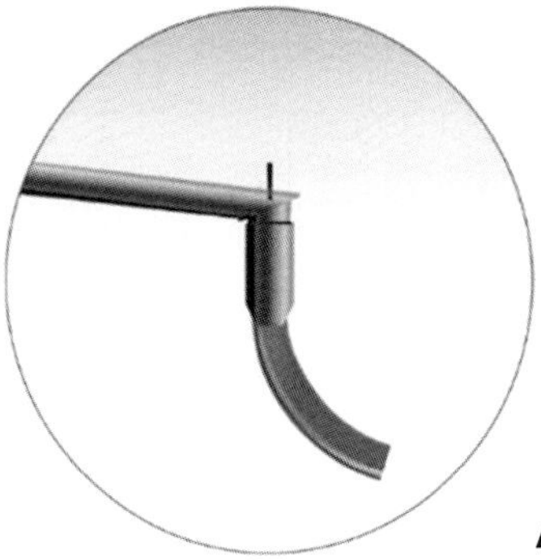

Abb. 6. Vello-Verfahren.

Das Down-draw-Verfahren

Ähnlich wie das Vello-Verfahren ist auch das Down-draw-Verfahren ein vertikales Rohrziehverfahren mit einer Düse und einer Down-draw-Nadel. Der Hauptunterschied zwischen diesen beiden Verfahren besteht darin, dass das Rohr beim Down-draw-Verfahren nicht in eine horizontale Richtung umgelenkt wird. Mit diesem Verfahren ist insbesondere die Herstellung größerer Dimensionen bis hin zum momentanen Rekordhalter mit einem Außendurchmesser von 460 mm möglich.

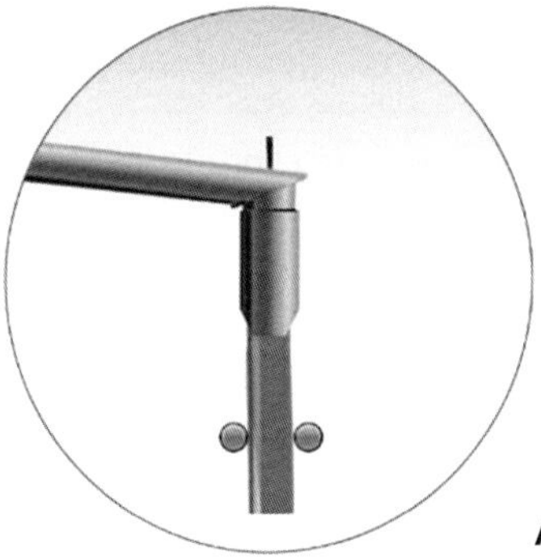

Abb. 7. Down-draw-Verfahren.

Nachdem die Glasschmelze aus der Düse oder dem Speiser gekommen ist, zieht die Ziehmaschine das Glas und erzeugt Rohr von ca. 60 m Länge (siehe Abb. 8). Da das Ziehen von Rohren im Wesentlichen ein Freiformverfahren ist, erfordert es einen erheblichen Aufwand, um die extrem engen Fertigungstoleranzen einzuhalten, wie sie insbesondere für Glasspritzen benötigt werden. Verschiedene interagierende Online-Inspektionsgeräte prüfen die maßlichen sowie optischen Merkmale jedes einzelnen Endlosrohrs über die gesamte Länge auf Abweichungen und Fehler, wie z. B. Außen- und Innendurchmesser, Wanddicke, Wanddickenunterschiede, offene oder geschlossene Airlines oder Steine/Knoten. In Kombination mit der integrierten Datenerfassung und -analyse können die Qualitätsparameter des gezogenen Glasrohrs an das Behälterformat (Spritze, Karpule, Fläschchen oder Ampulle) sowie an die spezifischen Kundenbedürfnisse angepasst werden. Optional kann noch im endlosen Rohrzug eine Antikratzbeschichtung, bestehend aus einer Polysorbat-80-Emulsion, auf der Außenseite aufgebracht werden, welche das Rohr während des Transports vor Kratzern schützt.

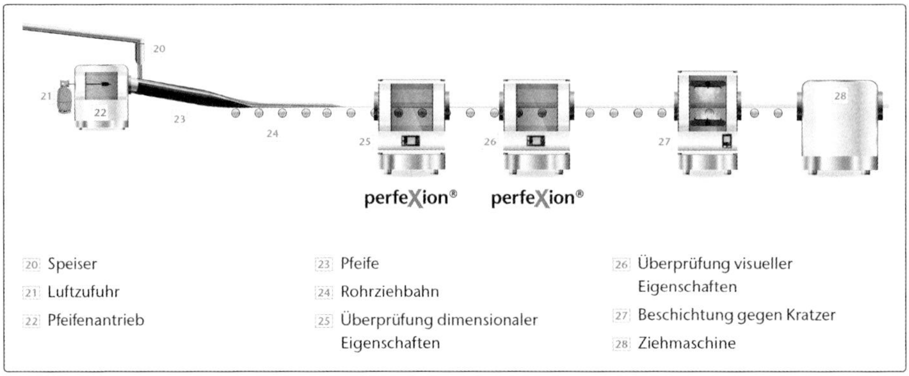

Abb. 8. Formgebung und Rohrzug.

1.4 Einzelrohrverarbeitung

Das endlose Glasrohr wird nun auf die gewünschte Länge gekürzt und zum ersten Mal sortiert. Nur Rohre, die innerhalb der vereinbarten Qualitätsgrenzen liegen, werden zur nächsten Verarbeitungsstufe zugelassen. Ausgemusterte Rohre werden im Gemengehaus zerkleinert und über das Gemenge dem Schmelzprozess wieder zugeführt. Insbesondere vor dem immer größeren Nachhaltigkeitsbewusstsein stellen diese Glasscherben nicht nur einen wichtigen Beitrag zur Reduzierung der benötigten Rohmaterialien und somit zu einem geringeren CO_2-Fußabdruck (Product Carbon Footprint, PCF) des Packmittels dar, sie tragen durch ihre niedrigere Schmelztemperatur ebenfalls zu einer Reduzierung der benötigten Primärenergieträger für den Schmelzprozess bei.

Im Anschluss werden die noch scharfkantigen Rohrenden nach Kundenwunsch verwärmt. Auf dieser Stufe durchläuft jedes einzelne Rohr erneut mehrere Prüf- und Sortiersysteme, um sowohl optische (Partikel, Verunreinigungen, Rohrenden) als auch dimensionale Aspekte (Geradheit, Rundheit, Außendurchmesser, Vierkantschnitt) zu prüfen. Hier hat also ein Übergang von einer statistischen Qualitätskontrolle zu einer 100-%-Kontrolle stattgefunden. Anschließend werden die Rohre auf der Linie weiter zur automatischen Bündelpackmaschine transportiert. In dieser Maschine werden sie nach dem Prinzip der engstmöglichen Verpackung gestapelt. Außerdem wird jedes Bündel beidseitig fest in recyclebare Schrumpffolie eingeschweißt. Dies verhindert die Bewegung der Röhren gegeneinander und damit Kratzer sowie das Eindringen von Fremdkörpern und Partikeln in das Innere der Röhrchen.

Die Bündel werden dann etikettiert und auf Paletten gestapelt, mit einem Kantenschutz versehen und erneut vollständig in Schrumpffolie eingeschweißt. Dieses Verfahren gewährleistet, dass die Qualität der Spezialglasröhren während des Transports nicht beeinträchtigt wird. Abschließend wird die Palette mit einem Palettenetikett versehen, welches alle relevanten Informationen und Qualitätsdaten enthält. Alle produkt- und prozessbezogenen Daten, die während des Herstellungsprozesses erfasst wurden, werden in einem Prozesskontroll- und integrierten Datenmanagementsystem gespeichert (siehe Abb. 4). Dieses System ermöglicht in Echtzeit (bis zu 100 000 Datentags pro Minute) eine Zertifizierung mit tatsächlichen Ist-Qualitätsdaten auf der Basis von verpackten Einzelrohrdaten auf dem Palettenetikett, um nachgelagerte Nachbearbeitungsschritte effizient auszurichten.

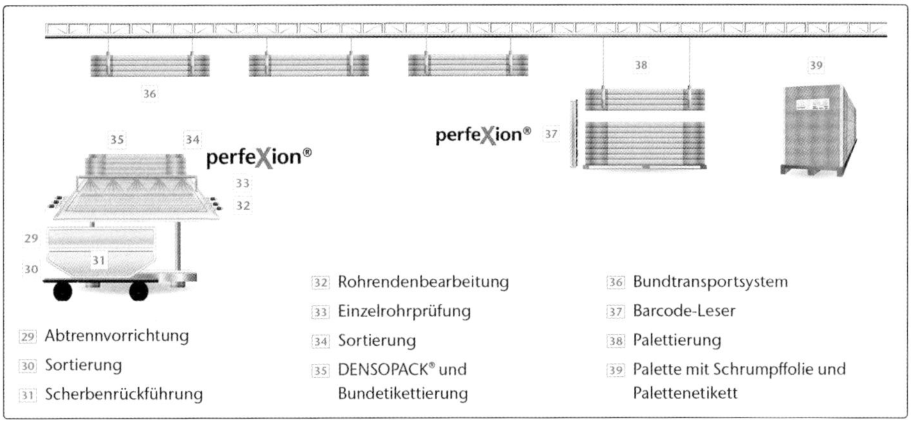

Abb. 9. Einzelrohrverarbeitung und Verpackung.

2. Qualität

2.1 Qualitätssicherung und Fehlerbewertung

Vor dem Hintergrund, dass die finale Glasspritze mit ihrem langen Barrel zum Großteil aus dem ursprünglichen Glasrohr besteht, stellen die zuvor beschriebenen Online-Inspektionsprozesse während der Rohrherstellung einen essenziellen Teil dar, um die finale Qualität und Funktionalität des Primärpackmittels zu gewährleisten. Defekte und Abweichungen, die bereits auf dem Rohr vorhanden wären, würden folglich direkt in das Endprodukt übernommen werden.

Um ein einheitliches Verständnis hinsichtlich der Klassifizierung – wie schwerwiegend ist ein solcher Defekt – sowie der erlaubten Auftrittswahrscheinlichkeit in der Packmittelindustrie zu gewährleisten, bedient man sich häufig standardisierter Fehlerbewertungslisten, Fehlerbildkatalogen oder herstellerspezifischer Spezifikationen. Speziell für Fertigspritzen sei an dieser Stelle beispielhaft auf die „*Fehlerbewertungsliste für Behältnisse aus Röhrenglas*“ des Editio Cantor Verlags [4] oder den „*Technical Report No. 43 – Identification and Classification of Nonconformities in Moulded and Tubular Glass Containers for Pharmaceutical Manufacturing*“ der Parenteral Drug Association (PDA) [5] als Standardwerke verwiesen.

2.2 Defekte und Einfluss des Glasrohrs auf die Fertigspritze

Trotz höchster Sorgfalt und Prozessüberwachung während der Glasherstellung können gewisse Fehler am Glasrohr entstehen und so ihren Eingang in das finale Packmittel finden. In den Tab. 1 und 2 wird detailliert auf potenzielle Defekte hinsichtlich dimensionaler und visueller Eigenschaften der Glasrohre, deren Entstehungsursache sowie deren Einfluss auf das finale Packmittel eingegangen. Natürlich können während der weiteren Verarbeitungsschritte, wie der Heißformgebung, dem Einkleben der Nadel oder der Silikonisierung, zusätzliche Defekte am finalen Packmittel auftreten. Da dieses Kapitel jedoch ausschließlich das Glasrohr als Ausgangsmaterial behandelt, werden diese Defekte hier nicht näher erläutert.

Tab. 1. Dimensionale Eigenschaften und deren Einfluss auf die Fertigspritze.

Defekt/Überschreitung der zulässigen Toleranzen bzgl.	Definition	Ursache	Auswirkung auf die Fertigspritze und deren Formung beim Vorhandensein des Defekts
Außendurchmesser 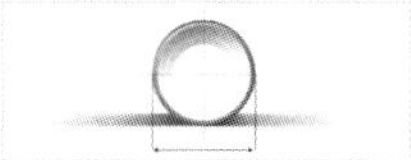	maximaler Abstand von 2 Punkten auf der Rohraußenoberfläche	prozessbedingte Schwankungen während des Freiformverfahrens der Glasrohre	Integration der Fertigspritze in Devices
Innendurchmesser 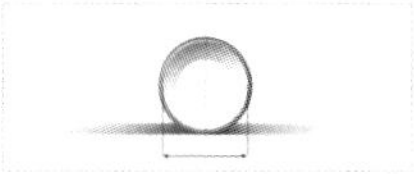	maximaler Abstand von 2 Punkten auf der Rohrinnenoberfläche		Einfluss auf: • Dosiergenauigkeit • präzises Setzen des Plungers während des Fill-&-Finish-Prozesses und somit auf die Behälterverschlussintegrität (Container Closure Integrity, CCI)
Rundheit 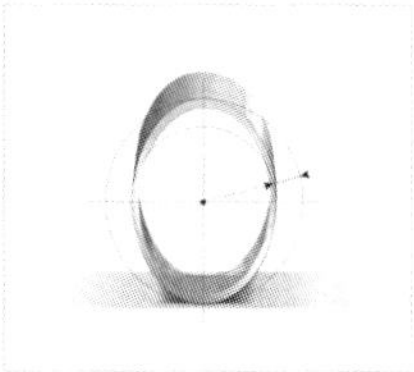	Eigenschaft des Glasrohrs, die die Abweichung eines Querschnitts von der idealen Form eines Kreises angibt		Einfluss auf die Losbrechkraft (Break Loose Force) sowie die anschließende Gleitkraft (Gliding Force) der Spritze während der Injektion
Wanddickenunterschied 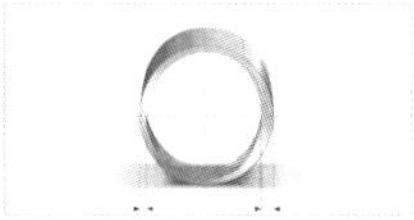	Unterschied zwischen größter und kleinster Wanddicke in einer Ebene senkrecht zur Rohrachse		bei geringem Wanddickenunterschied: • verbesserte Formbarkeit und mechanische Belastbarkeit des Fingerflansches • reduziertes Bruchrisiko während der Spritzenformung sowie des anschließenden Füllprozesses.

Tab. 2. Visuelle Eigenschaften und deren Einfluss auf die Fertigspritze.

Defekt/Überschreitung der zulässigen Toleranzen bzgl.	Definition	Ursache	Auswirkung auf die Fertigspritze und deren Formung beim Vorhandensein des Defekts
Steinchen 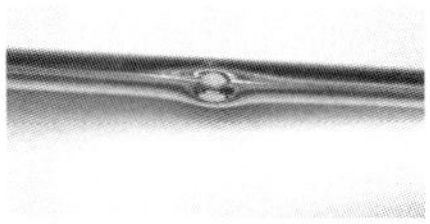	undurchsichtige Einschlüsse im Glas	Ursache für das Vorhandensein von Steinchen ist nicht aufgeschmolzenes Gemenge, welches durch unvorhersehbare Störungen entsteht, oder in seltenen Fällen Partikel feuerfesten Steinmaterials der Schmelzwanne.	Reduzierung der Ausbeute aufgrund des Risikos, dass Fertigspritzen bei der Endkontrolle wegen eines kosmetischen Fehlers zurückgewiesen werden
Knoten 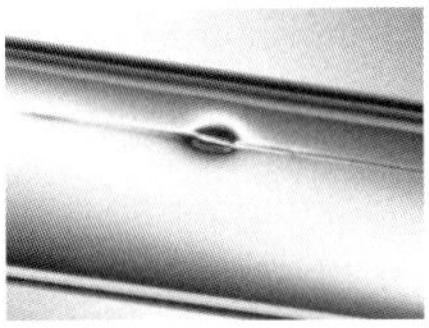	durchsichtige Einschlüsse im Glas	Knoten befinden sich zum überwiegenden Teil an der Oberfläche des bereits geschmolzenen Glases innerhalb der Schmelzwanne. Sie bilden sich durch geringe Verdampfung flüchtiger Glasbestandteile.	Reduzierung der Ausbeute aufgrund des Risikos, dass Fertigspritzen bei der Endkontrolle wegen eines kosmetischen Fehlers zurückgewiesen werden
Blasen geschlossen 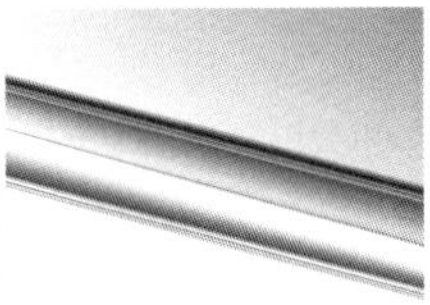 **Offen** 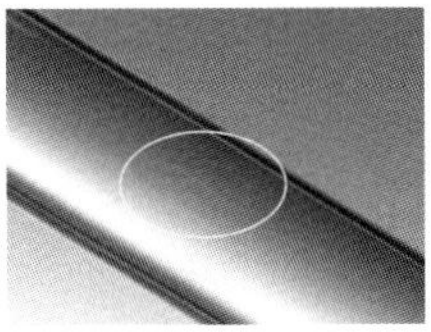	gasförmiger, im Rohr langgezogener Einschluss • geschlossene Blase: vollständig in der Glasmatrix eingebettet • offene Blase: durchbricht die Oberfläche	Beim Schmelzprozess entstehen bei der chemischen und thermischen Reaktion der Gemengebestandteile Gase, die sich zur Blase im Glas in kugeliger Form ausbilden. Im anschließenden Läuterprozess werden diese Blasen weitgehend entfernt. Während des Ziehprozesses verformen sich die kugeligen Restblasen zu Längsblasen (engl. Airlines).	• geschlossene Blase: Reduzierung der Ausbeute aufgrund des Risikos, dass Fertigspritzen bei der Endkontrolle wegen eines kosmetischen Fehlers zurückgewiesen werden • offene Blase (Innenseite): potenzieller Einfluss auf die CCI durch die Entstehung eines Bypass-Effekts, sollte die offene Blase den Plunger-Stopper überbrücken • mögliche Entstehung von Glaspartikeln

Forts. Tab. 2 nächste Seite.

Forts. Tab. 2.

Defekt/Überschreitung der zulässigen Toleranzen bzgl.	Definition	Ursache	Auswirkung auf die Fertigspritze und deren Formung beim Vorhandensein des Defekts
Risse 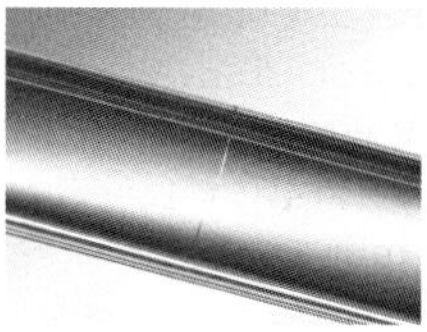	flächige Verletzung, die tief in die Glaswand reicht oder sogar durchdringt. Ein Riss kann auch sehr klein und deshalb mit bloßem Auge nur schwer oder nicht erkennbar sein (Mikroriss).	Risse entstehen vor allem durch schnellen, lokalen Wärmeentzug bei hohen Temperaturdifferenzen, z. B. bei Kontakt Glas/Glas oder Metall/Glas.	• Gefährdung der CCI und somit der Sterilität des abgefüllten Medikaments • erhöhtes Bruchrisiko
Kratzer 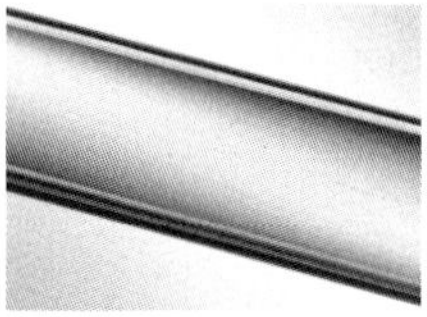	Oberflächenverletzung, die aber im Gegensatz zum Riss nicht erheblich in die Tiefe geht	Kratzer können im Kontakt mit Glas oder mit einem anderen Werkstoff, der eine höhere Oberflächenhärte aufweist (z. B. Metall), entstehen. Voraussetzung: Relativbewegung.	Da die Festigkeit eines Glaskörpers keine Materialkonstante ist, sondern vielmehr von der Fehlerfreiheit und Oberflächengüte abhängig ist, besteht ein erhöhtes Bruchrisiko.
Glaspartikel 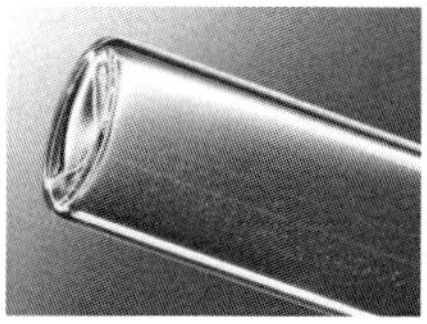	kleine Partikel aus Glas	Glaspartikel können beim Ablängen der Glasrohre oder durch Abrasion entstehen. Die auf dem Foto dargestellten Glaspartikel sind nur unter dem Mikroskop erkennbar. Bei geschlossenen Röhren verringert sich erwiesenermaßen die Partikelanzahl.	• lassen sich i. d. R. während des Reinigungsprozesses der Spritze gut auswaschen • Reduzierung der Ausbeute aufgrund des Risikos, dass Fertigspritzen bei der Endkontrolle wegen eines kosmetischen Fehlers zurückgewiesen werden

3. Ausblick Nachhaltige Glasherstellung

Glas ist ein langlebiges und umweltfreundliches Material, welches in unterschiedlichsten Bereichen wie der Pharma-, Medizintechnik-, Halbleiter- und Haushaltsindustrie nicht mehr wegzudenken ist. Die Spezialglasindustrie hat somit eine besondere Bedeutung und Verantwortung für die globale Wertschöpfungskette.

Die Herstellung von Glas ist jedoch gleichzeitig sehr energieintensiv und erfordert Temperaturen von bis zu 1 600 °C. Der kontinuierliche Schmelz- und Produktionsprozess läuft 24 h sowie 365 Tage im Jahr und das mehrere Jahre lang. Man kann ihn nicht einfach abschalten, weil die Glasqualität schon auf die geringsten Temperaturunterschiede reagiert. Wenn die Energiezufuhr für kurze Zeit reduziert wird oder sogar komplett ausfällt, kann das Glas erstarren und die Schmelzwanne zerstören. Das Thema Versorgungssicherheit des Energieträgers spielt somit eine zentrale Rolle. Der große Energiebedarf wird aufgrund dessen bisher hauptsächlich mit fossilen Energieträgern wie Erdgas und Heizöl gedeckt, was zu hohen CO_2-Emissionen führt.

Mit dem zunehmenden Umweltbewusstsein in der Pharmaindustrie und den ambitionierten Emissionsreduktionszielen, wie sie z. B. von der Science Based Targets initiative (SBTi) durch die Einbindung der gesamten Lieferkette gefordert werden, steht die Spezialglasindustrie vor erheblichen Herausforderungen.

Das Ziel Klimaneutralität erfordert einen massiven Umbruch in der Glasproduktion mit z. T. bahnbrechenden Innovationen. Die Entwicklung neuer Schmelztechnologien, die nicht mehr auf die Nutzung fossiler Brennstoffe angewiesen ist, braucht Zeit, ist mit einem hohen Entwicklungs- und Kostenaufwand verbunden und ist zudem abhängig von externen Faktoren. Deshalb ist der technologische Transformationsprozess die größte Herausforderung auf dem Weg zur Klimaneutralität.

Beim Technologiewandel verfolgt z. B. der Glashersteller Schott primär 3 Lösungsansätze (siehe Abb. 10). Bei allen bildet Strom aus erneuerbaren Energien die Ausgangsbasis. Am effizientesten ist die direkte Nutzung von Grünstrom. Im Vergleich dazu nimmt der Gesamtwirkungsgrad bei Wasserstoff und Kohlenwasserstoff ab, da bei ihrer Herstellung ein Teil der ursprünglich vorhandenen elektrischen Energie verloren geht [6].

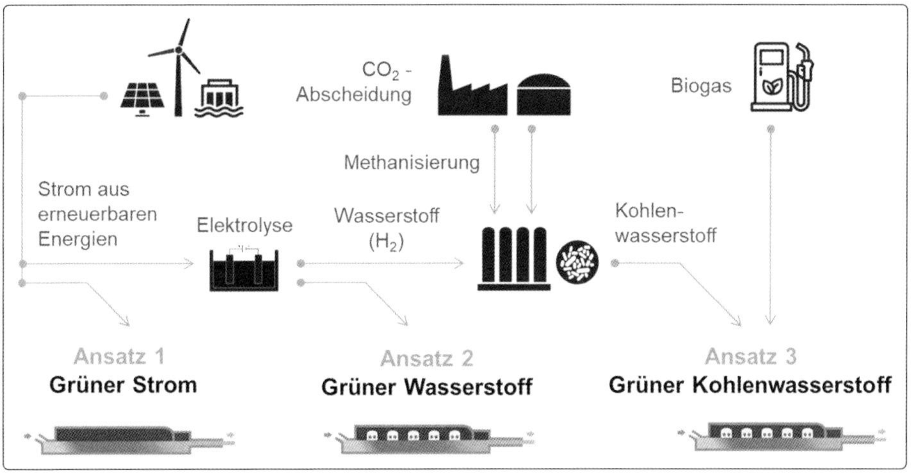

Abb. 10. 3 Wege zur klimaneutralen Glasproduktion.

Ansatz 1: grüner Strom

Bei der Elektrifizierung geht es um die primäre Nutzung von Strom, und zwar explizit von Grünstrom, zur direkten Beheizung der Schmelzwannen. Kleinere elektrisch beheizte Schmelzwannen betreibt Schott schon seit Jahrzehnten. Bei größeren Schmelzwannen setzt das Unternehmen seit den 1990er-Jahren auf die fossile Oxy-Fuel-Befeuerung, z. T. mit elektrischer Zusatzheizung. In Zukunft gilt es nun, Technologien zu entwickeln, die den Heizanteil von Strom Schritt für Schritt erhöhen. Idealerweise bis hin zu vollelektrisch beheizten großvolumigen Schmelzwannen auf der Basis von Strom aus erneuerbaren Energiequellen.

Insbesondere im Rahmen des Projekts PROSPECT wird ein Konzept für einen Glasschmelzprozess für Pharmarohrglas entwickelt, bei dem die Schmelzaggregate nahezu vollständig mit Grünstrom anstelle des fossilen Energieträgers Erdgas beheizt werden. Die neu konzipierte Anlage kann – betrieben mit grünem Strom aus erneuerbaren Energien – die Treibhausgasemissionen um etwa 80 % gegenüber der derzeit eingesetzten Technologie reduzieren. Dieses Projekt für den sogenannten „elektrischen Weg" unterstützt seit Ende 2023 auch das Bundesministerium für Wirtschaft und Klimaschutz mit insgesamt rund 14,8 Mio. Euro [7]. Die Entwicklungsarbeiten sind zeitlich so geplant, dass ab 2025/26 die erste großtechnische Pilotanlage im bayerischen Mitterteich errichtet werden kann.

Ansatz 2: grüner Wasserstoff

Die Technologien zur Herstellung von Wasserstoff sind zwar nicht neu, doch es gibt bisher noch kaum Erfahrung in der großtechnischen Nutzung. Aktuell ist Wasserstoff noch ein Nischenprodukt, das hauptsächlich als Grund- und Prozessstoff in der chemischen und petrochemischen Industrie eingesetzt wird. Auch gibt es heute noch keine großindustrielle Wasserstoffproduktion und noch keine flächendeckende Versorgungsinfrastruktur.

Zu der mangelnden Verfügbarkeit und Versorgungsinfrastruktur kommt zudem der aktuell noch viel zu hohe Preis. Solange diese Probleme nicht gelöst sind, ist ein großtechnischer Einsatz der Wasserstofftechnologie nicht denkbar. Deshalb ist es begrüßenswert, dass die deutsche Bundesregierung und die Europäische Union den Aufbau der Wasserstofftechnologie unterstützen wollen.

Im Rahmen der „Nationalen Wasserstoff-Strategie" sollen ein umfassender Maßnahmenkatalog erarbeitet, Machbarkeitsstudien zu Technologien, Erzeugung, Speicherung, Infrastruktur und Logistik entwickelt sowie Potenzialatlanten für wirtschaftlich geeignete Standorte in der Welt für eine zukünftige grüne Wasserstoffwirtschaft erarbeitet werden. Auf dieser Basis will die Bundesregierung dann den Markthochlauf mit Fördergeldern unterstützen. Auch die Europäische Union will mit ihrer Wasserstoffstrategie bis 2030 eine international wettbewerbsfähige Wasserstoffindustrie etablieren.

Ansatz 3: grüner Kohlenwasserstoff

Neben den beiden Haupttechnologien Elektrifizierung und Wasserstoff prüft Schott als dritten Lösungsansatz den möglichen Einsatz von synthetischen oder biogenen Kohlenwasserstoffen als Energieträger. Zum Beispiel Methan, das mithilfe von Grünstrom und CO_2 durch Methanisierung gewonnen wird, oder Biogas, dessen Brennwert durch Methanisierung erhöht werden kann. Auch wird geprüft, inwieweit flüssige Biobrennstoffe direkt einsetzbar sind.

Zusammenfassend lässt sich sagen, dass momentan die Elektrifizierung und Nutzung von Strom aus erneuerbaren Energien das Mittel der Wahl ist. Die Verfügbarkeit von alternativen grünen Energiequellen ist derzeit noch sehr begrenzt und die Kosten sind teils (deutlich) höher als die vom bisher primär genutzten Erdgas. Um einen weitreichenderen Wandel in der Spezialglasindustrie erreichen zu können, müssen deshalb die Kapazitäten und insbesondere die Infrastruktur für erneuerbare Energien deutlich ausgebaut sowie die Verfügbarkeit zu wettbewerbsfähigen Preisen sichergestellt werden.

Der Technologiewandel und die Energiewende in der Glasindustrie hängen also maßgeblich von der Entwicklung auf dem Energiesektor ab.

Literatur

[1] Bundesministerium der Justiz und für Verbraucherschutz, Bundesamt für Justiz. Gesetz über den Verkehr mit Arzneimitteln (Arzneimittelgesetz - AMG) [Internet]. Berlin, Bonn: BMJV, BfJ; 2024. Abrufbar unter: https://www.gesetze-im-internet.de/amg_1976/AMG.pdf.

[2] Hildebrandt A. Bekanntmachung über die Zulassung von Arzneimitteln durch das Bundesinstitut für Arzneimittel und Medizinprodukte (Neuer Formularsatz für den Antrag auf Zulassung eines Arzneimittels beim Bundesinstitut für Arzneimittel und Medizinprodukte) Vom 31 Oktober 1996 [Internet]. Berlin, Bonn: Bundesinstitut für Arzneimittel und Medizinprodukte; 1996. Abrufbar unter: https://www.bfarm.de/SharedDocs/Downloads/DE/Arzneimittel/Zulassung/zulassungsverfahren/national/bekanntmachung_vom_31101996.pdf?__blob=publicationFile.

[3] Pfaender HG. Schott Glaslexikon, 5. Aufl. Landsberg: Mod. Verlags-Ges.; 1997.

[4] Harl M, Horst S, Polan M. Fehlerbewertungsliste für Behältnisse aus Röhrenglas. 5. Aufl. Aulendorf: Editio Cantor Verlag; 2016.

[5] Flynn CR, Gill J, Akers M, Asselta R, Berggren J et al. Identification and Classification of Nonconformities in Moulded and Tubular Glass Containers for Pharmaceutical Manufacturing, Technical Report No. 43 (Revised 2023). Bethesda, MD: Parenteral Drug Association; 2023.

[6] Campana & Schott. Whitepaper [Internet]. Frankfurt a. M.: Campana & Schott Business Services GmbH. Abrufbar unter: https://www.campana-schott.com/de/de/unternehmen/publikationen/whitepaper.

[7] Kompetenzzentrum Klimaschutz in energieintensiven Industrien (KEI). Förderprogramm Dekarbonisierung in der Industrie, PROSPECT Pilot, PROSPECT Pilot – Pilotanlage zur CO_2-armen Herstellung von Pharmaglas [Internet]. Cottbus: KEI. Abrufbar unter: https://www.klimaschutz-industrie.de/foerderung/dekarbonisierung-in-der-industrie/projekt/prospect-pilot/.

Die Links wurden zuletzt abgerufen am 16. Jan. 2025.

Korrespondenz: Marius Amschler, Erich-Schott-Str. 14, 95666 Mitterteich, E-Mail: marius.amschler@schott.com

Was macht Glas eigentlich so geeignet für Primärpackmittel?

Claudia Heinl
Schott AG, Mitterteich

Zusammenfassung

Glas ist das bevorzugte Primärpackmittel für Arzneimittel, da es chemisch inert, steril und sehr widerstandsfähig ist. Besonders Borosilikatglas bietet hohe hydrolytische Resistenz und eignet sich ideal für die sichere Lagerung und den Transport von Medikamenten. Braunglas schützt lichtempfindliche Substanzen und die einfache anorganische Zusammensetzung von Glas minimiert Risiken durch Extractables & Leachables. Typ-I-Borosilikatglas gilt als Standard für die Verpackung von injizierbaren Arzneimitteln und gewährleistet deren Reinheit und Sicherheit.

Abstract

What actually makes glass so suitable for primary packaging materials?

Glass has been the preferred primary packaging material for pharmaceuticals for decades, especially for pre-filled syringes, due to its chemical inertness, barrier properties, and ability to be sterilized. The structure of borosilicate glass provides high hydrolytic resistance, making it particularly suitable for the safe storage and transport of medicines. Additionally, glass offers advantages such as durability, temperature resistance, and transparency, while amber glass ensures effective light protection for sensitive substances. The topics of extractables and leachables are relevant for glass packaging, with glass offering benefits thanks to its simple and inorganic composition. Overall, Type-I borosilicate glass is the material of choice for packaging injectable drugs, as it ensures the purity, quality, and safety of pharmaceuticals

Key words Borosilikatglas · Primärpackmittel · Chemische Inertheit · Hydrolytische Resistenz · Extractables & Leachables · Lichtschutz

Glas hat sich seit Jahrzehnten – ja, eigentlich schon seit einem Jahrhundert – als bevorzugtes Primärpackmittel für Arzneimittel etabliert. Seine einzigartige Kombination aus chemischen, physikalischen und praktischen Eigenschaften macht es zu einem herausragenden Material für die sichere Aufbewahrung und den Transport von Medikamenten. Dieser Beitrag beleuchtet die wesentlichen Gründe, warum Glas in der pharmazeutischen Industrie z. B. für Fertigspritzen eine so wichtige Rolle spielt.

Fast alle dieser Eigenschaften können auf die besondere Struktur von Glas zurückgeführt werden, deshalb ist es sinnvoll, zunächst diese kennenzulernen.

1. Die Struktur von Glas

Zunächst sei die Struktur von Sand als Ausgangsmaterial und Glas i. A. betrachtet [1,2]. Auf dem linken Bild von Abb. 1 ist die Struktur von kristallinem Quarz (= Quarzsand) dargestellt. Es besteht aus den beiden Elementen Silizium und Sauerstoff (in Form von Siliziumdioxid bzw. SiO_2), die in einem regelmäßigen Tetraedermuster angeordnet sind, diese Symmetrie wird durch das Wort ‚kristallin' beschrieben. Auf dem rechten Bild ist die Struktur von amorphem Quarz (= Quarzglas) dargestellt. Diese unterscheidet sich nicht in der Art der Elemente, sondern durch die jetzt chaotische Anordnung (= amorph). Diese Struktur entsteht, indem der Sand geschmolzen und schnell abgekühlt wird.

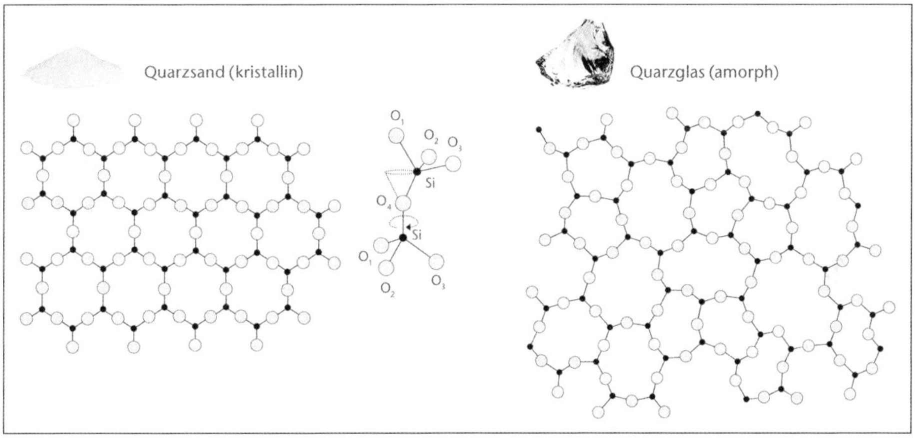

Abb. 1. Struktur von Quarzsand (links) und Quarzglas (rechts) (Quelle aller Abbildungen: Schott AG).

Das Schmelzen erfolgt durch Einbringen von Wärme in die Schmelzwanne. Diese Energie wird verwendet, um die Bindungen zwischen den Atomen zu brechen, woraufhin sie sich frei im System bewegen können. Die Glasschmelze ist nun flüssig. Während sie abgekühlt wird, wird Energie entzogen, die Bewegung der Atome wird langsamer und sie versuchen, Positionen wie im organisierten Kristall einzunehmen. Nur, ihre sehr hohe Viskosität verlangsamt sie so weit, dass sie in der chaotischen Position einfrieren, in der sie sich gerade befinden. Der amorphe Zustand entsteht also nur, weil auf atomarer Basis die Elemente nicht genügend Zeit haben, sich zu einem Kristallgitter anzuordnen – ihr Zustand im Flüssigen wird quasi eingefroren. Aus diesem Grund taucht bei einigen Definitionen von Glas auch das Wort ‚unterkühlte Flüssigkeit' auf.

Da Silicium-Sauerstoff-Bindungen zu den stärksten in der Natur gehören, ist eines der Hauptmerkmale von Quarz seine sehr hohe Schmelztemperatur von über 2 000 °C und damit verbunden sind die hohen Produktionskosten für reines Quarzglas. Dies macht es für Einmalanwendungen unpraktisch. Um die Schmelztemperatur zu senken, werden Alkalimetalle (z. B. Natrium, Kalium) und Erdalkalimetalle (z. B. Calcium, Barium) in Form von Oxiden oder Salzen dem Rohstoffgemisch hinzugefügt. Die jeweiligen Metallionen finden ihre Plätze in den „Löchern" im Netzwerk und vergrößern somit den Raum zwischen den Silicium- und Sauerstoffatomen. Da sie die Struktur des Netzwerks verändern, werden sie auch als „Netzwerkwandler" bezeichnet. Ihre Zugabe senkt die Schmelztemperatur des Glases erheblich und erleichtert die Herstellung und Verformung von

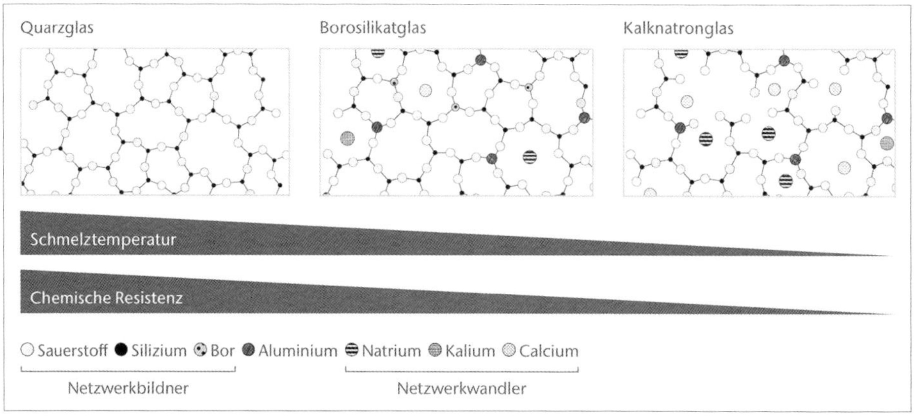

Abb. 2. Strukturen von Quarzglas, Borosilikatglas und Kalknatronglas.

Glaserzeugnissen. Solch ein Glas wird als Kalknatronglas bezeichnet (Abb. 2, rechts)

Ein Nachteil, der durch die Zugabe dieser Netzwerkwandler entsteht, ist jedoch die dadurch bedingte relativ geringe chemische Stabilität und Resistenz, sodass diese Glasart für den Einsatz in der Pharmaindustrie nur bedingt geeignet ist. Um dies auszugleichen, wird insbesondere Bor dem Glas zugegeben. Es integriert sich in das Netzwerk und stabilisiert dieses dadurch. Die chemische Stabilität wird wieder erhöht (Abb. 2, Mitte). Aus diesem Grund hat sich im Speziellen Borosilikatglas für die Herstellung von Behältern wie Fertigspritzen bewährt.

2. Die Vorteile von Glas für den Einsatz als Primärpackmittel

In diesem Abschnitt soll ein kurzer Überblick über die Eigenschaften von Glas (insbesondere Borosilikatglas) gegeben werden, die ausschlaggebend für die Verwendung als Primärpackmittel von Parenteralia sind [2,3].

2.1 Chemische Inertheit

Einer der größten Vorteile von Glas ist sein hohes Maß an chemischer Inertheit. Glas reagiert mit den meisten chemischen Substanzen nicht, einschließlich der aktiven pharmazeutischen Wirk- und Hilfsstoffe. Dies bedeutet, dass die im Glasbehälter aufbewahrten Medikamente ihre Stabilität und Wirksamkeit über lange Zeiträume beibehalten können. Glas verhindert somit unerwünschte Wechselwirkungen, die die Sicherheit und Effektivität der Arzneimittel beeinträchtigen könnten [3].

Allerdings bedeutet dies nicht, dass es zu keinerlei Wechselwirkungen zwischen Glas und Inhalt kommen kann, aber bei Glas beschränken sich diese Wechselwirkungen, insbesondere Ionenaustauschprozesse, auf einen sehr niedrigen pm-Level. Die zugrunde liegenden Vorgänge werden im Kap. 3 „Mögliche Wechselwirkungen: Das Thema der hydrolytischen Resistenz und Extractables & Leachables" näher beleuchtet.

2.2 Barriereeigenschaften

Glas bietet hervorragende Barriereeigenschaften und ist damit undurchlässig für jegliche Art von Feuchtigkeit, Gasen und Mikroorganismen. Diese Barrierefunktion ist entscheidend für den Schutz empfindlicher Arzneimittel vor äußeren Einflüssen, die ihre Qualität und Haltbarkeit beeinträchtigen könnten – das Produkt bleibt steril. Dieser Punkt stellt vor allem im Vergleich zu Kunststoffen einen echten Vorteil dar und ermöglicht eine lange Haltbarkeitsdauer der darin aufbewahrten Medikamente.

2.3 Sterilisierbarkeit

Die Fähigkeit, Glas zu sterilisieren, ist ein weiterer entscheidender Faktor. Glasbehälter können bei hohen Temperaturen autoklaviert werden, ohne dass ihre Integrität oder Funktionalität beeinträchtigt wird. Diese Eigenschaft ist besonders wichtig für die Aufbewahrung steriler Injektionslösungen und anderer steriler pharmazeutischer Produkte.

2.4 Haltbarkeit

Glas ist ein äußerst stabiles und langlebiges Material. Es behält seine Form, Struktur und Eigenschaften auch über eine lange Zeit hinweg bei – die Rede ist von einer prinzipiell unendlichen Haltbarkeit von Glas.

2.5 Festigkeit

Auch wenn die Gefahr von Glasbruch und die damit verbundene Entstehung von teils schwer detektierbaren Glaspartikeln oft als Nachteil für dieses Material angeführt wird, ist die Festigkeit von Glas sehr hoch und Glas damit auch widerstandsfähig gegen mechanische Belastungen. Wichtig zu wissen ist allerdings: Die Festigkeit und damit die Bruchresistenz wird durch Oberflächenschädigungen und -defekte wie z. B. kleine Risse herabgesetzt. Es sollte also unbedingt auf einen sorgsamen Umgang mit Glas geachtet und Schädigungen sollten vermieden werden, dann bietet das Material einen sehr sicheren Schutz für den Inhalt.

2.7 Temperaturbeständigkeit

Glas kann sowohl sehr niedrigen als auch sehr hohen Temperaturen standhalten – der beeindruckende Bereich umfasst mehrere hundert Grad von ca. –200 °C bis +500 °C. Diese Glaseigenschaft eröffnet einen breiten Anwendungsbereich im Hinblick auf unterschiedlichste Prozessierungen und Lagerbedingungen wie z. B. Tiefkühllagerung, Autoklavierung, Gefriertrocknung.

2.8 Transparenz

Die Transparenz von Glas ermöglicht eine einfache visuelle Inspektion des Inhalts. Dies ist besonders nützlich, um den Zustand und die Reinheit der Arzneimittel zu überprüfen, ohne die Verpackung öffnen zu müssen. Durch die Transparenz können zudem Verwechslungen minimiert und die Identifizierung des Inhalts erleichtert werden.

2.9 Lichtschutz bei Braunglas

Besonders bei lichtempfindlichen Substanzen bietet gefärbtes Glas (Braunglas) zusätzlichen Schutz vor schädlicher UV-Strahlung. Aufgrund der amorphen Struktur des Glases mit „festen“ Elektronen gibt es fast keine Interaktion eines

Klarglases mit Licht. Sichtbares Licht kann daher leicht ohne signifikante Absorption durch das Glas hindurchgehen, was als hochtransparent beschrieben wird. Durch die Zugabe von Metallionen wie Eisen oder Titan kommt es zu einer Wechselwirkung der ‚freien' Elektronen im Glas mit Licht. UV- und sichtbares Licht können nicht mehr durch das Glas hindurchgehen, sondern werden entsprechend absorbiert. Generell gilt: Je dunkler das Glas, desto geringer die Transmission. Im Markt etabliert hat sich ein Farbton, der dunkel genug ist für ausreichenden Lichtschutz, aber hell genug, um noch eine visuelle Kontrolle des Inhalts zu ermöglichen.

2.10 Gestaltungsmöglichkeiten

Glas kann in verschiedenen Formen und Größen hergestellt werden, was es zu einem vielseitigen Verpackungsmaterial macht: Von kleinen Ampullen bis hin zu großen Flaschen können Glasbehälter an die spezifischen Anforderungen der jeweiligen Arzneimittel angepasst werden und auch bei Fertigspritzen ist die Bandbreite der Standard-Füllvolumina von 0,5 –20 ml groß. Diese Flexibilität ist besonders wertvoll für die individuelle Verpackung und Dosierung von Medikamenten.

3. Mögliche Wechselwirkungen: das Thema der hydrolytischen Resistenz und Extractables & Leachables

Aufgrund der großen Bedeutung der hydrolytischen Resistenz von Glas als Hauptqualitätskriterium in den Arzneibüchern und entsprechenden Regularien sowie der Wichtigkeit des Bereichs „Extractables & Leachables (E&L)" allgemein soll an dieser Stelle noch einmal genauer auf diese beiden Thematiken eingegangen werden. Auf das Phänomen der Delamination – also der Ablösung von dünnen Glasflakes von der Innenoberfläche – soll an dieser Stelle aufgrund der untergeordneten Relevanz für Fertigspritzen nicht näher eingegangen werden.

Die hydrolytische Resistenz bezeichnet die Widerstandsfähigkeit gegenüber einem chemischen Angriff von Wasser. Bei einem solchen findet ein Ionenaustausch von Alkali-/Erdalkaliionen (typischerweise Na^+, aber auch K^+, Ca^{2+} usw.) aus dem Glas mit Wasserstoffionen (H^+) aus der wässrigen Lösung statt (Abb. 3) [3]. Dies wiederum führt zu einer Anreicherung von Metallionen in der Lösung, was z. B. den pH-Wert oder schlimmstenfalls die Wirksamkeit insbesondere von proteinbasierten, empfindlichen Formulierungen beeinflussen kann. Die hydrolytische Resistenz von Glas spielt damit also eine zentrale Rolle bei der Minimierung von Wechselwirkungen zwischen Glasbehältnis und Arzneimittel.

Die Bestimmung der hydrolytischen Resistenz erfolgt üblicherweise durch standardisierte Tests, bei denen das Glas mit Wasser in Kontakt gebracht und anschließend die Menge der herausgelösten Ionen gemessen wird. Basierend auf diesem Messergebnis erfolgt eine Klassifizierung in verschiedene Gruppen bzw. Typen, z. B. nach Europäischem Arzneibuch (Ph. Eur.) [4]:

- *Typ I (Borosilikatglas):* hochresistentes Glas mit geringer Alkalifreisetzung, geeignet für alle Arten von Arzneimitteln, einschließlich injizierbarer Lösungen.
- *Typ II (oberflächenbehandeltes Glas):* Kalk-Natron-Glas, das einer speziellen Behandlung unterzogen wurde, um seine hydrolytische Resistenz zu verbessern. Es ist für saure und neutrale injizierbare Lösungen geeignet.

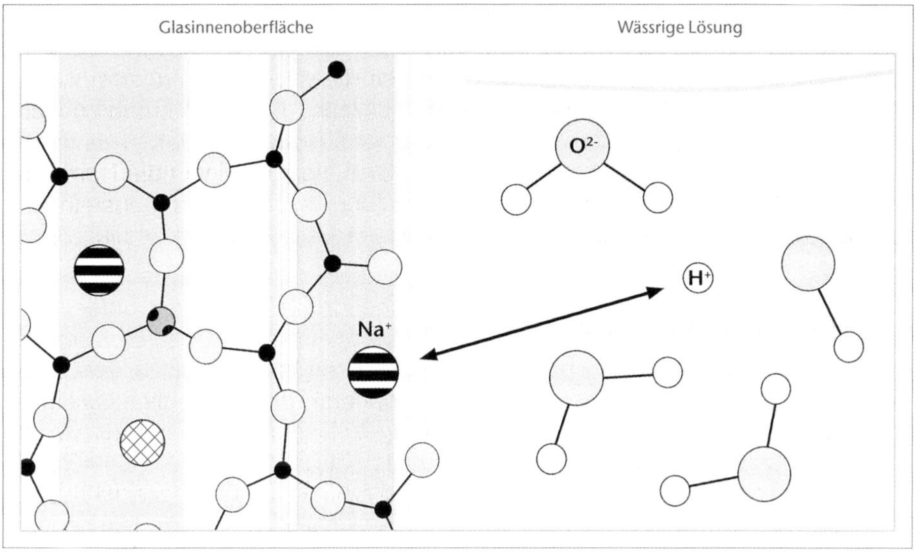

Abb. 3. Der Ionenaustauschvorgang bei Glas in Kontakt mit einer wässrigen Lösung.

- *Typ III (Kalk-Natron-Glas):* Glas mit geringerer hydrolytischer Resistenz, hauptsächlich für nichtwässrige und feste Arzneimittel verwendet.

Da Fertigspritzen per se für Injektionen angewandt werden und Typ-II-Glas für diese Behälterart keine nennenswerte Rolle spielt, wird grundsätzlich ein Typ-I-Borosilikatglas für die Herstellung von Fertigspritzen verwendet.

Zusätzlich wird bei der Messung der hydrolytischen Resistenz zwischen 2 Tests unterschieden; beiden Testgrenzwerten muss sich das Glas stellen: dem Glasgrießtest sowie dem Oberflächentest (Abb. 4) [4]. Bei erstgenanntem wird das Glas zu feinem Grieß vermahlen, um mit einer maximalen Oberfläche eine Auslaugung des gesamten Grundglases zu ermöglichen. Das Ergebnis bestimmt die Güte des Grundglases an sich, nachfolgende Prozessschritte wie die Verformung zu einem Container beeinflussen es somit nicht wesentlich. Beim Oberflächentest hingegen kommt nur die Innenoberfläche des Behälters mit Wasser in Kontakt, das Ergebnis beschreibt also die Qualität der Innenoberfläche. Diese wiederum kann im Lauf der Wertschöpfungskette durch die Verarbeitung, Beschichtungen, Silikonisierung usw. verändert werden und ist deshalb nicht nur vom verwendeten Glastyp bestimmt.

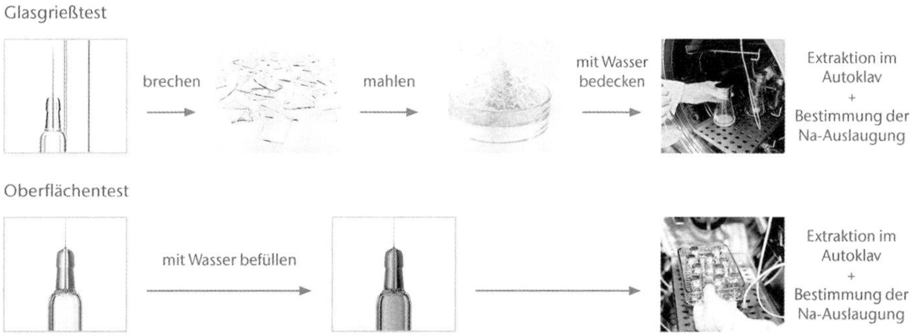

Abb. 4. Glasgrießtest und Oberflächentest im Vergleich.

Weniger bei den Fertigspritzenherstellern, dafür aber umso mehr in der pharmazeutischen Industrie spielen die Begriffe „Extractables“ und „Leachables“ eine entscheidende Rolle bei der Bewertung der Sicherheit und Qualität von Arzneimittelverpackungen. Diese Begriffe beziehen sich auf chemische Substanzen, die aus den Verpackungsmaterialien in das Arzneimittel übergehen können. Auch Glas als Primärpackmittel kann diese Substanzen freisetzen, wenn auch nur in sehr geringen Mengen. Hier eine kurze Betrachtung der beiden Konzepte [5]:

Extractables sind chemische Verbindungen, die unter extremen Bedingungen (z. B. hohe Temperaturen, aggressive Lösungsmittel) aus dem Verpackungsmaterial herausgelöst werden können. Entsprechende Tests werden unter stark kontrollierten Laborbedingungen durchgeführt, um ein Worst-Case-Szenario zu simulieren. Das Ziel ist es, alle potenziell freisetzbaren Substanzen zu identifizieren, die unter normalen Lager- oder Anwendungsbedingungen möglicherweise in das Arzneimittel übergehen könnten.

Leachables sind Substanzen, die tatsächlich unter normalen Lager- oder Anwendungsbedingungen aus dem Verpackungsmaterial in das Arzneimittel übergehen. Tests auf Leachables sind realistischer und zeigen, welche Substanzen wirklich in Kontakt mit dem Arzneimittel gelangen könnten. In der Regel sind dies die identischen Verbindungen wie bei den Extractables plus eventuelle Abbauprodukte davon, jedoch insgesamt in normalerweise deutlich geringeren Konzentrationen.

Leachables-Tests sind entscheidend für die Sicherheit der Patienten, da sie zeigen, welche chemischen Verbindungen tatsächlich während der gesamten Haltbarkeitsdauer des Arzneimittels freigesetzt werden. Sie helfen sicherzustellen, dass die Arzneimittel ihre Integrität, Wirksamkeit und Sicherheit beibehalten.

In Bezug auf Glas können E&L z. B. jegliche Elemente sein, die in der Glasstruktur enthalten sind; Tests umfassen also das gesamte Spektrum (inkl. Silicium, Bor, Aluminium usw.) und legen im Gegensatz zur hydrolytischen Resistenz nicht nur den Fokus auf die Natriumabgabe.

Im Vergleich zu anderen Materialien bietet Glas hier aber den Vorteil, dass dieses immer noch eine einfache Zusammensetzung mit nur wenigen und darüber hinaus noch bekannten Elementen darstellt. Zusätzlich ist Glas an sich immer anorganischer Natur und komplett frei von organischen Bestandteilen (insofern es nicht zusätzlich beschichtet ist). Dadurch entfällt bei den E&L-Studien für Glas der weite Bereich der organischen Analytik. Der Vollständigkeit halber sei an dieser Stelle noch erwähnt, dass Fertigspritzen i. d. R. an der Innenoberfläche silikonisiert sind, um eine gute Gleitfähigkeit des Spritzenkolbens zu ermöglichen. An dieser Stelle ist dann die Analyse von Silikonverbindungen und/oder -tröpfchen ein wichtiger Bestandteil von E&L-Studien.

4. Fazit

Zusammenfassend noch einmal die Kernargumente, warum Glas seit Jahrzehnten ein bewährtes Material u. a. auch für Fertigspritzen ist: Im Gegensatz zu anderen Materialien zeichnet sich Glas durch seine hohe Inertheit aus und beschränkt damit die Wechselwirkungen mit dem Medikament auf ein Minimum. Zusätzlich ist Glas hervorragend sterilisierbar, bleibt stabil und neutral, wodurch die Reinheit und Qualität des Medikaments bewahrt werden. Wenn es um Verpackungen für injizierbare Medikamente geht, ist das Material der Wahl Typ-I-Glas. Typ I ist eine Bezeichnung, die in den Arzneibüchern regulatorisch definiert ist. Es handelt sich dabei im Wesentlichen um Borosilikatgläser, die aufgrund ihrer Struktur eine hohe hydrolytische Resistenz und thermische Beständigkeit aufweisen. Somit steht Typ I für die erforderliche Glasqualität und wird global insbesondere für die Verpackung von parenteralen Medikamenten gefordert und empfohlen.

Literatur

[1] Scholze H. Glas: Natur, Struktur und Eigenschaften. 3. Aufl. Berlin/Heidelberg: Springer; 2013

[2] Bauer EJ. Pharmaceutical Packaging Handbook. New York: Informa Healthcare USA Inc.; 2009

[3] Pfaender HG. Schott Glaslexikon, 5. Aufl. Landsberg: Mod. Verlags-Ges.; 1997

[4] Council of Europe, EDQM. European Pharmacopoeia (Ph. Eur.) Supplement 11.4 11th Ed. Chapter 3.2.1, Strasbourg: EDQM; 2024

[5] Borchert SJ, Ryan MM, Davison RL, Speed W. Accelerated Extractable Studies of Borosilicate Glass Containers. J. Parenter. Sci. Technol. 1989;43(2):67–79

Korrespondenz: Dr. Claudia Heinl, Schott AG, Erich-Schott-Str. 14, 95666 Mitterteich (Deutschland), claudia.heinl@schott.com

Fertigspritzen aus Glas: herstellen, befüllen und verschließen

Wenzel Novak
Jecture GmbH,
Freiensteinau

Zusammenfassung

Die Produktion und das Befüllen von Fertigspritzen ist ein Prozess, der viele Einzelschritte umfasst: Zunächst muss die Spritze aus Glasröhren hergestellt werden. Danach müssen die Spritzen gereinigt, sterilisiert und silikonisiert werden. Werden die Spritzen als Fertigspritzen im Nest oder als „lose" Spritzen verwendet, sind unterschiedliche Verfahren gefragt. Die einzelnen Medikamente oder Impfstoffe erfordern, je nach ihren physikalischen, chemischen und pharmazeutischen Eigenschaften, unterschiedliche Füllmethoden. Ebenso muss beim Verschließen der Spritzen mit einem Stopfen nicht nur auf die gefüllte Substanz, sondern auch auf die verwendeten Materialien und Beschichtungen geachtet werden. Der Beitrag geht auf die verschiedenen technischen Aspekte ein und arbeitet kritische Punkte im Prozess heraus. Der Autor hat langjährige Erfahrung im Bereich von Einwegspritzen, Primärpackmitteln und der Verarbeitung.

Abstract

Pre-filled glass syringes – manufacturing, filling and closing

The manufacturing and filling of pre-filled syringes is a process containing many single process steps. First syringes are manufactured from glass tubes. Then the syringes need to be cleaned, sterilized and siliconized. When the syringes are then used as ready-to-use syringes in a nest or as "single" syringes in bulk, different methods of operation are required. Each medicine or vaccine requires specific filling methods, depending on their physical, chemical and pharmaceutical characteristics. Likewise, during the closing of the syringes with stoppers, it is also necessary to not only take the filled substance into account, but the used materials and coatings as well. The article addresses the various technical aspects and elaborates critical issues in the process.

Key words Fertigspritze · COC/COP· Reinigen · Silikonisieren · silikonfrei · Sterilisieren · Befüllen · Stopfensetzen · Nachverfolgbarkeit

Das Naturprodukt Glas wird seit Jahrtausenden zum Transport und zur Aufbewahrung von Lebensmitteln und Kosmetika eingesetzt. Es besteht primär aus Sand (Siliziumoxid), Soda (Natriumcarbonat) und Kalk (Kalziumcarbonat); je nach Verwendungszweck werden noch weitere Substanzen beigemischt. Heute werden auch Primärpackmittel aus Polymerwerkstoffen (Cycloolefin-(Co) polymere COC/COP) immer populärer und finden in größer werdenden Nischen als vorgefüllte Spritzen ihre Verwendung. Um aus dem amorphen, nicht kristallinen Werkstoff Glas[1] Primärpackmittel[2] wie Fertigspritzen herzustellen (weltweit derzeit ca. 7 Mio. vorgefüllte Glasspritzen pro Tag), sind etliche Prozessschritte notwendig.

Polymerspritzen werden im klassischen Spritzgussverfahren hergestellt. Dies stellt Anforderungen an Reinraumklassen und Partikelfreiheit. Es wird hier jedoch nicht weiter auf die spezifische Herstellung von COC-/COP-Spritzen eingegangen. Unterschiede in der Befüllung werden jedoch dargestellt.

1. Herstellung der Spritzen

1.1 Glasröhren

Einwegspritzen aus Glas werden aus endlos produzierten Glasröhren hergestellt, heute meist nach dem Danner-Philips-Verfahren. Das flüssige Glas hat eine Temperatur von zirka 1 500 °C und läuft über eine rotierende, hohle Spindel. Durch die Mitte der Spindel, der sogenannten Pfeife, wird Luft geblasen, sodass eine Glasröhre entsteht. Je nach dem Durchmesser der Pfeife, der Temperatur und der Abzugsgeschwindigkeit können Röhren mit unterschiedlichen Wandstärken und Innendurchmessern produziert werden (Abb. 1). Diese Glasröhren bestimmen bereits den späteren Durchmesser, die Wanddicke, vorhandene Toleranzen und die Qualität im zylindrischen Bereich der Spritze. Auch einige spätere Fehler werden hier bereits vorgegeben, z. B. die sogenannten „Airlines“: durch das Ziehen der Röhren in die Länge gezogene Lufteinschlüsse.

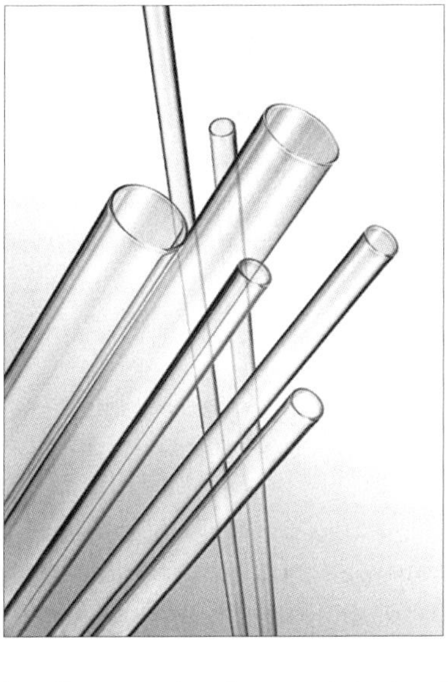

Abb. 1. Glasröhren unterschiedlicher Stärke (Quelle: Schott).

Im Gegensatz dazu setzt das Velo-Verfahren auf eine senkrechte Düse und druckluftunterstützten Zug nach unten, meist gefolgt von einem horizontalen Umlenken. Auch wenn Airlines hier nicht bekannt sind, sind oft die Toleranzen etwas größer.

1 Glas ist kein Feststoff, sondern eine Flüssigkeit, die bei den uns angenehmen Temperaturen erstarrt ist, ähnlich wie Wasser bei Temperaturen unter 0 °C.

2 Behälter, die einen direkten Kontakt zum Produkt haben, z. B. hydrolytische Klasse 1.

Keines der Verfahren kann als geeigneter für die Herstellung von Spritzen angesehen werden. Jedoch sollten die individuellen Merkmale in der Fehlerbewertungsliste berücksichtigt werden.

Die weitere Verarbeitung der Glasröhren hängt von den unterschiedlichen Herstellern ab: Obwohl nur hydrolytisches Glas vom Typ 1 zum Einsatz kommt, hat das Material durch Beimischungen und Verarbeitungsvariationen unterschiedliche Brechfestigkeiten, Wärmekoeffizienten, Kratzempfindlichkeiten und Toleranzen. So können Röhren eines Herstellers sehr bruchfest sein, das Material eines anderen Produzenten kann wesentlich bruchempfindlicher sein, obwohl es die gleichen Normen erfüllt.

Standardmäßig wird Borosilikatglas eingesetzt. Interessant ist der Ansatz der Firma Corning, auch Aluminiumsilikatglas anzubieten. Durch das Update des USP-Kapitels <660> ist dieses nun auch als Typ-1-Glas zugelassen. Obgleich es heute primär für Vials seinen Weg findet, ist es auch für Spritzen eine Option. Durch den Wegfall von Bor ist eine Sterilisation mittels Bestrahlung umsetzbar. Dies ergänzt die FDA-Strategie für alternative Sterilisationsansätze „weg von der Ethylenoxid (EtO)-Sterilisation", um Risiken für die Umwelt und Patienten zu reduzieren.

1.2 Spritzen

Aus diesen Glasröhren entstehen die Spritzen durch Erwärmung der zu bearbeitenden Zonen (BorSi ca. 1 200 °C/AlSi 1 300 °C). Dies führt zu einer Viskositätsreduktion, die nun eine freie Formung erlaubt. Das heißt, rotierende Walzen aus Stahl drücken die Glasmasse in die passende Form. Dieser Prozess ist durchaus vergleichbar mit der manuellen Formung eines Glasbläsers, etwa für Weingläser. Man unterscheidet die vertikale Formung, hierbei werden die Konen noch am Rohr hängend geformt, und die horizontale Fertigung, hierbei werden die Röhren zuerst abgelängt. Die Formung erfolgt erst in liegender Position an den Glasabschnitten. Die erhitzte Glasmasse wird durch die Walzen zusammengedrückt und ein Dorn (oft eine Wolframlegierung – ein bekanntes Thema sind hier Wolfram-Ablagerungen[3]) bildet die sogenannte Konusbohrung. Nicht nur die Außenform ist sehr exakt auszuführen (sie stellt die Dichtheit und den festen Sitz einer aufgesetzten Kanüle sicher), auch die Innenbohrung muss stimmen, da sie bei einer eingeklebten Kanüle die Schrägstellung beeinflusst.

Die Fingerauflage wird dann durch Aufdrücken mittels spezieller Formwerkzeuge oder auch nur durch Zentripetalkräfte, die beim schnellen Rotieren der Spritzen auftreten, geformt.

Der Verarbeitungsprozess der einzelnen Hersteller hat Auswirkungen auf die späteren Eigenschaften der Spritzen und somit auf den weiteren Produktionsfluss: So haben die Fingerauflagen jeweils eigene Formen, die Konen und Schultern haben verschiedene Radien, selbst die Zahl der auftretenden Glaspartikel hängt von Details der Herstellungsschritte ab. Es gibt teils Hinterschnitte im Innenbereich und die Toleranzen (Gesamtlänge, Radien, Winkel usw.) schwanken. Auch

3 Wolfram-Ablagerungen treten durch den thermischen Abrieb in der Konusbohrung bei der Rotation der heißen Glasmasse um den Wolframdorn (dieser bestimmt den Durchmesser der Innenbohrung) auf. Neben Wolfram gibt es auch Platindorne. Spezielle Reinigungsprozesse können die verbleibenden Wolframspuren auf 10 % der Ausgangsmenge senken. Werden später sehr metallionensensitive Medikamente abgefüllt, kommen vereinzelt Keramikdorne zum Einsatz. So kann jeglicher metallische Rückstand vermieden werden.

diese Punkte können zu gänzlich anderen Ergebnissen im Prüffeld führen, obwohl alle Spritzen ISO-konform sind. In der Weiterverarbeitung (Befüllen) kann sich die Suche nach den Ursachen einer höheren Ausschussrate sehr aufwendig gestalten. Oft sind geringste Optimierungen an den Einstellparametern der Füll- und Inspektionsanlagen, aufgrund der Abweichung in der Gestaltung freier Formungsschritte, ausreichend, um eine problemlose Weiterverarbeitung zu ermöglichen. Nicht immer gelingt es dabei, ein Setup für alle Lieferanten zu nutzen.

In weiteren Bearbeitungsschritten muss die innere Spannung der Spritze reduziert werden. Durch dieses sogenannte Tempern, bei dem die Temperatur des Glases langsam von ca. 650 auf ca. 300 °C gesenkt wird, wird die Bruchfestigkeit des Glases erhöht. Dieser Prozess lässt allerdings die Glasoberfläche stumpfer werden, die „Hydrathülle" wird zerstört. Bei der weiteren Verarbeitung kann es durch die stark erhöhte Reibung zwischen den Objekten zu Störungen, erhöhter Kraterhäufigkeit oder gar Glasbruch kommen. Die Spritze „läuft" nicht mehr störungslos durch die Maschinen.

Soll eine Kanüle fest an der Spritze integriert werden, so erfolgt in einem weiteren Arbeitsschritt das Einkleben der Kanüle. In die Konusbohrung wird eine Kanüle mittels eines UV-aushärtenden Klebers fixiert. Wichtig ist dabei die exakte Positionierung, bis der Kleber ausgehärtet ist (einige Sekunden mithilfe von z. B. Xenon-Lampen oder heute vermehrt eingesetzten LEDs). Es ist zu beachten, dass das Lampen-/LED-Spektrum bei der Aushärtung verschiedene Monomere ausbildet. Die Art und Häufigkeit verändern sich mit dem Beleuchtungsspektrum und dies ist ein kritischer Faktor bei der Stabilitätsprüfung (3-Jahres-Lagerung) des finalen Produkts.

2. Vorbereiten der Befüllung

Grundsätzlich gibt es 2 unterschiedliche Weiterbearbeitungsmöglichkeiten: Die Spritzen sind in einem Nest eingehängt, bereits gereinigt, silikonisiert, sterilisiert und verpackt in einer Wanne und 1–2 (teils 3) Umbeuteln oder sie werden ohne besondere Vorbereitung in einem Welltray lose angeliefert (Abb. 2). Während bei der vorsterilisierten Spritze alle Arbeitsschritte von Dienstleistern durchgeführt werden und nur das eigentliche Abfüllen im Hause des pharmazeutischen Unternehmens erfolgt, läuft bei der losen Verarbeitung (Bulk) die komplette Prozesskette direkt vor dem Befüllen beim Pharmazeuten selbst ab. Die Prozesse selbst unterscheiden sich nur marginal, primär im Ort und in der Reihenfolge der Prozessschritte. Heute hat sich ready-to-use (RTU) weitgehend durchgesetzt und ist der Industriestandard.

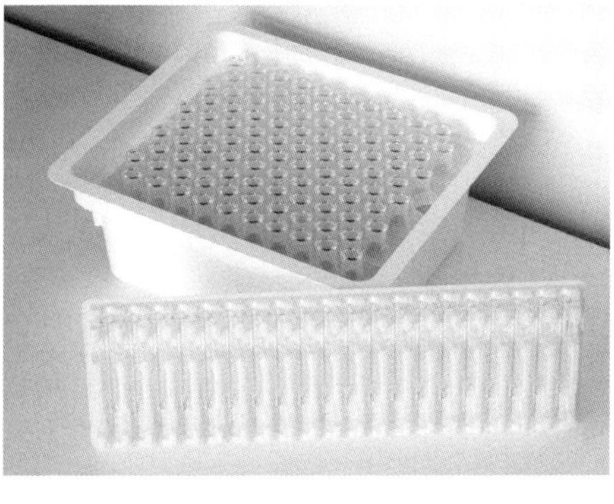

Abb. 2. Die Weiterverarbeitung erfolgt vorsterilisiert im Nest (oben) oder als lose, nicht sterilisierte Spritzen (Quelle: groninger).

2.1 Reinigen

Zunächst müssen die Spritzen gereinigt werden. Der eigentliche Waschvorgang besteht aus mehreren Abfolgen von Waschen und Trocknen. Die Spritzen werden mithilfe einer Düse und eines Wasserstrahls mehrmals gereinigt und danach mit gefilterter Luft trocken geblasen. Die Art der verwendeten Düsen und die Wassermenge sowie der Wasserdruck entscheiden über den Reinigungserfolg. Üblich sind 3–4 Waschschritte mit dazwischenliegendem jeweiligem Ausblasen mit sterilisierter Druckluft, wobei der sogenannte „Final Rinse" mit Water for Injection (WFI)/aqua ad injectabilia) durchgeführt wird.

2.2 Silikonisieren

Beinahe alle Glasspritzen und die meisten Kunststoffspritzen werden innen silikonisiert.[4] Dabei wird eine dünne Silikonschicht auf die Innenseite aufgebracht. Es entsteht hierbei eine ca. 300 bis 1 000 nm dicke Schicht aus freiem, nicht an die Glasoberfläche chemisch gebundenem Silikon.

Das Silikon (als Öl oder als Emulsion) wird heute meist mithilfe einer feststehenden oder einer eintauchenden Düse in die Spritze eingesprüht (Abb. 3) bzw. auf die Kanüle durch direkten Kontakt (z. B. 2 Schwämme) aufgetragen (Abb. 4). Ziel ist es, die gesamte innere Oberfläche gleichmäßig mit Silikon zu benetzen. Je mehr Silikon eingebracht wird, desto geringer werden die Losbrech- und Gleitkräfte – jedoch nur bis zu einer bestimmten Grenzmenge, bei der die Kräfte nicht mehr signifikant abnehmen (heute typischerweise 0,3–0,8 mg). Der Prozess muss eine einheitliche Beschichtung ohne Fehlstellen sicherstellen, da ansonsten die Gleitkraft für das Ausdrücken erhöht wird. Gleitkräfte und Loslösemomente beeinflussen allerdings auch die Bewegung des Stopfens beim Transport (Stichwort: Luftdruckschwankungen, siehe Kap. 4.2). Ursachen für eine ungleichmäßige Beschichtung sind im Prozess selbst, in der Reinheit der Glasoberfläche oder in der unzureichenden Reinigung der Spritzen[5] zu suchen.

Das Silikonöl kann direkt eingesprüht werden. Eine Düse zerstäubt einen sehr feinen Silikonnebel in die Spritze hinein. Die Qualität wird durch die Geschlossenheit und Homogenität dieser Schicht bestimmt.

Alternativ wird ein Gemisch aus Silikonöl und Wasser (sowie einigen Entspannungsdetergenzien für die bessere Verteilung) eingesprüht. Der Wasseranteil (>95 %) wird im Anschluss durch Hitze (üblicherweise 300 °C) verdampft. So entsteht eine kovalent gebundene Schicht an der Glasoberfläche, aus einigen wenigen Molekülketten (1 bis 3 Layer). Das restliche Silikonöl ist immer noch frei verschiebbar und reduziert weiterhin die Gleitkräfte zwischen Stopfen und Behälter. In der Regel reicht ein Fünftel der Silikonmenge aus, um die gleich gute Verteilung und Homogenität zu erreichen. Jedoch ist immer ein Fixierungs- und Polymerisierungsschritt erforderlich, heute meist ein Einbrenntunnel, um das Wasser zu verdampfen. Sind Anbauteile, wie eingeklebte Kanüle, Luer-Lock usw., vorhan-

4 Der Einsatz von speziellen Stopfen erlaubt es heute auch, Glas- oder Polymerspritzen ohne Silikonisierung anzubieten. Zu beachten sind hier die leicht erhöhten Gleitwerte und die erhöhte Permeabilität. Neben dem Wegfall des Silikonöls können sich das minimalisierte Extractables-&-Leachables-Profil und die Langzeitstabilität positiv auswirken. Auch hier sind entsprechende Stabilitäten zu belegen (Langzeitstudien zum Beleg der Eigenschaften in der zugelassen Nutzungszeit).

5 Partikel haben sich angelagert.

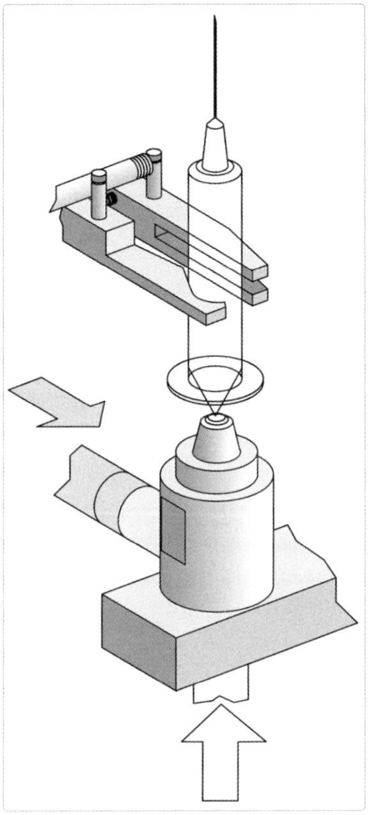

Abb. 3. Das Silikon (als Öl oder Emulsion) wird durch eine Düse von unten in die Spritze eingeblasen (Quelle: groninger).

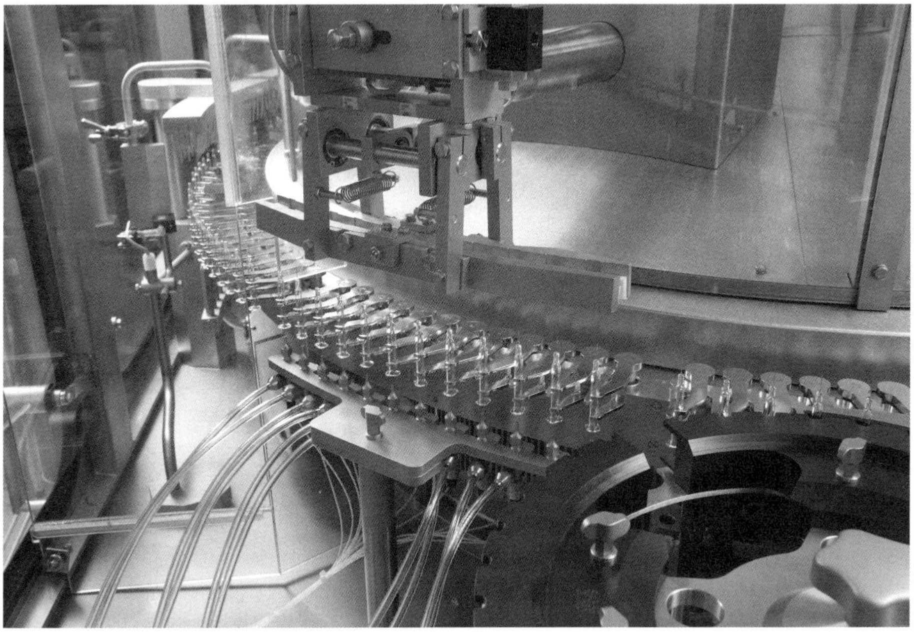

Abb. 4. 2 Walzen silikonisieren die Kanüle (Quelle: Bausch-Stroebel).

den, ist der Einsatz von „Baked-on“-Silikon nicht möglich, da diese den dabei auftretenden Temperaturen nicht standhalten. Mittels Katalysatoren kann die Fixierungstemperatur in den Bereich von 60–90 °C gesenkt werden, sodass auch Spritzen mit Kanülen angeboten werden können. Dieser Weg stellt einen Kompromiss dar: weniger freies Silikonöl gegenüber reinem Silikonöl, aber ein Prozess bei niedrigeren Temperaturen. Der konkrete Einsatzzweck gibt den optimalen Weg vor: freies Silikonöl → katalytisch induziertes Silikonöl → Einbrennsilikonisierung → silikonölfreies System.

„Bulk-Spritzen“ sind i. d. R. mit eingebranntem Silikonöl auf dem Markt. Genestete Spritzen dagegen werden meist mit reinem Silikonöl versehen. Jedoch gibt es Ausnahmen, so können etwa Spritzen mit eingeklebten Kanülen nicht durch einen 300 °C heißen Tunnel laufen und sind daher mit reinem Öl silikonisiert (eine Verklebung der Kanüle in der Spritze ist nach der Einbrennsilikonisierung aktuell nicht möglich). Einzelne Hersteller bieten auch genestete Spritzen mit fixiertem Silikon an.

Das Silikon erfüllt eine Reihe von Funktionen:

a) Inaktivierung der Oberfläche, d. h. die potenziellen Bindungsstellen werden maskiert. Die Oberfläche wird damit versteckt, eine Anbindung oder Veränderung des Produkts (z. B. Proteine) aus der Glas-Produkt-Interaktion wird durch das Silikon reduziert.
b) Selbst die Abdichtung von Mikrorissen im Glas, wie beim „Einkitten“, wird beobachtet.
c) Festigkeitssteigerungen sind nachweisbar, wenn die Glasoberfläche silikonisiert ist. Die Bruchfestigkeit von Glas wird essenziell von der Oberfläche („Kratzer“) bestimmt.
d) Haupteffekt des Silikonisierens ist jedoch die Verbesserung der Gleiteigenschaften: Die Kräfte zum Ausdrücken der Spritze werden signifikant reduziert. Standard-Gummistopfen in Spritzen ohne Silikon lassen sich kaum mehr bewegen. (Speziell beschichtete oder TPE-Stopfen erlauben aber auch ohne Silikon geeignete Gleitkräfte.)
e) Ebenso wird die Kanüle silikonisiert, um die Penetration der Haut (Einstechkräfte) zu minimieren, es treten weniger Schmerzen auf.
f) Gleitkräfte spielen auch später, beim Setzen der Stopfen, eine große Rolle (vgl. Vakuum-Stopfensetzen, Kap. 4).
g) Eine Kontrolle der eingebrachten Silikonmenge und deren Verteilung auf der Innenfläche der Spritze ist essenziell. Die Prüfungsmöglichkeiten sind jedoch eingeschränkt.

Inline:

- Die Menge des verbrauchten Silikons (je Charge) wird z. B. durch Wiegen oder über eine Skala am Vorratsbehälter ermittelt. Die Überprüfung ist einfach. Allerdings kann nicht festgestellt werden, ob das Silikon auch tatsächlich in die Spritze gelangt ist und wie es sich auf die einzelnen Spritzen verteilt hat.
- Durch die Überwachung der Parameter (Druck, Pumpenbewegung) bei der Silikonisierung kann der Prozess selbst für jede Spritze geprüft werden. Diese Überprüfung ist einfach und automatisch möglich. Allerdings kann nicht festgestellt werden, ob das Silikon auch tatsächlich in die Spritze gelangt ist und

wie es sich verteilt hat. Verschmutzungen an der Düse oder auch Undichtigkeiten im Zuführschlauch werden nicht erkannt.

- Detektion der Silikonisierung selbst mit geeigneten Sensoren. 100 % der Spritzen können überprüft werden, die Ergebnisse stehen sofort fest und können ggf. zum Schlechtausschub führen. Diese Systeme sind teils installiert und erhöhen die Sicherheit.

Statistisch:

- Die Menge des eingebrachten Silikons kann pro Spritze durch Differenzwiegen vor und nach der Silikonisierung bestimmt werden: Sind die Spritzen vorbereitet und steht eine ausreichend genaue Waage (d < 0,01 μg) zur Verfügung, ist die Überprüfung einfach. Allerdings erfolgt keinerlei Aussage über die Silikonverteilung. Da die Spritzen hierbei aus dem Schutzbereich entnommen werden, ist nur eine statistische Prüfung machbar. (Automatische Wiegesysteme sind verfügbar, jedoch nicht hinreichend schnell für eine ausreichende Inprozesskontrolle (Inline Process Control, IPC).)
- Das freie Silikon kann, pro Spritze, durch eine Extraktion bestimmt werden. Dieser Prozess ist recht zeitaufwendig, eine Aussage über die Homogenität der Verteilung kann auch hier nicht getroffen werden. Teilweise werden Spritzen dafür in Scheiben geschnitten, um bessere Verteilungsaussagen zu treffen, allerdings ist dies nur sehr makroskopisch möglich (zerstörende Prüfung).
- Die Gleichmäßigkeit der Verteilung des Silikons (pro Spritze) kann durch Messungen, z. B. Fourier-Transform-Infrarotspektroskopie (FTIR), Refraktometrie, sehr hochauflösende Interferometrie, ermittelt werden. Hierzu sind spezialisierte Anlagen erforderlich. Aufgrund der langen Messzeiten sind alle Methoden derzeit nur für statistische Zwecke einsetzbar.

2.3 Verschließen der Spritze

Nach der Reinigung und Silikonisierung der Fertigspritze und ggf. der Kanüle wird die Spritze mittels eines Nadelschutzes oder eines Tip Cap verschlossen. Um die Abzugsfestigkeit einer aufgesetzten Kanüle zu erhöhen, kann zusätzlich ein Adapter mit Gewinde, ein Luer-Lock, aufgesetzt werden. Die Zuführung erfolgt typischerweise über einen Rütteltopf und ein mechanisches Aufsetzen. Die Positionierung kann bei Tip Caps kraftgesteuert erfolgen. Bei Nadelschutzteilen ist eine Wegsteuerung notwendig. Hierbei addieren sich die Toleranzen des Spritzenkörpers, der Kanülenlänge und des Prozesses. Besonders relevant ist dabei der korrekte Einstich der Kanülenspitze in das Gummielement (Kein Durchstich, aber vollständige Abdeckung des Kanülenanschliffs).

2.4 Sterilisation

Hier unterscheiden sich die Prozesse (Bulk bzw. genestet) erstmals signifikant, je nachdem, ob die Spritzen nach dem Sterilisieren in ein Nest verpackt oder direkt befüllt werden.

2.4.1 Vorsterilisierte Spritzen im Nest

Die silikonisierten Spritzen werden in ein Nest gepackt (Abb. 5), mit einer Zwischenlage abgedeckt und in eine Wanne platziert. Die Wanne wird mit Tyvek® gasdurchlässig versiegelt und in einen oder auch 2 Umbeutel gepackt. Diese Wannen werden in Kartons oder Acrylux-Boxen gestapelt. Die finale Verpackung mit allen Kartons oder Boxen wird mit EtO begast – dieser Produktionsschritt

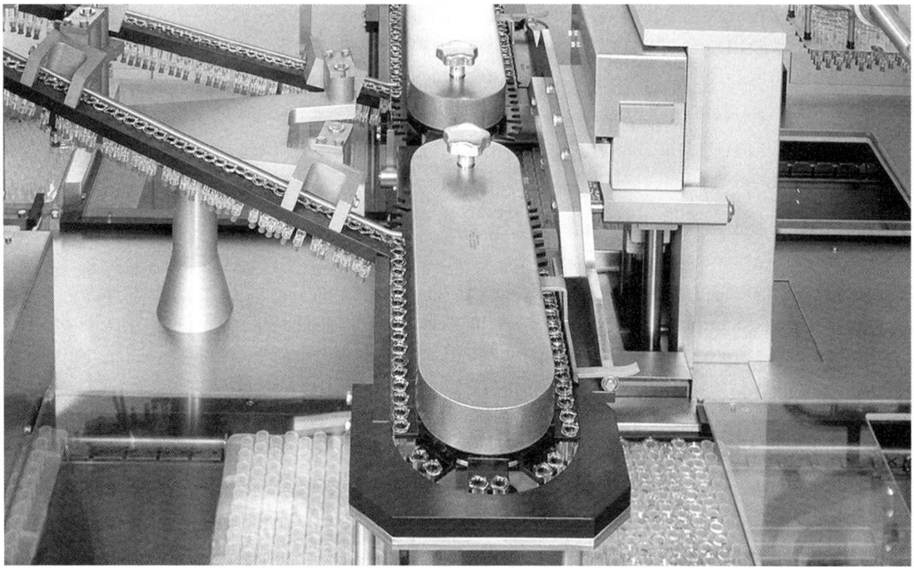

Abb. 5. Die Spritzen werden vor dem Sterilisieren in ein Nest gepackt (Quelle: Bausch-Stroebel)

dauert insgesamt rund 3 Tage.[6] Sind die Spritzen aus Kunststoff, werden sie meist mittels Bestrahlung sterilisiert. Im Anschluss werden die vorsterilisierten Spritzen an die Abfüller geliefert. Dort wird die Verpackung zunächst außen dekontaminiert (Alkohol, H_2O_2, E-Beam usw.) oder mittels eines Zonenkonzepts und ohne Berührung des Beutelinneren eingeschleust („touch-free") und dann in einem aseptischen Bereich manuell oder automatisch geöffnet. Anschließend werden die Spritzen befüllt.

2.4.2 Inline-Sterilisation

Verfügen die silikonisierten Spritzen über keine angebauten Kunststoffteile oder eingeklebten Kanülen, können sie in einem Sterilisationstunnel mit trockener Hitze bei ca. 300 °C inline sterilisiert und depyrogenisiert[7] werden. Sind Anbauteile montiert, kommt meist nur die Sterilisation in einem Autoklav[8] in Frage. Eine Depyrogenisierung findet hier nicht mehr statt. Eine Sterilisation[9] gewährleisten jedoch beide Methoden.

2.5 Unterschiede zwischen den beiden Prozessen

Bei der Verwendung von vorsterilisierten Einmalspritzen überträgt das Pharmaunternehmen die Verantwortung an den Hersteller der Spritzen. Die Investitionskosten für eine Spritzenlinie fallen beim Abfüller geringer aus (z. B. Wegfall einer WFI-Anlage), die Flexibilität steigt (z. B. Umrüstzeiten). Allerdings hat das Pharmaunternehmen nicht den gesamten Prozess unter seiner Kontrolle und der Aufwand für Zwischenverpackungen sowie zusätzliche Dekontamination (zur Ver-

6 Inkl. Vortempern und Nachgasen.

7 Abreicherung von fiebererregenden Stoffen.

8 20 min. bei 121 °C in heißem, gesättigtem Wasserdampf.

9 Abreicherung lebender Keime um mindestens 6 Log-Stufen.

hinderung eines Keimeintrags) ist hoch. Genestete Fertigspritzen bilden heute über 90 % des Gesamtmarkts für vorgefüllte Spritzen ab.

Bei Bulkspritzen wird im Rahmen des späteren Füllprozesses noch der Verschluss aufgebracht. In der genesteten Konfiguration erfolgt dies bereits beim Spritzenlieferanten. Der Prozess ist dabei jedoch identisch.

3. Befüllen der Spritzen

Der eigentliche Füllvorgang ist unabhängig davon, ob bereits vorsterilisierte Einwegspritzen verwendet werden oder die Spritzen erst beim Abfüller gereinigt, silikonisiert und sterilisiert worden sind. Je nach Ausbringmenge werden unterschiedliche Anlagenkonfigurationen eingesetzt. Flexible Anlagen, die oft auch verschiedene Primärpackmittel-Container füllen können, starten bei ca. 10 Containern/min. Hochgeschwindigkeitslinien für die Produktion (z. B. Impfstoffe) schaffen dagegen bis zu 1 000 Spritzen/min. Der momentane Trend geht hin zu flexiblen Anlagen im Bereich von 100 bis 300 Containern/min.

Die Anlagen arbeiten je nach Verwendungszweck mit unterschiedlichen Verfahren: In der Regel werden die Spritzen von oben befüllt. Kleine Füllmengen können durch die Unterspiegelfüllung sehr genau realisiert werden – dabei steht die Füllnadel knapp über dem Füllgut, der Tropfen wird durch die Oberflächenspannung der Flüssigkeit abgezogen.[10] Sind höchste Anforderungen an die Füllgenauigkeit (absolut ±0,5 % Toleranz) und kleine Füllmengen zu realisieren, erfordern die Viskosität und Hydrophobizität jedes Produkts eine Anpassung der Füllnadel und von deren Bewegung. Manche Inhalte können auch nur von unten, durch den Konus, gefüllt werden. Oxidationsgefährdete Produkte werden mit Stickstoffüberlagerung (Schutzgas) gefüllt. Anforderungen, dass die verbleibende Luftblase möglichst klein oder gar nicht mehr sichtbar sein soll, setzen ein Vakuumfüllen voraus. Hierbei wird die Spritze abgedichtet, ein Unterdruck (50–150 mbar) gezogen und dann erst gefüllt. So wird ein Schäumen kritischer Produkte verhindert und die gelöste Restgasmenge reduziert.

Bei Verwendung von Polymerspritzen (COC/COP) ist auf deren erhöhte Kratzempfindlichkeit zu achten. Kratzer führen nicht zu einem Verlust der Bruchfestigkeit, aber neben kosmetischen Beeinträchtigungen kann dies die Ausschussrate bei der finalen visuellen Inspektion erhöhen. Polymerspritzen neigen zur elektrostatischen Aufladung. Bereits beim Öffnen von Wannen (Abziehen Tyvek) müssen geeignete Maßnahmen zur Reduktion von Elektrostatik getroffen werden – Spritzen kleben an der Folie. Ebenso neigt die Flüssigkeit beim Einfüllen dazu, an den Rand der Spritze abgeleitet zu werden – Risiko von Tropfen an der Innenwandung und im Stopfenbereich. Da dies bekannte Effekte sind, gibt es auch hier geeignete Maßnahmen.

3.1 Pumpen

Um das Medikament oder den Impfstoff in eine Spritze zu füllen (Abb. 6), werden Pumpen benötigt. Je nach gewünschter Genauigkeit, Schnelligkeit und Empfindlichkeit des Produkts sind verschiedene Systeme am Markt. Man unterscheidet

10 Bei kleinen Füllmengen kann schon die Menge eines Tropfens bewirken, dass deutlich zu wenig oder viel zu viel Flüssigkeit in der Spritze ist. Bei minimalster Füllmenge, z. B. 20 µl, stellt ein Tropfen bereits mehr als 50 % der gesamten Füllmenge dar.

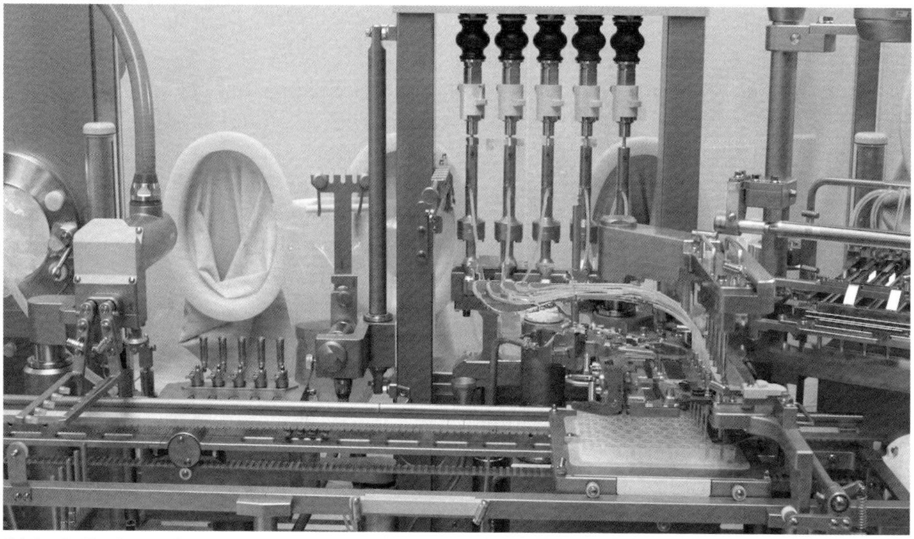

Abb. 6. Spritzen (in einem Nest) werden fünfstellig gefüllt (Quelle: Bausch-Stroebel).

volumetrische und gesteuerte Füllsysteme. Bei ersteren wird ein definiertes Volumen eingeschlossen und abgegeben, bei gesteuerten Systemen bestimmt eine Messgröße das Füllvolumen (z. B. Zeit).

- Diaphragmapumpen (Abb. 7), werden eher im Labor, bei kleinen Stückzahlen, eingesetzt. Obwohl sie lange die Standardpumpe war, werden die bewegte Membran und die dadurch vorhandenen Toträume heute kritisch hinterfragt.
- Bei gravimetrischen Systemen werden keine Pumpen im eigentlichen Sinne eingesetzt. Mithilfe der Schwerkraft wird ein bestimmtes Volumen in einem Speicherschlauch abgemessen und dann in die Spritze abgegeben. Auch diese Methode eignet sich wegen der eingeschränkten Genauigkeit und der geringen Leistung eher für eine Labor- oder Forschungsanwendung.

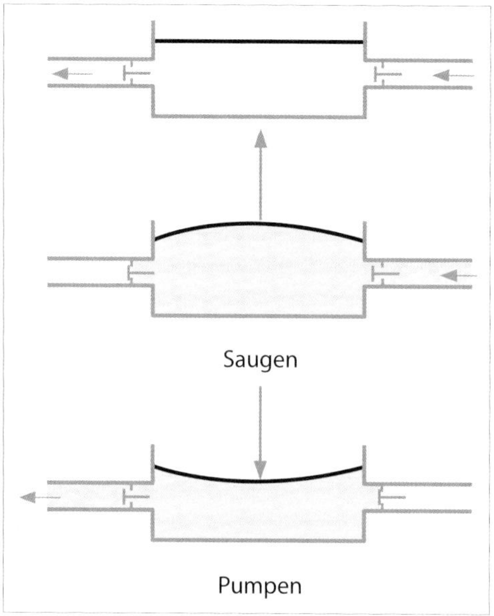

Abb. 7. Funktionsweise einer Membran- oder Diaphragmapumpe (Die Membran ist fett dargestellt.) (Quelle: Eigene Darstellung nach Wikipedia, Die freie Enzyklopädie, Eintrag „Membranpumpe", Bearbeitungsstand: 2. März. 2026).

- Eine schnelle und hochgenaue Befüllung ist durch Schlauchpumpen (Peristaltikpumpen) (Abb. 8 und Abb. 9) möglich. Dabei wird ein Schlauch mit Rollen an mehreren Stellen blockiert. Die eingeschlossene Flüssigkeit und der Rotationswinkel entsprechen der gewünschten Füllmenge. Das Füllgut kommt hierbei nur mit dem Füllschlauch in Berührung. Dieser wird nach 8–100 h Stunden ausgetauscht („Disposable"), da die Elastizität abnimmt, es zu Mikrorissen kommt und so die Genauigkeit nicht weiter garantiert werden kann.

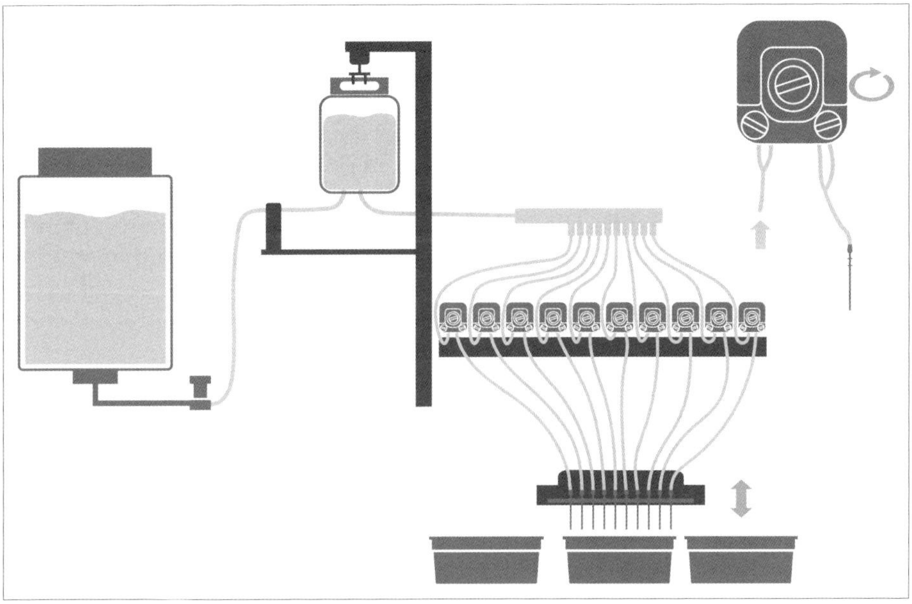

Abb. 8. Funktionsprinzip Peristaltikpumpe (Quelle: groninger).

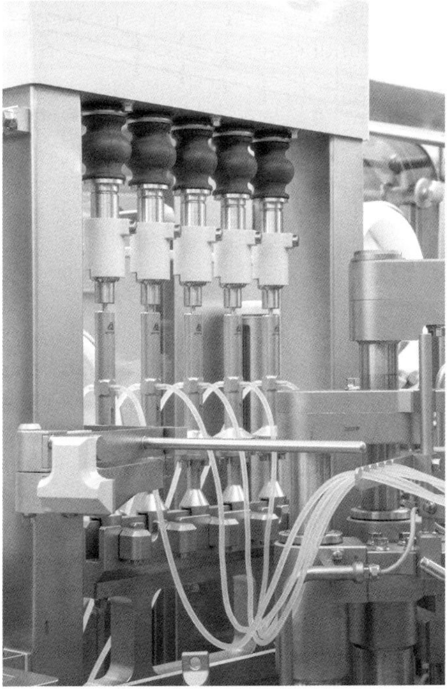

Abb. 9. Peristaltikpumpe (Quelle: Bausch-Stroebel).

- Rotationskolbenpumpen (Abb. 10 und Abb. 11) sind weit verbreitet. Auf der einen Seite wird die Flüssigkeit durch eine Hubbewegung angesaugt, der Kolben dreht sich um 180° (Trennung von Saug- und Ausstoßseite), durch das Absenken des Kolbens wird die Füllung abgeschlossen. Diese ermöglichen eine genaue und sichere Abfüllung. Prozessabweichungen sind nur sehr selten zu beobachten. Ein zuverlässiges System, die Reinigung der Anlage kann manuell mit anschließendem Autoklavieren der Pumpen erfolgen oder durch automatische Reinigungs- und Sterilisationsschritte (CIP,[11] SIP[12]).
- Zu den gesteuerten Füllverfahren gehören die Massedurchflusssysteme. Der einfache Aufbau und eine direkte Kontrolle der Füllmenge sprechen für ein Massedurchflusssystem. Das System misst die durchgeflossene Masse unabhängig von der Dichte und bestimmt so das Füllvolumen über die Corioliskraft. Bei schwankender Dichte des Produkts, etwa durch viele Lufteinschlüsse oder temperaturabhängige Dichteschwankungen, wird die Menge automatisch nachjustiert. Zur Reinigung ist jedoch zwingend ein automatischer Prozess notwendig.

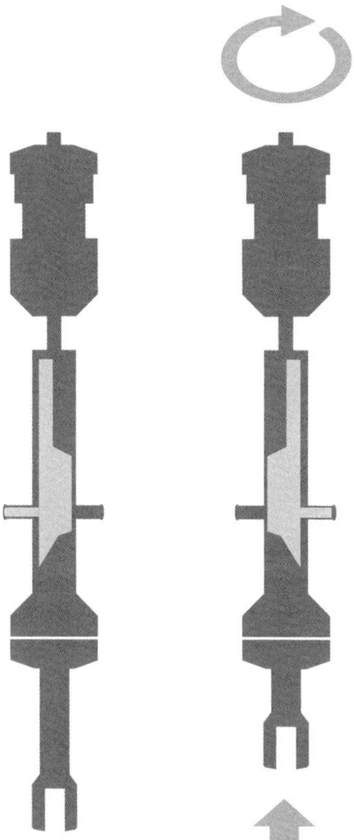

Abb. 10. Funktionsprinzip Rotationskolbenpumpe (Quelle: groninger).

11 Cleaning-in-Place (Vor-Ort-Reinigung).

12 Sterilizing-in-Place (Vor-Ort-Sterilisierung).

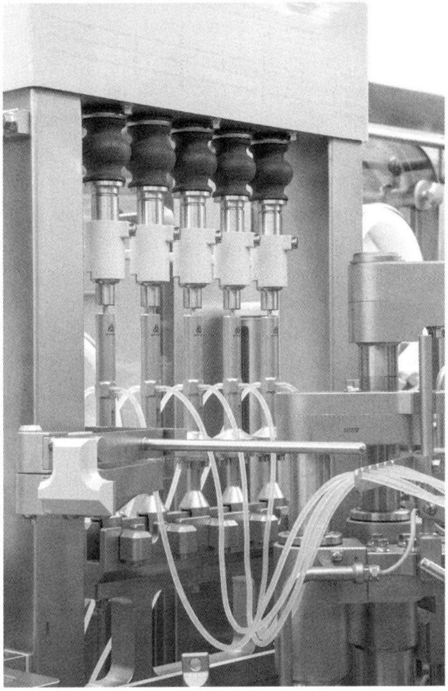

Abb. 11. Rotationskolbenpumpe (Quelle: Bausch-Stroebel).

- Als letzte Füllmethode wäre das Zeit-Druck-System zu nennen. Dabei wird die abzufüllende Substanz aus einem mit Druck beaufschlagten Vorratsbehälter in die Spritzen gefüllt. Das Verfahren wird sehr häufig bei Produktionsanlagen für proteinhaltige Substanzen eingesetzt, da die Scherkräfte, die auf das Produkt wirken, geringer sind. Die Füllgenauigkeit wird allerdings von vielen Faktoren bestimmt: z. B. Zeit, Druck, Temperatur, Anlagengeometrie und Reibungswiderstand im Füllsystem. Um eine hohe Füllgenauigkeit zu erreichen, muss die Maschine auf das jeweils abzufüllende Produkt eingelernt werden. Schon geringe Temperaturunterschiede können das Ergebnis beeinflussen, ein System zur Temperaturkompensation gleicht dies aus.

Hervorzuheben sind Einwegfüllsysteme. Sie verhindern eine Kreuzkontamination ohne aufwendige Reinigung der Pumpen. Klassisch werden hierzu Schlauchpumpen und gravimetrische Systeme verwendet. Heute sind aber auch Einmal-Diaphragma- und -Rotationskolbenpumpen erhältlich. Füllnadeln können direkt vom Anlagenhersteller oder auch von unabhängigen Herstellern als einfache Stahl- oder als Kunststoffrohre bezogen werden.

3.2 Kontrolle der Füllgenauigkeit

Beim Füllvorgang muss sichergestellt sein, dass jede Spritze die gewünschte Menge des Medikaments bzw. des Impfstoffs enthält. Dazu können Spritzen stichprobenartig oder zu 100 % kontrolliert werden. Proben können von Hand gezogen und manuell gewogen werden (meist durch Ausdrücken der Flüssigkeit auf eine Waage). Das Ergebnis stellt die applizierbare Menge dar. Alternativ können leere Spritzen automatisch vorgewogen und nach dem Füllvorgang erneut gewogen werden. Die Differenz ergibt das eingefüllte Volumen. Bei der Prüfung des Inhalts über das Gewicht spielen die Messgenauigkeit der Waage (Messfehler addieren sich, Abb. 12) und ihre Schnelligkeit eine große Rolle: Eine Waage benötigt

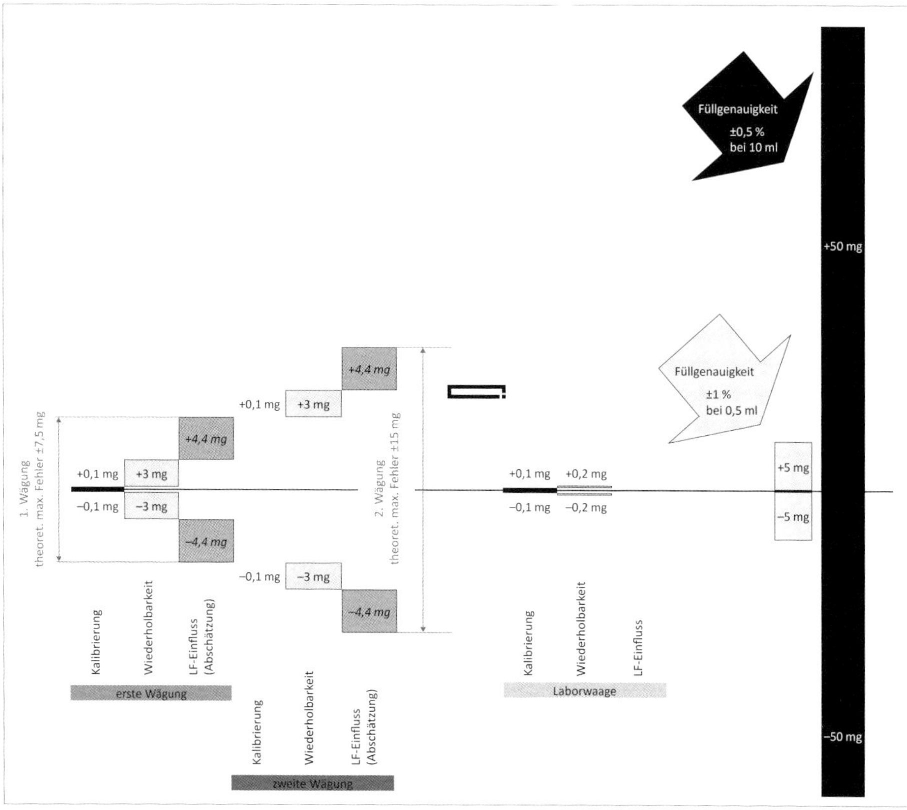

Abb. 12. Messungenauigkeiten addieren sich im Laufe einer Wägung (Quelle: groninger).

eine gewisse Zeit, um sich auszupendeln.[13] Laborwaagen sind hier sicherlich genauer, können aber nicht inline eingesetzt werden, da i. d. R. die verfügbare Messzeit (0,5–5 s) zu kurz ist (typische Laborwaagen benötigen für eine Genauigkeit im µg-Bereich 30–90 s). Äußere Einflüsse, z. B. Laminar Flow und Vibrationen von Anlagen und Gebäuden, reduzieren die Messgenauigkeit zusätzlich.

3.3 Vergleich der Füllpumpen

Im einfachsten Fall[14] – es besteht keine Gefahr des Schäumens, die Flüssigkeit hat bekannte Eigenschaften, ist dünnflüssig, benötigt kein Vakuum bzw. Schutzgas und das abzufüllende Produkt ist nicht empfindlich (z. B. wirken Scherkräfte zerstörend auf große Moleküle im Biotechbereich) – ist die Wahl der richtigen Pumpen kein Problem. Sind nicht alle Faktoren so ideal oder sind bestimmte Punkte (z. B. Genauigkeit) besonders hervorzuheben, ist eine projektabhängige Wahl zu treffen. Ein weiterer wichtiger Punkt für Unternehmen, die unterschiedliche Produkte auf einer Anlage abfüllen wollen (z. B. „Contract Filler"), ist die für einen Produktwechsel benötigte Zeit. Je einfacher die Fülleinheit (Vorratsbehälter, Pumpe, Füllnadel) aufgebaut ist, desto leichter lassen sich die produktberührenden Teile austauschen bzw. lässt sich die gesamte Anlage reinigen, sterilisie-

13 Einflussgrößen sind die Schwingungen der Waage, der Laminar Flow und die vorgesehene Messzeit.

14 Es wird Wasser abgefüllt.

ren und für eine neue Charge einsetzen. Derzeit sind Einwegsysteme (Disposables) auf dem Vormarsch: Statt die produktberührenden Teile zu reinigen, werden sie einfach ausgetauscht und entsorgt.

Welche Methode die geeignetste ist, muss der Anlagenhersteller gemeinsam mit dem Auftraggeber über Erfahrung bzw. Versuche definieren. Ein Vorteil kann sein, die Abfüllung flexibel zu gestalten, sodass verschiedene Füllsysteme integriert werden können, wobei Fülleinheiten ohne größere Umbauten ausgetauscht werden können (Abb. 13) – je nachdem, welches Produkt gerade abgefüllt werden soll.

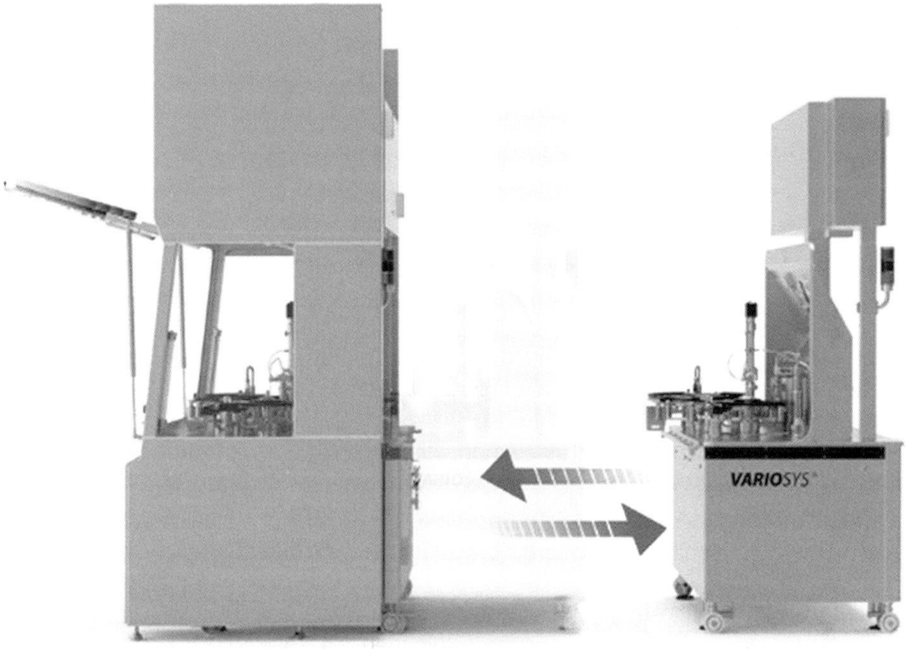

Abb. 13. Je nach abzufüllendem Produkt wird die Fülleinheit einfach ausgetauscht. (Quelle: Bausch-Stroebel).

4. Setzen der Stopfen

Nachdem die Fertigspritze gefüllt ist müssen in einem weiteren Arbeitsschritt der Stopfen (Abb. 14) und die Kolbenstange gesetzt werden. Auch hier bieten sich je nach Anwendungsgebiet grundsätzlich 2 verschiedene Optionen an:

- Mechanisches Setzen: Der Stopfen wird mit einem Setzrohr, evtl. auch vakuumunterstützt, und mit einem Stößel in die Spritze gedrückt. Das Setzrohr taucht in die Spritze ein, der Stopfen wird mittels eines Stößels hindurchgedrückt. Der Stößel hält nun den Stopfen in Position, während das Setzrohr zurückgleitet. Vorteil: Der Stopfen gleitet beim Setzvorgang nicht an der Spritzenwandung entlang. Nachteil: Der Stopfen wird stark komprimiert (bis ca. 40 Vol.-%) und es kann so zu Oberflächeneffekten (Kratzer, Falten) am Stopfen kommen. Bei beschichteten Stopfen ist diese Setzweise meist ausgeschlossen.
- Setzen unter Vakuum: Der obere Teil der Spritze wird abgedichtet und evakuiert. Der Stopfen wird durch den Luftdruck der Umgebung in die Spritze ge-

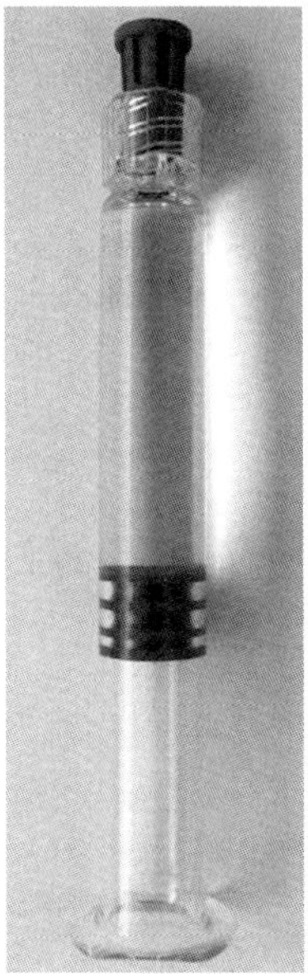

Abb. 14. Der Stopfen schließt den Inhalt von der Umgebung ab (Quelle: groninger).

drückt, ein Stößel kann den Vorgang unterstützen. Vorteil: Der Stopfen wird nicht komprimiert und die Luftblase zwischen Flüssigkeit und Stopfen wird minimiert. Nachteil: Der Stopfen gleitet beim Setzvorgang an der Spritzenwandung entlang und kann so einen Silikonölring vor sich herschieben. Die Qualität der Silikonisierung beeinflusst die Position des Stopfens.

- Eine Kombination von Setzrohr und Vakuum ermöglicht es, die Luftblase bis zur Unsichtbarkeit zu reduzieren, bedeutet jedoch die angesprochene Komprimierung des Stopfens.

Auch hier entscheiden der Einsatzzweck und die Wahl der Komponenten über das ideale Verfahren.

4.1 Kräfte beim Stopfensetzen

Verschiedene Faktoren beeinflussen das Stopfensetzen. Beim Vakuumstopfensetzen ist die Summe aller Kräfte relevant für die Position des Stopfens. Die Reibung des Stopfens an der Glaswand und der verbleibende Luftdruck in der Spritze wirken der Kraft des normalen Umgebungsluftdrucks (plus der des Stößels) entgegen. Die daraus resultierende Kraft drückt den Stopfen in die Spritze. Die Größe der Luftblase zwischen Stopfen und Flüssigkeit wird primär durch die Höhe des Restdrucks beim Beginn des Stopfensetzens bestimmt. Die Länge des Verfahrwegs des Stopfens in der Spritze, der Durchmesser, der Reibwiderstand zwischen Stopfen und Glas und Eigenschaften der Flüssigkeit (z. B. Dampfdruck, Siedepunkt) sind weitere Einflussgrößen.

Wird der Stopfen mit dem Stößel zu weit in die Spritze gedrückt, entsteht ein Überdruck (Produkt tritt aus, sobald der Nadelschutz entfernt wird); wird er nicht weit genug eingedrückt, bleibt ein Unterdruck bestehen.

4.2 Unterschiedliche Methoden

Die vorgestellten Setzmethoden werden bei den verschiedensten Produkten und Packmitteln verwendet – Vor- und Nachteile müssen gegeneinander abgewogen werden. Sollen z. B. toxische oder gar explosive Substanzen abgefüllt werden, schließt sich ein Verfahren unter Verwendung von Vakuum meist aus.[15] Bei der Verwendung der Vakuummethode wird die verbleibende Luftblase minimiert, was aber nicht immer gewünscht sein muss. Die Anlagenleistung ist beim Vakuumfüllen meist etwas reduziert, reines Vakuumstopfensetzen ermöglicht jedoch fast immer die gleiche Leistung wie bei der Setzrohrmethode. Nicht alle Stopfen können mit einem Setzrohr platziert werden. Leicht verdampfende Produkte (z. B. Alkohol) schränken den möglichen Unterdruck ein.

Eine Luftblase wird ggf. benötigt, um den Inhalt der Spritze vor der Injektion noch einmal zu mischen (vgl. Suspensionen). Außerdem beeinflusst die Größe der Luftblase die Bewegung des Stopfens[16] bei Transporten (Druck) oder bei einer nachträglichen Sterilisierung der Spritze (Temperatur). Wobei zu beachten ist, dass die Größe der Luftblase keinen Einfluss darauf hat, ob sich ein Stopfen bewegt (Loslösekraft), aber mit dem Weg korreliert, sobald eine Bewegung einsetzt (Gleitkraft). Im Autoklav kann aber gerade eine zu kleine Luftblase zu einer Bewegung des Stopfens führen.[17] Beim Transport ist die Wahrscheinlichkeit der Stopfenbewegung von vielen Einflussgrößen abhängig. Diese Überlegungen sollen zu einem bewussten Umgang mit gefüllten Spritzen anregen, denn die Auswahl des Systems (z. B. auch der Spritzendurchmesser) beeinflusst das Bewegungsrisiko.

Beim Setzen des Stopfens spielt auch dessen Beschaffenheit (Material, Beschichtung) eine große Rolle. Wird der Stopfen durch ein Setzrohr zu stark komprimiert und verliert er hierdurch essenzielle Eigenschaften (z. B. Abdichtung, „Closure Integrity“), so ist eine Vakuummethode zwingend. Die Form, das Material und die Beschichtung müssen sorgfältig mit der Setzmethode abgestimmt werden.

4.3 Weitere Schritte

Bevor die Spritzen (Primärverpackung) in den Verkauf gelangen, müssen noch die Kolbenstange gesetzt und die Spritze etikettiert werden. Sekundärverpackungen, z. B. Einzelverpackung bzw. Blister, die Verkaufsverpackung und der Beipackzettel werden hinzugefügt. Jedoch finden diese Schritte außerhalb des aseptischen Bereichs statt und sind für die Sterilität des Produktes weniger von Bedeutung. Viele Sicherungsprozesse und Prüfungen sind die allerletzten Schritte, bevor der Endverbraucher die einzelne Spritze erhält. Und dies etwa 15 Mio. Mal jeden Tag.

5. Was kommt noch?

Polymerspritzen (COC/COP) erhöhen den Marktanteil signifikant. Hier sind die Kosten zu reduzieren, um den Standardeinsatz zu erlauben. Pharmazeutisch oder technisch gibt es nur wenige Ausschlussgrößen (Ist Permeabilität relevant?).

---

15 Die Verdampfungstemperatur sinkt bei geringer werdendem Luftdruck drastisch, es kann zu Explosionen kommen.

16 Bewegt sich der Stopfen, können Schmutz und Keime in das Innere der Spritze und somit bei der Injektion in den menschlichen Körper gelangen.

17 Einflussgrößen sind hier der Druck, die Temperatur, das Volumen, die Spritzengeometrie sowie die Gleit- und Losbrechkräfte des Stopfens.

Kratzerempfindlichkeit und elektrostatische Aufladung stellen Herausforderungen dar, sind aber bereits gelöst.

Durch neue Medikamente mit erhöhten Sensitivitäten gegenüber Silikon (z. B. mRNA-basierend) werden silikonölfreie Systeme etabliert. Im Bereich der Abfüllung lässt sich dies mit den vorhandenen Systemen abbilden.

Flexibilität in der Abfüllung, schnelle Reaktion auf Marktanforderungen bei Abfüllkapazitäten (vgl. COVID, GLP-1 usw.) erfordern heutzutage eher flexiblere als schnelllaufende Anlagen. Hier haben verschiedene Anbieter Lösungen im Portfolio.

Der Trend zur Selbstmedikation befeuert Pen- und Autoinjektorsysteme. Hier werden besondere Anforderungen an die Herstelltoleranzen der Systeme, inkl. Spritze und Abfüllprozess, gestellt (Luftblase, Bruchfestigkeit, Ausrichtung?). Lösungen sind hier aber schon etabliert.

Track & Trace, die Nachverfolgbarkeit von Logistikketten bis hin zur Einzelspritze, steht aktuell in der Diskussion. Mehrere Systeme konkurrieren hier. Radio-Frequency-Identification(RFID)-basierende Systeme erlauben z. B. eine schnelle Erfassung und sogar die Datenspeicherung auf der Spritze selbst. Andererseits sind die Kosten pro Spritze und die Anbringung noch zu überwindende Hürden. Alternativ kann das Aufdrucken von DotMatrix-Codes eine kostengünstige Option darstellen. Allerdings erfordert dies eine etablierte Datenbank, in der alle Schritte gespeichert werden.

Die größten Roadblocker sind die Verfügbarkeit von an den Anlagen installierten Sensoren zum Auslesen der Informationen im gesamten Herstellprozess (Spritzenhersteller – Medikamentenhersteller – Abfüller – Inverkehrbringer) und die dazugehörige Datenbank (Datensicherheit, Verantwortlichkeit). Pilotprojekte sind etabliert, eine industrieweite Standardisierung fehlt.

Bei beiden Optionen können die Daten mittels Smartphone ausgelesen werden und der Datenzugang kann individuell reguliert werden. Sie können die Patientensicherheit auf Ebene der Einzelspritze ermöglichen, z. B. können bei Rückrufen und einer Fehlersuche die betroffenen Batch-Bereiche schneller und gezielter eingegrenzt werden.

6. Fazit

Das Thema „Fertigspritzen" und die begleitenden technischen Aspekte bei der Produktion sind umfangreich. Die Auswahl der geeignetsten Prozesse und Anlagen für das Reinigen, Silikonisieren, Sterilisieren, Verschließen und Füllen der Spritzen kann nur aufgrund einer ausführlichen Diskussion aller im Einzelfall relevanten Faktoren und oft auch nur durch weiterführende Tests getroffen werden. Dafür sind langjähriges Know-how und viel Erfahrung mit den unterschiedlichsten Produkten nötig. Nur so kann das optimale Zusammenspiel aus Anlage, Packmittelkomponenten und Produkt ausgewählt werden.

Korrespondenz: Dr. Wenzel Novak, Jecture GmbH, Philip-Reis-Straße 2, 36399 Freiensteinau, E-Mail: wenzel.novak@gerresheimer.com

Glas- und Kunststoff-Fertigspritzen gebrauchsfertig verpacken und sterilisieren

Methoden, Validierung und Ausblick auf die Nachhaltigkeit

Katharina Golly
Novartis Pharma AG,
Basel (Schweiz)
Horst Koller
HK Packaging Consulting
GmbH, Uznach (Schweiz)

Zusammenfassung

Dieser Beitrag beschreibt die unterschiedlichen Herstellprozesse einer Bulk-Spritze gegenüber einer vorfüllbaren Spritze aus Glas und Kunststoff. Er zeigt die regulatorischen Anforderungen der Sekundärverpackung des Spritzensystems „vorfüllbar/RTU" und zeigt die Möglichkeit verschiedener Sterilisationsarten und den Einfluss auf die Materialien. Des Weiteren gibt er einen Einblick in die Wareneingangskontrolle von vorfüllbaren Spritzen.

Abstract

Glass and Polymer Pre-Fillable Syringes: Packaged, Sterilized and Ready for Filling/Methods, Validation, and Outlook on Sustainability

This article describes the different manufacturing processes for bulk syringes compared to pre-filled syringes made of glass and plastic. It outlines the regulatory requirements for the secondary packaging of the "pre-filled/RTU" syringe system and shows the possibility of different types of sterilization and their impact on the materials. It also provides insight into the incoming goods inspection of pre-filled syringes.

Key words Pre-Fillable Syringes · Manufacturing Processes · PFS Manufacturer · Regulatory requirements · Tub and nests packaging · Sterilization ·Incoming Inspection

1. Der Wechsel von Bulk zu gebrauchsfertig

Im Rahmen der Herstellung pharmazeutischer Produkte spielte der Umgang mit Packmitteln bereits seit jeher eine entscheidende Rolle. Ursprünglich war es üblich, dass pharmazeutische Hersteller unsterile Verpackungsmaterialien, auch bekannt als Bulkware (kurz: Bulk) oder Ready-to-sterilize(RTS)-Ware, einkauften und diese eigenständig wuschen, silikonisierten und sterilisierten.

Mit der Zeit hat sich jedoch eine wesentliche Veränderung im Prozess etabliert. Die Verantwortung für diese Prozessschritte und die Sterilisation ist zunehmend auf die Packmittelhersteller übergegangen. Dies bedeutet, dass diese Arbeitsschritte und sämtliche damit verbundenen Vorgänge, wie etwa die Sterilisationsvalidierung und die Durchführung von Sterilisationstests, nun direkt vom Hersteller der Packmittel durchgeführt werden. Um den neuen Anforderungen gerecht zu werden, mussten die Packmittelhersteller umfangreiche Fachkenntnisse in den relevanten Arbeitsbereichen entwickeln, einschließlich einer Verpackung, die vor Rekontamination schützt, eines optimierten Verpackungsprozesses sowie einer sorgfältigen Qualitätssicherung und Qualitätskontrolle.

Ein wichtiges Konzept in diesem Zusammenhang ist die Einführung sogenannter gebrauchsfertiger (Ready-to-use-, RTU-) Packmittel. Diese Packmittel sind bereits steril und können unmittelbar für die Befüllung verwendet werden, ohne dass eine zusätzliche Sterilisation durch den pharmazeutischen Hersteller notwendig ist. Die Definition des Begriffs „RTU“ findet ihre Grundlage in der Norm ISO 11040-4 [1], die sich auf vorgefüllte Spritzen (Fertigspritzen, Prefilled Syringes, PFS) und gebrauchsfertige vorfüllbare Spritzen (Ready for Filling Syringes, RFS) bezieht.

Die Begriffe „RTU“ und „Ready for Filling“ haben sich mittlerweile als zentrale Elemente im Umfeld der modernen pharmazeutischen Verpackung etabliert. Sie unterstreichen die Bedeutung einer gewissenhaften Vorbereitung und Validierung der Primärpackmittel, die direkt mit dem Produkt in Berührung kommen. Durch die korrekte Sterilisation und sicherheitsgerechte Verpackung tragen diese Prozesse entscheidend dazu bei, die Sicherheit und Wirksamkeit sowohl der Packmittel als auch der damit verknüpften Medizinprodukte zu gewährleisten.

2. Produktion von gebrauchsfertigen Fertigspritzen

Die Abb. 1 und die Abb. 2 zeigen schematisch die Prozessabläufe für die Produktion von RTU-Fertigspritzen aus Glas und Kunststoff.

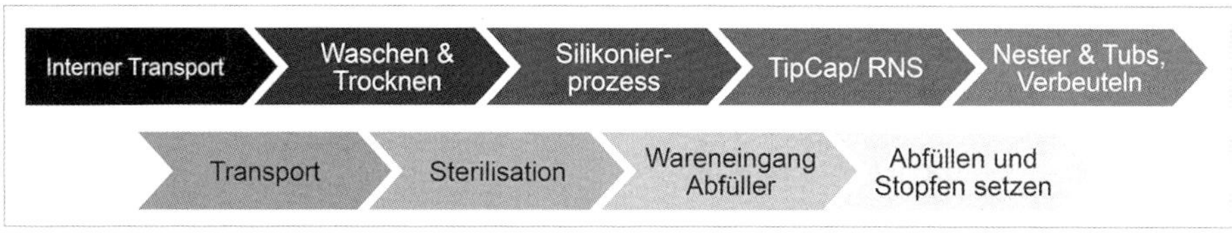

Abb. 1. Prozessablauf für RTU-PFS aus Glas (Quelle der Abb. 1 und 2: Concept Heidelberg Live Online: Entwicklung pharmazeutischer Packmittel: Trends in der Verpackung von Parenteralia, 02.12 2021).

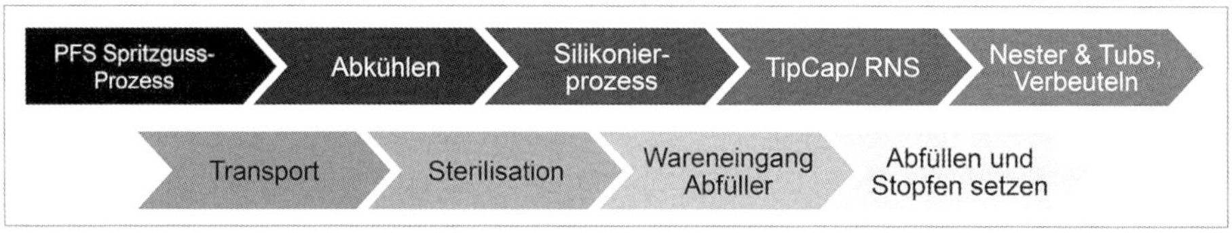

Abb. 2. Prozessablauf für RTU-PFS aus Kunststoff.

Im Folgenden wird die Herstellung von PFS aus Glas näher betrachtet.

2.1 Prozessdetails für RTU-PFS aus Glas

2.1.1 Waschen und Trocknen

Die PFS, mit oder ohne fest eingeklebte Nadel, werden zunächst in mehreren Schritten bei ca. 80 °C mit Wasser für Injektionszwecke (WFI) gewaschen und anschließend getrocknet. Dieser Schritt dient der Partikel- und Endotoxinabreicherung und ist üblicherweise ein validierter Prozess.

2.1.2 Silikonierprozess

Nach der Reinigung und Trocknung werden die PFS üblicherweise mit von der European Pharmacopoeia (Kap 3.1.8 „Silicone oil used as lubricant" [2]) zugelassenem Polydimethylsiloxan (PDMS, Silikonöl) silikonisiert.

Eine Sprühdüse dosiert eine definierte Menge Silikonöl auf die Innenfläche der Spritze. In der Praxis werden überwiegend Eintauchdüsen eingesetzt. Diese sprühen überwiegend während des Ausfahrhubs und sorgen für eine gleichmäßige Silikonölbenetzung und -verteilung entlang der Innenfläche. Die aufgebrachte Silikonölmenge liegt anwendungsabhängig typischerweise im Bereich von 0,3–0,8 mg.

Die Qualität der Silikonölverteilung hängt im Wesentlichen von den system- und pumpenbedingten Prozessparametern ab.

Die aufgetragene Silikonölmenge wird im Rahmen der Inprozesskontrolle meist gravimetrisch überwacht, indem Spritzen vor und nach der Silikonisierung gewogen werden. Obwohl die Silikonölmenge spezifiziert ist, wird die Gleichmäßigkeit der Schicht i. d. R. nicht direkt gemessen. Der Grund sind technische Messhürden und das Fehlen eines praxistauglichen Kennwerts. Stattdessen wird die Schichtdickenverteilung indirekt über Haft- und Gleitreibung geprüft und eingestellt. Dabei beeinflussen auch das Stopfendesign und die Stopfenbeschichtung die Reibungswerte. Ungleichmäßige Schichtdicken können zudem die Bildung von Silikonölpartikeln begünstigen. Die Homogenität der Schicht ist daher als kritischer Prozessparameter zu bewerten.

Zur Messung der Schichtverteilung kann eine interferometrische Technik mittels Weißlichtquellen eingesetzt werden. Mit dieser Technik kann die Schichtdicke des Silikons in der Glasspritze erfasst werden (Gerätetyp: MIMAS Silicone Tester von Giant Labs). Eine Mengenbestimmung kann indirekt, aber nur eingeschränkt über die gemessene Schichtdicke und die Dichte des Silikonöls erfolgen. Alternativ kann die Silikonmenge durch Extraktion ermittelt werden. Hierbei wird das Silikon (aus mehreren Spritzen) mittels Soxhlet-Apparatur extrahiert, das Silizium analysiert und auf die ursprüngliche Silikonmenge rückgerechnet.

Im nächsten Prozessschritt wird ein Tip Cap oder ein Rigid Needle Shield (RNS) aufgesetzt und die Spritzen werden genestet in Tubs verpackt.

Die unterschiedlichen Spritzenkörpervarianten umfassen verschiedene Ausführungen: Glas- und Kunststoffspritzen können entweder mit einer eingeklebten Nadel und einer Nadelschutzkappe ausgestattet sein oder sie werden bei Luer-Cone-/Luer-Lock-Spritzenkörpern mit einem Tip Cap versehen. Nach der Herstellung werden die vorfüllbaren Spritzen anschließend zur Sterilisation an einen externen Dienstleister geschickt. Anschließend gelangen die vorfüllbaren Spritzen entweder zur Produktionsstätte des Pharmazeuten oder zu einem Auftragshersteller (Contract Manufacturing Organization, CMO), der im Auftrag des Pharmazeuten arbeitet. Da die Verantwortung für die Sterilisation beim Spritzenlieferanten liegt, wird dieser Prozess üblicherweise durch ein Audit geprüft, um die Einhaltung von Qualitäts- und Sicherheitsstandards sicherzustellen.

RTU-Produkte, wie PFS, Fläschchen (Vials) und Karpulen (Cartridges) werden heutzutage unter verschiedenen Markennamen von führenden Herstellern auf dem Markt angeboten. In Tab. 1 sind etablierte Fertigspritzenhersteller mit ihren jeweiligen RTU-Plattformen und Produktgruppen aufgeführt.

Tab. 1. Fertigspritzenhersteller mit RTU-Plattformen und Produktgruppen.

Hersteller	Markenname	RTU-Produkte
Becton Dickinson BD [3]	SCF™ „sterile, clean and ready to fill“	PFS
Gerresheimer [4]	Gx RTF® „ready to fill“	PFS, Cartridges, Vials
Nipro [5]	D2F™ „direct to fill“	PFS, Cartridges, Vials
Schott [6]	SCHOTT iQ®	PFS, Cartridges, Vials
Stevanato Group [7]	EZ-fill® „easy-fill“	PFS, Cartridges, Vials

Diese RTU-PFS repräsentieren validierte Lösungen für die Sterilisation, die die Kompatibilität mit automatisierten Abfüllsystemen wie z. B. mit Bausch und Ströbel [8], Groninger [9], IMA [10], Optima [11] oder Syntegon [12] gewährleisten. Die RTU-Technologien dieser Hersteller tragen maßgeblich zur Optimierung aseptischer Abfüllprozesse bei.

Eine PFS setzt sich aus einem Spritzenkörper zusammen, der entweder aus Borosilikatglas Typ 1 oder hochwertigen Polymeren wie Cyclic Olefin Polymer (COP) oder Cyclic Olefin Copolymer (COC) gefertigt ist. Ergänzt wird die PFS durch entscheidende Komponenten wie Kolbenstopfen, Nadelschutzsysteme oder Tip Caps für Luer-Lock-/Luer-Cone-PFS-Varianten und Kolbenstangen. Zu den weiteren funktionalen Elementen gehören sogenannte Backstops, die das unbeabsichtigte Herausgleiten der Kolbenstange verhindern, sowie erweiterte Fingerauflagen, die als „Extended Finger Flanges“ bezeichnet werden und eine komfortablere Handhabung ermöglichen.

Neben den vorsterilisierten PFS werden auch Kolbenstopfen in speziellen Verpackungen zum Sterilisationsprozess gesendet. Bisher oblag die Organisation der Bereitstellung dieser Stopfen den pharmazeutischen Unternehmen. Mit dem wachsenden Trend und Wechsel hin zu gebündelten Systemanbietern ergibt sich jedoch nicht nur eine Verlagerung der Verantwortung für die Sterilisation von Spritzen von der Pharmaindustrie zum Lieferanten, sondern auch die Möglichkeit, vollständige Spritzensysteme inkl. Kolbenstopfen und Nadelschutzsysteme direkt aus einer Hand zu beziehen.

Dieser Ansatz gewährleistet die Kompatibilität des Spritzensystems mit der vorgesehenen Anwendung und stellt sicher, dass es unter den technischen Anforderungen der dafür vorgesehenen Abfülllinie vollumfänglich funktionsfähig eingesetzt werden kann. Diese PFS erfüllt dabei die Anforderungen bestimmter Medikamentengruppen hinsichtlich des Volumens, der Viskosität und weiterer physikalisch-chemischer Eigenschaften und bietet volle Konformität mit regulatorischen und technischen Vorgaben.

Zur Realisierung solcher Systemlösungen arbeiten die traditionellen Hersteller von Kolbenstopfen wie z. B, Aptar [13], Datwyler [14], Lonstroff (Sumitomo Rubber Group) [15] und West (mit Daikyo-Produkten) [16] künftig verstärkt mit Produzenten von Spritzen sowie mit den Herstellern der oben genannten Abfüllmaschinen zusammen. Diese Kooperationen ermöglichen es, integrierte Komplettlösungen anzubieten, die unter Berücksichtigung produktspezifischer Anforderungen entwickelt und bereitgestellt werden.

3. Technische Lösungen von Bulk zu gebrauchsfertig

Neben den Verantwortlichkeiten hat sich auch die Verpackung entsprechend geändert, um den neuen Anforderungen an das Verpackungssystem gerecht zu werden.

Bulkspritzen wurden in tiefgezogenen Trays (z. B. Rondo Trays[1]) eingenestet. Diese Trays wurden gestapelt und in PE-Beutel verpackt und zum Transport in Kartons vorbereitet.

RTU-Spritzen gemäß DIN ISO 11040-4 und DIN ISO 11040-6 [18] werden in Nester und Tubs verpackt (Abb. 3), versiegelt, eingebeutelt und in Boxen zum Transport vorbereitet. Für Polymerspritzen ist die Verpackung entsprechend ähnlich aufgebaut wie bei den Glasspritzen.

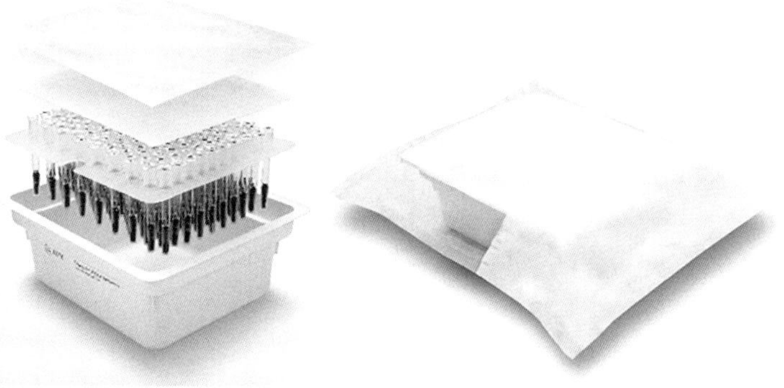

Abb. 3. Spritzenzylinder, hier aus Glas, in RTU-Verpackung (Quelle: Stevanto Group).

4. Regulatorisches zu gebrauchsfertigen Verpackungen

Für Glas- und Kunststoffspritzen sowie deren Verpackungen sind folgende ISO-Normen relevant:

- DIN ISO 11040-4: Glaskomponenten für vorfüllbare Spritzen
- DIN ISO 11040-6: Kunststoffkomponenten für vorfüllbare Spritzen
- DIN ISO 11040-7: Verpackungssysteme [19]
- DIN ISO 11040-8: Anforderungen und Prüfverfahren für vorgefüllte Spritzen [20]

1 Trays der Rondo AG, Teil der Körber Gruppe [17].

Die Normen definieren Werkstoffe, Maße, Qualitätsanforderungen, Leistungskriterien und Prüfmethoden. Teils fokussieren sie auf vorfüllbare Spritzen, Teil 8 behandelt hingegen vorgefüllte Spritzen. Gemeinsame Aspekte umfassen:

- Anwendungsbereiche, Begriffe und allgemeine Anforderungen
- Verpackung und Kennzeichnung
- Prüfverfahren (z. B. Dichtheitsprüfung, Silikonisierung, Partikel- und Endotoxin-Bewertung, Flanschbruch)

Die Abmessungen von Spritzenzylindern unterscheiden sich je nach Material, da sie an die Eigenschaften von Glas und Kunststoff angepasst sind. Glasspritzen basieren auf standardisierten Glasrohren, die durch einen Rohrziehprozess hergestellt werden. Ihre Maße, einschließlich Innen- und Außendurchmesser, wurden ursprünglich in der Norm DIN 58358-4 [21] festgelegt und später in die DIN ISO 11040-4 übernommen.

Die Normierung von Kunststoffspritzen begann erst ab 2009, um die am Markt etablierten Produkte zu harmonisieren. Dies führte 2015 zur Veröffentlichung der DIN ISO 11040-6. Während Glasspritzen feste Nennwerte haben, werden die Maße von Kunststoffspritzen als Bereichswerte, z. B. für die Durchmesser (d1 und d2), angegeben.

Die Norm ISO 11040-4 enthält seit 2024 erstmals explizite Maßvorgaben für Nadelspritzen. Diese Informationen werden ebenfalls in die ISO 11040-6 integriert, um eine einheitliche Regelung für Glas- und Kunststoffspritzen zu gewährleisten.

Die Norm DIN ISO 11040-7 definiert Anforderungen an Materialien, Design und Kennzeichnung von Verpackungssystemen für sterilisierte, vormontierte Spritzen und wird in den Normen ISO 11040-4 und ISO 11040-6 als Referenz im Bereich „Verpackung“ herangezogen.

Die Norm beschreibt folgende Verpackungselemente:

Nest: Kunststoffplatte zur Fixierung von Spritzen

Schale „Tub“: Behälter zur Aufnahme des Nests

Dichtungsdeckel: mikrobielle Barriere

Schutzbeutel: Umhüllung der Schale

Sterilbarrieresystem: Verpackung, die sterilen Schutz bei Transport und Anwendung gewährleistet. Die Sterilbarriere für RTU-Behälter ist der Tyvek®-Deckel mit dem Tub, nicht die angewendeten Schutzbeutel oder die sogenannten SteriBags.

Die Materialien müssen unterschiedliche Prozessanforderungen wie Sterilisation, Transport, Befüllung und Handhabung erfüllen. Die Verpackungen enthalten wichtige Informationen, wie:

- Herstellername, Artikelbeschreibung, Chargennummer, Herstellungsdatum
- Warnhinweis: „Bei beschädigter Verpackung nicht verwenden.“

Die Anhänge der Norm befassen sich detailliert mit der Gestaltung von Nestern, Tubs und Schutzbeuteln, die essenziell für die Verpackung von PFS sind. Dabei wurden bereits bestehende Verpackungssysteme berücksichtigt, was sich sowohl in der verwendeten Nomenklatur als auch in den festgelegten Abmessungen widerspiegelt. Die empfohlenen Designbereiche für Nester, Schalen und Schutzbeutel orientieren sich an den Spezifikationen von Maschinenherstellern, um eine nahtlose Interaktion mit verschiedenen Abfüllanlagen zu ermöglichen.

Durch die Standardisierung dieser Verpackungssysteme stellt die Norm sicher, dass sie sowohl regulatorischen Anforderungen als auch praktischen Funktionalitätsansprüchen gerecht werden.

Um die Verarbeitung von Beutelsystemen mit integrierten vollautomatischen Beutelaufschneidern zu erleichtern, empfiehlt es sich, den Innenbeutel entsprechend zu falten. Dabei werden die überstehenden Enden des Beutels um die Schalenecken gefaltet, sodass sie den Vorgang des Aufschneidens des Außenbeutels nicht beeinträchtigen.

Abbildung 4 beschreibt das Faltschemata des Innenbeutels zur weiteren Verarbeitung im Außenbeutel (Quelle: ISO 11040-7:2024: Anhang E).

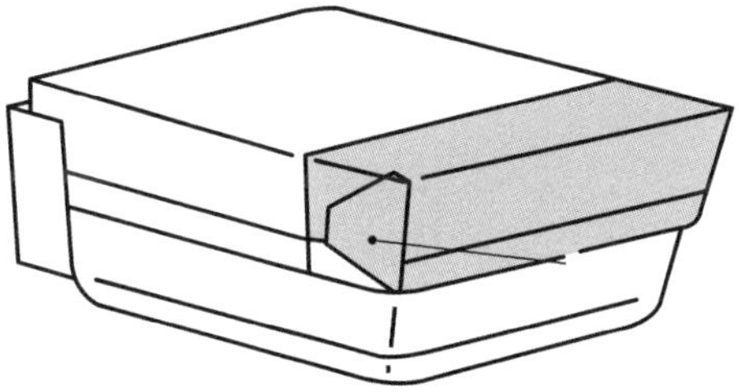

Abb. 4. Faltschema des Innenbeutels (Quelle: ISO 11040-7:2024: Anhang E).

5. Regulatorisches zu den Sterilisationsarten

Für die Sterilisation von Glas- und Kunststoffspritzen sowie deren Verpackungen sind folgende ISO-Normen von Relevanz:

1. DIN EN ISO 11135: Ethylenoxid-Sterilisation [22]
2. DIN EN ISO 11137: Strahlensterilisation [23]
3. DIN EN ISO 17665: Sterilisation durch feuchte Hitze [24]
4. ISO 22441: Sterilisation durch verdampftes Wasserstoffperoxid bei niedrigen Temperaturen [25]
5. DIN EN ISO 14937: Allgemeine Anforderungen an sterilisierende Wirkstoffe und Verfahren [26]. ISO 14937 ist ausschließlich für die Validierung von Sterilisationsverfahren anwendbar, für die keine spezifischen Prozessnormen entwickelt wurden. Sofern eine entsprechende Prozessnorm existiert, hat diese – unabhängig davon, ob sie harmonisiert ist oder nicht – Vorrang vor der allgemeinen Anwendung von ISO 14937.

Nicht jedes Sterilisationsverfahren ist gleichermaßen für alle Materialien oder Komponenten, wie etwa Tip Cap oder RNS, geeignet. Daher müssen die spezifischen Eigenschaften von Glas- und Kunststoffspritzen sowie die verwendeten Verschlusskomponenten bei der Wahl des Sterilisationsverfahrens berücksichtigt werden. In der Praxis werden bei RTU-Spritzen unterschiedliche Techniken abhängig vom Material und von den Komponenten eingesetzt.

6. Übersicht über die Sterilisationsarten für gebrauchsfertige Fertigspritzen

Die Abb. 5 bis Abb. 7 zeigen einen Überblick über die gängigen Sterilisationsarten für Glas- und Kunststoffspritzen für:

1. die leere, unbefüllte Spritze
2. die terminale Sterilisation der befüllten und verschlossenen Spritze
3. die zusätzliche Oberflächensterilisation der befüllten, komplett assemblierten und verblisterten Spritze, wie z. B. PFS für ophthalmologische Anwendungen

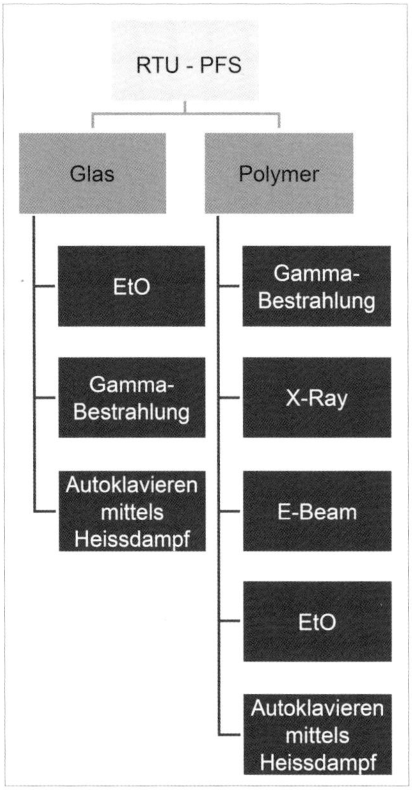

Abb. 5. Übersicht über Sterilisationsmethoden für leere, unbefüllte Spritzen in der RTU-Verpackungskonfiguration Validierung eines Gamma-Sterilisationsprozesses für Polymer-PFS (Quelle der Abb. 5–9: HK Packaging Consulting GmbH).

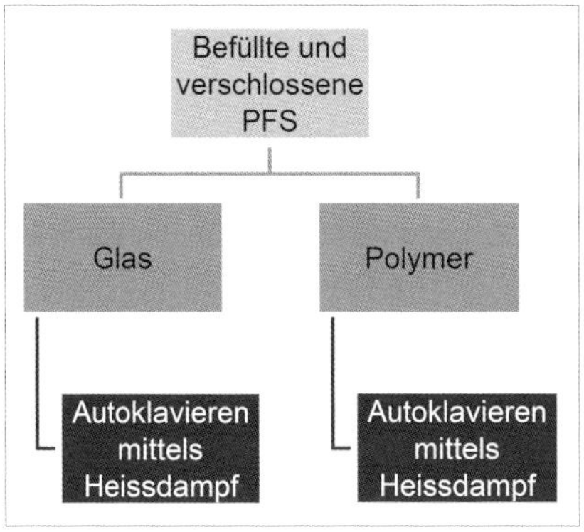

Abb. 6. Übersicht über die gängigen Sterilisationsmethoden für befüllte und verschlossene Spritzen Validierung eines Gamma-Sterilisationsprozesses für Polymer-PFS.

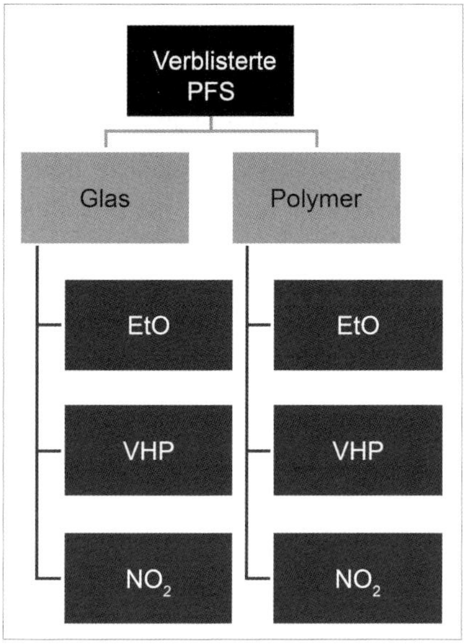

Abb. 7. Übersicht über die gängigen Sterilisationsmethoden für befüllte und verschlossene Spritzen.

Wo möglich wird die Sterilisation der aseptischen Verarbeitung vorgezogen (siehe Kap. 8.34 im Anhang 1 des EU-GMP-Leitfadens [27]).

Im Annex 1 (Kap. 8.34) sowie in den jeweiligen Pharmakopöen (z. B. Ph. Eur. [28] und USP [29]) wird ein Füllprozess inkl. terminaler Sterilisation der befüllten und verschlossenen Spritze einem aseptischen Füllprozess ohne terminale Sterilisation der Spritze bevorzugt.

Die terminale Sterilisation durch Hitze oder Strahlung erfolgt direkt im Behälter, wobei das Arzneimittel in der Spritze aktiv in den Sterilisationsprozess eingebunden ist. Das heißt aber auch, dass neben der Sterilisationsverträglichkeit des Medikaments auch alle Komponenten der befüllten Spritzen dieser Systematik unterliegen und durch die terminale Sterilisationsmethode keine negativen Einflüsse auf das Gesamtsystem einwirken dürfen.

Die Hitze- und/oder Strahlenverträglichkeit des Medikaments geht einher mit den Materialspezifikationen der eingesetzten Komponenten und deren Sterilisierbarkeit. Ein Beispiel hierfür sind Injektionen mittels einer COC-/COP-PFS mit Hyaluronsäure, bei der eine Hitzeverträglichkeit, also ein Autoklavieren, z. B. bis zu 134 °C/10 min. eingesetzt werden kann, solange auch das eingesetzte Spritzenmaterial dies zulässt. Wird ein Granulat mit einem Erweichungspunkt von <130 °C eingesetzt, kann dieses System nicht terminal sterilisiert werden. Bei diesen Fällen oder falls eine erhöhte Temperatur das Medikament schädigt, kommt der aseptische Füllprozess zum Einsatz.

Das Kap. 4.11 im Annex 1 präferiert die verschiedenen Sterilisationsmethoden der PFS-Komponenten.

Befüllte Spritzen mit Anwendung z. B. im ophthalmologischen Bereich werden zusätzlich im Blister oberflächensterilisiert, d. h. die Sterilisationsmethode darf das Medikament nicht negativ beeinträchtigen. Auch hier müssen entsprechende benötigte Materialeigenschaften der Spritze wie z. B. Permeabilität der Komponenten in Bezug auf die jeweilige Sterilisationsmethode berücksichtigt werden.

Die Tab. 2 gibt einen Überblick über die verschiedenen Sterilisationsarten für Fertigspritzen.

Tab. 2. Überblick über die Sterilisationsarten für Fertigspritzen.

Sterilisationsart	Anwendungshinweise für PFS
Ethylenoxid (EtO)	etablierte Sterilisationsart für RTU-PFS aus Glas (auch für die Oberflächensterilisation geeignet) Referenznormen und -richtlinien: DIN EN ISO 11135:2020 Zweitlieferanten vorhanden Prozesstemperaturbereich typischerweise zwischen 30–70 °C, für die Oberflächensterilisation von PFS sind auch geringere Temperaturen möglich Prozessdruckbereich ca. 0,4–1,4 bar Wegen potenziell karzinogener Gasrückstände (Residuals) erkennen Gesundheitsbehörden diese Sterilisationsmethode nur an, wenn sichere Alternativen wie Dampfsterilisation nicht möglich sind. Zykluszeitbereich mit Be- und Entlüftungsphasen: Stunden bis hin zu Tagen und Wochen führt zu keinen farblichen Verfärbungen verfügbares Kammervolumen: mehrere Paletten Materialverträglichkeit (siehe AAMI TIR 17:2024 – Materialverträglichkeit im Zusammenhang mit der Sterilisation [30]).
Strahlen: Gamma	etablierte Sterilisationsart für RTU-PFS aus COC/COP sowie für PFS-Komponenten. Referenznormen und -richtlinien: DIN EN ISO 11137:2020 radioaktive Gammastrahlen von einer Cobalt-60-Quelle Mangel an Co-60 hohe Wartungszeiten Energieverlust bei Stillstand führt zu gelblichen Verfärbungen, weshalb bei PFS aus COP/COC oftmals ein blauer Masterbatchanteil zugemischt wird Materialverträglichkeit (siehe AAMI TIR 17:2024 – Materialverträglichkeit im Zusammenhang mit der Sterilisation) → Der Einsatz von Gamma-Bestrahlung für Glas-PFS ist prinzipiell möglich, es kommt jedoch zu einer Braunfärbung des Borosilikat- oder Aluminiumsilikatglases.
Strahlen: X-Ray	Sterilisationsart für RTU-PFS aus COC/COP sowie für PFS-Komponenten Referenznormen und -richtlinien: DIN EN ISO 11137:2020 elektromagnetische Röntgenstrahlen erlaubt große Batchgrößen im kontinuierlichen Prozess kein Energieverlust bei Stillstand führt zu gelblichen Verfärbungen, weshalb bei PFS aus COP/COC oftmals ein blauer Masterbatchanteil zugemischt wird Materialverträglichkeit (siehe AAMI TIR 17:2024 – Materialverträglichkeit im Zusammenhang mit der Sterilisation)
Strahlen: E-Beam	Sterilisationsart für RTU-PFS aus COC/COP Hochenergie-Elektronenstrahl kein Energieverlust bei Stillstand kleine Boxgrößen durch geringe Eindringtiefe führt zu gelblichen Verfärbungen, weshalb bei PFS aus COP/COC oftmals ein blauer Masterbatchanteil zugemischt wird

Forts. Tab. 2.

Sterilisationsart	Anwendungshinweise für PFS
Feuchte Hitze	etablierte Sterilisationsart für RTU PFS aus COC/COP (auch für die befüllte und verschlossene Spritze geeignet) sowie für PFS-Komponenten Referenznormen und -richtlinien DIN EN ISO 17665-1:2024 Zu dieser Art der Sterilisation gehören die Wasserdampfsterilisation, die gesättigte Dampfsterilisation, die Dampf-Luftgemisch-Sterilisation, die Wassersprühsterilisation und das Wasserimmersionsautoklavieren. schneller Sterilisationszyklus (1–3 h) Sterilisation pro Charge begrenzte Chargengröße durch Kammergröße eingeschränkte Materialverträglichkeit keine spezifischen Referenznormen und -richtlinien vorhanden
Wasserstoffperoxiddampf VH2O2	Sterilisationsart für gefüllte und leere RTU-PFS aus COP/COC und Glas in Blisterverpackungen oder RTU-Verpackung Vaporized Hydrogen Peroxide (Wasserstoffperoxiddampf), auch als „VHP" als Markenname bekannt (Fa. Steris). Referenznormen und -richtlinien: DIN EN ISO 22441:2022 Für die VHP-Sterilisation wird die Veröffentlichung der Norm EN 17180 im Jahr 2026 [31] erwartet. Zudem wird an ISO 11138-6 [32] gearbeitet, einer Norm für biologische Indikatoren, spezifisch für VH2O2-basierte Sterilisationsprozesse. Chemische Indikatoren entsprechen der Norm ISO 11140-1 [33]. Allgemeine Anforderungen an die biologischen Indikatoren werden in der ISO 11138-1 [34] beschrieben. führt zu keinen farblichen Verfärbungen schnelle Sterilisationszyklen (2–10 h) der Vorteil gegenüber anderen chemischen Verfahren: VH2O2 hinterlässt keine toxischen Rückstände, sondern zerfällt in Wasserdampf und Sauerstoff. Kammergrößen fassen bis zu 10 m^3 mit 4 Paletten Sterilisation pro Charge
NO_2	Oberflächensterilisation für RTU-PFS in Blisterverpackungen entspricht einer Stickstoffdioxidsterilisation Sterilisation pro Charge begrenzte Chargengröße durch Kammergröße keine spezifischen Referenznormen und -richtlinien vorhanden schneller Sterilisationszyklus, je nach Produktart
VPA	Oberflächensterilisation für RTU-PFS in Blisterverpackungen entspricht einer dampfförmigen Peressigsäuresterilisation Sterilisation pro Charge begrenzte Chargengröße durch Kammergröße keine spezifischen Referenznormen und -richtlinien vorhanden schneller Sterilisationszyklus, je nach Produktart

In Entwicklung befinden sich zudem folgende Sterilisationsprozesse:

- VH_2O_2/O_3: Ozon kombiniert mit Wasserstoffperoxiddampf
- CO_2: Kohlenstoffdioxid unter starkem Druck
- Plasma: Niedertemperaturplasma, sogenanntes „kaltes Plasma"

7. Sterilisationsvalidierung

Ein zentrales Konzept in der Sterilisationsvalidierung ist das Sterilitätssicherheitsniveau (Sterility Assurance Level, SAL). Dieses beschreibt die Wahrscheinlichkeit, dass nach der Sterilisation ein einzelner lebensfähiger Mikroorganismus auf dem Produkt verbleibt (Tab. 3). Ziel der Sterilisation ist es, ein SAL mit einem validierten Prozess zu erreichen, das regulatorische und sicherheitsrelevante Anforderungen erfüllt, um maximale Patientensicherheit zu gewährleisten.

Tab. 3. SAL in Relation zur logarithmischen Reduktion von Mikroorganismen (MOs).

SAL		Logarithmische Reduktion von Mikroorganismen (MOs)	
10^{-1} =	1:10	1 log	90 %
10^{-2} =	1:100	2 log	99 %
10^{-3} =	1:1 000	3 log	99,9 %
10^{-4} =	1:10 000	4 log	99,99 %
10^{-5} =	1:100 000	5 log	99,999 %
10^{-6} =	1:1 000 000	6 log	99,9999 %
Wahrscheinlichkeit unsteril zu sein			

Die Validierung der Gammasterilisation stellt sicher, dass Produkte steril sind und regulatorische Anforderungen wie die EN ISO 11137-1:2015 erfüllen. Im Folgenden werden die Validierungsschritte am Beispiel eines typischen Gamma-Sterilisationsprozesses für Polymer-PFS genannt (Abb. 8):

1. *Produktdesign:* Analyse von Material- und Verpackungseigenschaften, um mögliche Veränderungen wie Verfärbung oder Geruchsbildung durch Bestrahlung zu vermeiden. Bei Polymer-PFS sind Verfärbungen durch die Gammastrahlen unvermeidlich. Deshalb wird ein blauer Masterbatchanteil dem transparenten Granulat hinzugefügt, um die Verfärbungen ästhetischer wirken zu lassen. (Bei Polymer-PFS, welche mit feuchter Hitze sterilisiert werden, ist dieser Masterbatchanteil nicht nötig.)
2. *Testmethodenvalidierung und Bioburdenbestimmung:* Ermittlung mikrobieller Belastung (Colony Forming Unit, CFUs) auf dem Produkt.
3. *Dosisbestimmung:* Festlegung der Bestrahlungsdosis, basierend auf dem Bioburden, um ein definiertes SAL zu erreichen. Hochdosismaterialtests prüfen die Materialstabilität.
4. *Verifizierung und Materialtests:* Anwendung und Überprüfung der Verifizierungsdosis, einschließlich Materialtests.
5. *Sterilitätstest:* Kontrolle, ob alle Mikroorganismen eliminiert wurden.
6. *Dosisfenster und -mapping:* Festlegung der minimalen und maximalen Bestrahlungsdosis sowie Positionierung der Dosimeter.
7. *Routineprozesse:* Etablierung des Bestrahlungsprozesses und regelmäßige Audits zur Überprüfung der Sterilisationsdosis.

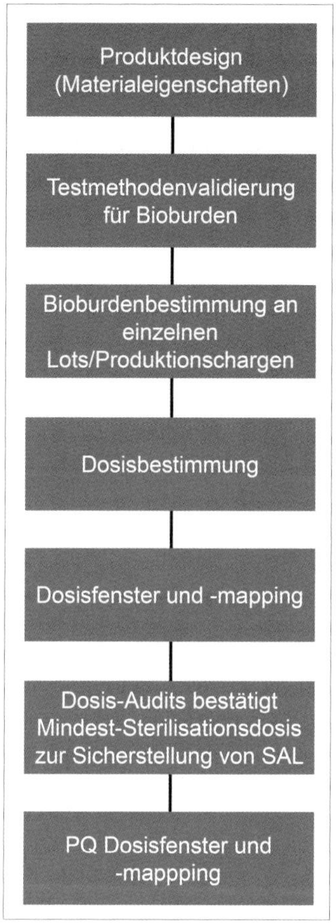

Abb. 8. Validierung eines Gamma-Sterilisationsprozesses für Polymer-PFS.

Die Validierung der EtO-Sterilisation (Abb. 9) für PFS aus Glas umfasst folgende Punkte:

1. *Prüfkörper zur Prozessoptimierung (Process Challenge Devices, PCD):* Einsatz eines mikrobiologischen Tests mit biologischen Indikatoren (BI) an schwer sterilisierbaren Stellen. Bei PFS für die terminale Oberflächensterilisation werden die internen Process Challenge Devices (IPCDs) z. B. zwischen die PFS-Blisterpackungen gelegt, während die externen Process Challenge Devices (EPCDs) an den Rand gesetzt werden.
2. *Beladungskonfiguration:* Ermitteln der ungünstigsten Ladung, basierend auf Dichte, Volumen und Lüftungseigenschaften
3. *Protokollerstellung:* mit der Definition der Temperatur- und Feuchtigkeitsbedingungen; Dokumentation aller Validierungsaktivitäten, z. B. Ziele, Verfahren und Akzeptanzkriterien
4. *Labortests:* Durchführen von Bioburden- und BI-Populationsüberprüfungen und Sterilitätstest der sterilisierten Komponenten
5. *Leistungsqualifizierung (Performance Qualification, PQ):* Test mit Halb- und Vollzyklen zur Prüfung von Sterilität, Rückständen und Verpackungsfunktionalität

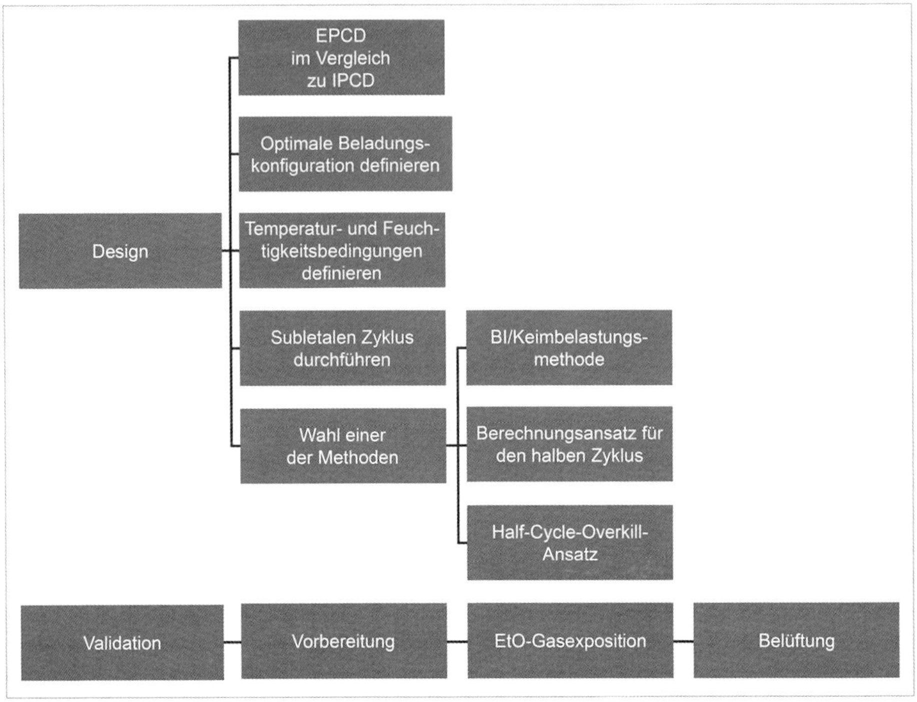

Abb. 9. Validierung der EtO-Sterilisation für PFS aus Glas.

Abschließend wird ein Abschlussbericht erstellt, der eine konsolidierte Zusammenfassung sowie die Freigabe der Validierungsdaten umfasst. Darüber hinaus unterliegen der Prozess und die Validierung einer jährlichen Überprüfung zur Sicherstellung der Prozessstabilität und fortlaufenden Konformität mit den spezifizierten Anforderungen.

Die Entwicklung einer neuen PFS wird nur dann weitergeführt, wenn die geeignete Sterilisation sowie der dazugehörige Validierungsprozess eindeutig nachweisbar sind. Ist dies nicht der Fall, müssen Projekte grundlegend überdacht werden. Technisch anspruchsvoll, aber final erfolgreich war z. B. die Umsetzung der terminalen Oberflächensterilisation von PFS für die Augenheilkunde mittels Ethylenoxid. Hierzu Alternativen zu finden, die bei den niedrigeren Temperaturen umweltfreundlicher sind, wird derzeit diskutiert.

8. Wareneingangsprüfung beim Pharmazeuten

Pharmazeutische Hersteller erhalten standardmäßig einen Validierungsbericht, der die zentralen Aspekte der Sterilisation dokumentiert. Dazu gehören die Bestimmung des Bioburden, der Einsatz biologischer Indikatoren als Testsystem zur Überprüfung der Sterilisationswirksamkeit sowie Sterilitätstests, welche die Parameter des definierten Sterilisationszyklus abdecken. Bei einer EtO-Sterilisation sind dies z. B. die Vorbehandlungstemperatur und -zeit, die Gaskonzentration, die Sterilisationsdauer und -temperatur sowie die abschließende Lüftungszeit. Nach Abschluss der Validierung konzentriert sich die Prüfung auf chargenbezogene Nachweise der erfolgreich durchgeführten Sterilisationsläufe. Die dazugehörigen Konformitätszertifikate (Certificate of Analysis, CoA/Certificate of Conformity, CoC) und Testergebnisse werden, insbesondere bei externer Sterilisation, vom Dienstleister direkt an den pharmazeutischen Hersteller übermittelt.

Gemäß EU-GMP Anhang 1 sind für RTS-Komponenten darüber hinaus folgende Anforderungen im Wareneingang zu berücksichtigen: RTS-Komponenten sind risikobasiert in die Contamination Control Strategy zu integrieren, mit klar definierten Kriterien für den Bioburden, Endotoxine und Partikel. Lieferanten und Sterilisationsdienstleister sind vorab zu qualifizieren, regelmäßig zu auditieren und über belastbare Qualitätsvereinbarungen einschließlich Change Notifications zu steuern. Vor der Verarbeitung ist die Verpackungsintegrität jeder Charge zu verifizieren; Transport- und Lagerbedingungen sind nachvollziehbar zu belegen. Der Materialfluss hat berührungsfrei und möglichst automatisiert zu erfolgen (z. B. No-touch Transfer, E-Beam, VHP) und über qualifizierte Schleusen sowie eindeutig definierte Zonen geführt zu werden; sämtliche Verfahren sind validiert und bedarfsgerecht requalifiziert. Transfer-, Dekontaminations- und Prüfprozesse werden trendbasiert überwacht, um Abweichungen frühzeitig zu erkennen. Die Dokumentation ist lückenlos, die Rückverfolgbarkeit sichergestellt; die Grundsätze der Data Integrity gemäß ALCOA+[2] werden konsequent eingehalten. Das Personal ist gezielt geschult, seine Eignung wird regelmäßig überprüft. Änderungen unterliegen einem strukturierten Management; bei Abweichungen werden die Integrität gesichert, Ursachen systematisch analysiert und wirksame Korrektur- und Vorbeugemaßnahmen (Corrective and Preventive Actions, CAPAs) umgesetzt. Ergänzend sind geeignete Umwelt- und Logistikkontrollen etabliert, einschließlich des Nachweises GDP-konformer Transporte. Materialspezifische Risiken von Primärpackmitteln werden in Spezifikationen und Prüfplänen angemessen berücksichtigt.

9. Nachhaltigkeitsaspekte zur Fertigspritze und Sterilisation

Im Kontext vorgefüllter Spritzen spielt der enthaltene Wirkstoff eine zentrale Rolle in Bezug auf den ökologischen Fußabdruck. Besonders bei biologischen Substanzen und neuartigen Technologien wie xRNA wird deutlich, wie energieintensiv deren Herstellung ist. Die Produktion dieser Wirkstoffe erfordert nicht nur erhebliche Ressourcen, sondern trägt durch den hohen Energiebedarf auch maßgeblich zur Umweltbelastung bei.

Gerade aus ökologischer Sicht ist es daher essenziell, den Einsatz des Wirkstoffs so präzise und effizient wie möglich zu gestalten. Jeder unnötig verschwendete Tropfen bedeutet nicht nur wirtschaftlichen Verlust, sondern auch eine vermeidbare Belastung für unsere Umwelt. In der Entwicklung und Befüllung vorgefüllter Spritzen sollte deshalb alles darangesetzt werden, die Verschwendung auf ein Minimum zu reduzieren, um sowohl ökologische als auch soziale Verantwortung zu übernehmen.

Doch über die richtige Handhabung von Wirkstoffen hinaus ist es ebenso wichtig, die Umweltbelastung des gesamten Produkts zu verstehen. Die Identifikation und Quantifizierung von Umweltauswirkungen ermöglicht es, fundierte und

2 Die ALCOA+-Prinzipien umfassen: attributable (nachvollziehbar), legible (lesbar), contemporaneous (zeitgleich), original (ursprünglich) und accurate (genau) + complete (vollständig), consistent (konsistent), enduring (dauerhaft) und available (verfügbar).

nachhaltige Entscheidungen zu treffen, die den gesamten Lebenszyklus der Spritze berücksichtigen. Im Vergleich zu den intensiven Kohlenstoffemissionen des Arzneimittels selbst weisen die verwendeten Materialien wie Glas und technische Kunststoffe (COP und COC) deutlich niedrigere Kohlenstoffemissionen pro Kilogramm auf.[3]

- Polymerspritzen sind aufgrund der geringeren Dichte leichter als Glasspritzen.
- Die Herstellung einer Polymerspritze hat einen reduzierten CO_2-Fußabdruck im Vergleich zu einer Glasspritze.
- Andererseits ist Glas weltweit in verschiedenen geografischen Regionen leicht verfügbar und ein sauberes, standardisiertes Material. Derzeit ist die Herstellung von Glasspritzen kostengünstiger als die Produktion von Polymerspritzen. Ein Vorteil von Polymerspritzen besteht jedoch darin, dass sie am Ende ihres Lebenszyklus verbrannt werden können, was dazu beiträgt, die Menge an Abfall, die auf Deponien landet, zu reduzieren.
- Bei PFS sollten auch die Lieferanten der PFS-Komponenten Informationen über die Umweltauswirkungen bereitstellen oder den Pharmazeuten bei der Durchführung von Lebenszyklusanalysen unterstützen.
- Bei der Verpackung der PFS-Komponenten sollte auf Abfallreduzierung und Nachhaltigkeit geachtet werden. Luftfracht mit hoher CO_2-Emission sollte vermieden werden.
- Es sollten Materialien mit geringerer Umweltauswirkung gewählt werden.
- Beim Vergleich von Fläschchen und PFS ist unklar, wie Nachhaltigkeit berücksichtigt wird. Fläschchen bieten Vorteile, wenn sie für mehrere Dosen verwendet werden können.
- Die amerikanische Arzneimittelbehörde FDA hat die Industrie dazu aufgerufen, karzinogenfreie Alternativen zur gängigen EtO-Sterilisation zu entwickeln.[4]
- Für Polymer-PFS ist derzeit die dominierende Sterilisationsmethode die feuchte Hitze, gefolgt von der Gamma-Bestrahlung, die jedoch als energieintensiver gilt.
- Hinsichtlich Glas-PFS bleibt die EtO-Sterilisation weiterhin die am häufigsten eingesetzte Methode. Es ist jedoch ungewiss, welche alternativen Sterilisationsverfahren sich langfristig als neuer Standard für Glasspritzen etablieren werden.

Allgemein gilt, dass keine einzelne Sterilisationsmethode allen Anforderungen unterschiedlicher Produktarten gerecht werden kann. Daher wird eher eine Entwicklung hin zu einem kontrollierten und spezifizierten Repertoire an Sterilisationsmethoden erwartet, um flexibel auf verschiedene Anforderungen reagieren zu können.

3 Hierzu wurde von Piffoux et al. eine umfangreiche Studie, welche gesamtheitlich ein Medikamt analysiert, publiziert [35].

4 „The FDA is working to ensure that companies move forward in identifying alternatives to ethylene oxide sterilization, while also continuing efforts to reduce ethylene oxide emissions to protect public health.“ [36]

Literatur

[1] Deutsches Institut für Normung e. V. DIN ISO 11040-4:2025-04, Vorgefüllte Spritzen - Teil 4: Spritzenzylinder aus Glas für Injektionspräparate und sterilisierte und vormontierte Spritzen zur Abfüllung (ISO 11040-4:2024). Berlin: DIN Media GmbH; 2025 (unter https://www.dinmedia.de/de/norm/din-iso-11040-4/385974417 auch als Download beziehbar)

[2] EDQM. Kap 3.1.8 Silicone oil used as lubricant. In: EDQM. European Pharmacopoeia. Issue 11.0. Strasbourg: EDQM; 2022. S. 462. Beziehbar unter: https://store.edqm.eu/b2b_deqm/b2b/init.do?showmodulename=false&scenario.xcm=r3stdpitrex deqm_ZPUBLI

[3] Becton, Dickinson and Company. Prefillable syringe systems [Internet]. Franklin Lakes; NY. Abrufbar unter: https://www.bd.com/en-us/products-and-solutions/solutions/drug-delivery-systems/prefillable-syringe-systems

[4] Gerresheimer AG. Gx® Spritzen Plattform [Internet]. Düsseldorf. Abrufbar unter: https://www.gerresheimer.com/kunden/produkte-loesungen/pharma/primaer verpackungen/spritzen-plattform

[5] Nipro. D2F Pre-Fillable Glass Syringes – Luer for pharmaceutical applications [Internet]. Mechelen. Abrufbar unter: https://www.nipro-group.com/en/our-offer/products-services/d2f-pre-fillable-glass-syringes-luer

[6] SCHOTT Pharma AG & Co. KGaA. SCHOTT Pharma Syringes Prefillable pharmaceutical systems for drug delivery and long-term storage [Internet]. Mainz. Abrufbar unter: https://www.schott-pharma.com/en/products/syringes

[7] Stevanato Group. EZ-fill® Plattform: Gebrauchsfertige Lösungen für Fläschchen, Karpulen und Spritzen [Internet]. Padua. Abrufbar unter: https://www.stevanato group.com/de/produkte-kompetenzen/losungen-fur-die-aufbewahrung-von-arzneimitteln/anforderungen-und-losungen-fur-die-industrie/ez-fill-plattformen/

[8] Bausch und Ströbel. Über uns. [Internet]. Ilshofen. Abrufbar unter: https://www.bausch-stroebel.com/de/unternehmen/uber-uns

[9] groninger. groninger im Überblick. [Internet]. Crailsheim. Abrufbar unter: https://www.groninger-group.com/de/unternehmen/ueber-groninger/

[10] IMA Group. The IMA Group [Internet]. Ozzano dell'Emilia. Abrufbar unter: https://ima.it/en/ima-group/?_gl=1*wnofmw*_up*MQ..*_ga*MjA5OTc1MDQ4OS 4xNzYxMzc4NzU3*_ga_RZY9B7WTGR*czE3NjEzNzg3NTQkbzEkZzAkdDE3 NjEzNzg3OTAkajI0JGwwJGgxODU1MjIzNzYx

[11] OPTIMA packaging group GmbH. Filling Machines made by OPTIMA for fluids, powders, and pasty substances [Internet]. Schwäbisch Hall. Abrufbar unter: https://www.optima-packaging.com/en/machine-solutions/filling-machines

[12] Syntegon Technology GmbH. Pharmazeutische Füllsysteme [Internet]. Stuttgart. Abrufbar unter: https://www.syntegon.com/de/loesungen/pharma/fuellsysteme/

[13] Aptar. Pre-filled Syringe Component Platform [Internet]. Crystal Lake, IL. Abrufbar unter: https://aptar.com/products/pharmaceutical/prefilled-syringe-component-platform/

[14] Dätwyler Holding Inc. Prefilled Syringes, NeoFlex™ plungers meet the highest demands for quality and performance for sensitive drugs [Internet]. Altdorf. Abrufbar unter: https://datwyler.com/healthcare/applications/prefilled-syringes

[15] Lonstroff AG Pharma. Verlässlicher Partner der pharmazeutischen Industrie [Internet]. Merenschwand. Abrufbar unter: https://www.lonstroff.com/produkte

[16] West Pharmaceutical Services. Prefillable Syringes [Internet]. Exton, PA: 2025. Abrufbar unter: https://www.westpharma.com/products/prefillable-systems

[17] Körber. Transportsysteme der Spitzenklasse [Internet]. Körber Pharma GmbH: Hamburg. Abrufbar unter: https://www.koerber-pharma.com/solutions/transportsysteme/

[18] Deutsches Institut für Normung e. V. DIN ISO 11040-6:2021-05, Vorgefüllte Spritzen - Teil 6: Spritzenzylinder aus Kunststoff für Injektionspräparate und sterilisierte, für die Abfüllung vorgefertigte Spritzen (ISO 11040-6:2019). Berlin: DIN Media GmbH; 2021 (unter https://www.dinmedia.de/de/norm/din-iso-11040-6/334697738 auch als Download beziehbar)

[19] Deutsches Institut für Normung e. V. DIN ISO 11040-7:2020-11, Vorgefüllte Spritzen - Teil 7: Verpackungssysteme für sterilisierte und vormontierte Spritzen zur Abfüllung (ISO 11040-7:2015). Berlin: DIN Media GmbH; 2020 (unter https://www.dinmedia.de/de/norm/din-iso-11040-7/327452183 auch als Download beziehbar)

[20] Deutsches Institut für Normung e. V. DIN ISO 11040-8:2020-11, Vorgefüllte Spritzen - Teil 8: Anforderungen und Prüfverfahren für vorgefüllte Spritzen (ISO 11040-8:2016). Berlin: DIN Media GmbH; 2020 (unter https://www.dinmedia.de/de/norm/din-iso-11040-8/327452207 auch als Download beziehbar)

[21] Deutsches Institut für Normung e. V. DIN 58358-4:1992-08, Injektion; Zylinder und Zubehör für vorgefüllte Einmalspritzen; Spritzenzylinder aus Glas (1-Kammer-Ausführung) [zurückgezogen]. Berlin: DIN Media GmbH; 1992 (unter https://www.dinmedia.de/de/norm/din-58358-4/3216240 auch als Download beziehbar)

[22] Deutsches Institut für Normung e. V. DIN EN ISO 11135:2020-04, Sterilisation von Produkten für die Gesundheitsfürsorge - Ethylenoxid - Anforderungen an die Entwicklung, Validierung und Lenkung der Anwendung eines Sterilisationsverfahrens für Medizinprodukte (ISO 11135:2014 + Amd.1:2018); Deutsche Fassung EN ISO 11135:2014 + A1:2019. Berlin: DIN Media GmbH; 2020 (unter https://www.dinmedia.de/de/norm/din-en-iso-11135/291694501 auch als Download beziehbar)

[23] Deutsches Institut für Normung e. V. DIN EN ISO 11137-1:2020-04, Sterilisation von Produkten für die Gesundheitsfürsorge - Strahlen - Teil 1: Anforderungen an die Entwicklung, Validierung und Lenkung der Anwendung eines Sterilisationsverfahrens für Medizinprodukte (ISO 11137-1:2006, einschließlich Amd.1:2013 + Amd.2:2018); Deutsche Fassung EN ISO 11137-1:2015 + A2:2019. Berlin: DIN Media GmbH; 2020 (unter https://www.dinmedia.de/de/norm/din-en-iso-11137-1/293991901 auch als Download beziehbar)

[24] Deutsches Institut für Normung e. V. DIN EN ISO 17665:2024-09, Sterilisation von Produkten für die Gesundheitsfürsorge - Feuchte Hitze - Anforderungen an die Entwicklung, Validierung und Lenkung der Anwendung eines Sterilisationsverfahrens für Medizinprodukte (ISO 17665:2024); Deutsche Fassung EN ISO 17665:2024. Berlin: DIN Media GmbH; 2024 (unter https://www.dinmedia.de/de/norm/din-en-iso-17665/380071443 auch als Download beziehbar)

[25] ISO. ISO 22441:2022-08, Sterilisation von Produkten für die Gesundheitsfürsorge - Verdampftes Wasserstoffperoxid bei niedriger Temperatur - Anforderungen an die Entwicklung, Validierung und Lenkung der Anwendung eines Sterilisationsverfahrens für Medizinprodukte. Berlin: DIN Media GmbH; 2022 (unter https://www.dinmedia.de/de/norm/iso-22441/358806645 auch als Download beziehbar)

[26] Deutsches Institut für Normung e. V. DIN EN ISO 14937:2010-03, Sterilisation von Produkten für die Gesundheitsfürsorge - Allgemeine Anforderungen an die Charakterisierung eines sterilisierenden Agens und an die Entwicklung, Validierung und Lenkung der Anwendung eines Sterilisationsverfahrens für Medizinprodukte (ISO 14937:2009); Deutsche Fassung EN ISO 14937:2009. Berlin: DIN Media GmbH; 2010 (unter https://www.dinmedia.de/de/norm/din-en-iso-14937/118156474 auch als Download beziehbar)

[27] European Commission. The Rules Governing Medicinal Products in the European Union, Volume 4, EU Guidelines for Good Manufacturing Practice for Medicinal Products for Human and Veterinary Use, Annex 1 Manufacture of Sterile Medicinal Products [Internet]. Brüssel: European Commission; 22.8.2022. Abrufbar unter: https://health.ec.europa.eu/system/files/2022-08/20220825_gmp-an1_en_0.pdf

[28] EDQM. European Pharmacopoeia [Internet]. Issue 11.0. Strasbourg: EDQM; 2022. Beziehbar unter: https://store.edqm.eu/b2b_deqm/b2b/init.do?showmodulename=false&scenario.xcm=r3stdpitrexdeqm_ZPUBLI

[29] United States Pharmacopeial Convention. United States Pharmacopeia (USP) and the National Formulary (NF), USP–NF 2024, Issue 1: Online-Version. North Bethesda, MA, United States: USP: May 1, 2024

[30] Association for the Advancement of Medical Instrumentation. Technical information report AAMI TIR17:2024 Compatibility of materials subject to sterilization. Arlington, VA: AAMI; 2024. (im ANSI Webstore unter https://webstore.ansi.org/standards/aami/aamitir172024?ad_acct=0000&gad_source=1&gad_campaignid=1041630464&gclid=EAIaIQobChMI6dK59prLkAMVQZiDBx1LNRQpEAAYASAAEgJAiPD_BwE auch als Download beziehbar)

[31] Deutsches Institut für Normung e. V. Normentwurf DIN EN 17180 Sterilisatoren für medizinische Zwecke - Niedertemperatur-Sterilisatoren mit verdampftem Wasserstoffperoxid - Anforderungen und Prüfverfahren; Deutsche und Englische Fassung prEN 17180:2024. DIN: Berlin; 2024.

[32] ISO. Committee Draft: ISO/CD 11138-6.3 Sterilization of health care products — Biological indicators Part 6: Biological indicators for vaporized hydrogen peroxide sterilization processes. ISO: Vernier

[33] Deutsches Institut für Normung e. V. DIN EN ISO 11140-1:2015-03, Sterilisation von Produkten für die Gesundheitsfürsorge - Chemische Indikatoren - Teil 1: Allgemeine Anforderungen (ISO 11140-1:2014); Deutsche Fassung EN ISO 11140-1:2014. Berlin: DIN Media GmbH; 2024 (unter https://www.dinmedia.de/de/norm/din-en-iso-11140-1/200356199 auch als Download beziehbar)

[34] Deutsches Institut für Normung e. V. DIN EN ISO 11138-1:2017-07, Sterilisation von Produkten für die Gesundheitsfürsorge - Biologische Indikatoren - Teil 1: Allgemeine Anforderungen (ISO 11138-1:2017); Deutsche Fassung EN ISO 11138-1:2017. Berlin: DIN Media GmbH; 2017 (unter https://www.dinmedia.de/de/norm/din-en-iso-11138-1/262127927 auch als Download beziehbar)

[35] Piffoux M, Le Tellier A, Taillemite Z, Ducrot C, Taillemite S. Carbon footprint of oral medicines using hybrid life cycle assessment [Internet]. Journal of Cleaner Production. 2024 Oct 10;475 Abrufbar unter: https://doi.org/10.1016/j.jclepro.2024.143576

[36] FDA. FDA Innovation Challenge 1: Identify New Sterilization Methods and Technologies [Internet]. Silver Spring, MD: FDA; 11/25/2019. Abrufbar unter: https://www.fda.gov/medical-devices/general-hospital-devices-and-supplies/fda-innovation-challenge-1-identify-new-sterilization-methods-and-technologies

Die Links wurden zuletzt abgerufen am 30. Okt. 2025.

Korrespondenz: Horst Koller, HK Packaging Consulting GmbH, Lindenstr. 41, 8730 Uznach (Schweiz), E-Mail: hk@hkpackaging.com

Fertigspritzen aus Polymer und Glas

Katharina Golly,
Novartis Pharma AG,
Basel

Zusammenfassung

Dieser Beitrag bietet einen umfassenden Überblick über Fertigspritzen (PFS), einschließlich ihrer Komponenten, Herstellungsprozesse, Vor- und Nachteile sowie regulatorischen Aspekte. Der Artikel soll den Lesern ein umfassendes Verständnis von PFS, ihren Eigenschaften und ihrer Anwendung in der pharmazeutischen Industrie vermitteln.

PFS werden aufgrund ihrer einfachen Handhabung, Dosierungsgenauigkeit, geringeren Anwendungsfehlerquote und Haltbarkeitsstabilität immer beliebter. Mit dem Wachstum der biopharmazeutischen Industrie steigt auch die Nachfrage nach Fertigspritzen für die Verabreichung von Impfstoffen, monoklonalen Antikörpern, xRNAs und anderen neuen Arzneimitteln, die sich derzeit in der Entwicklung befinden.

Abstract

This article provides a comprehensive review of prefilled syringes (PFS), including their components, manufacturing processes, advantages and disadvantages and regulatory considerations. The article aims to provide readers with a thorough understanding of PFS, their characteristics, and application in the pharmaceutical industry.

PFS have become increasingly popular due to their convenience, dosage accuracy, lower risk of use errors, and shelf-life stability. With the growth of the biopharmaceutical industry, there is a growing demand for pre-fillable syringes for the administration of vaccines, monoclonal antibodies, xRNAs and other new modalities in development.

Key words Verpackung · Spritze · PFS · COP/COC · Glas

1. Spritzenvarianten

In der Vergangenheit waren Ampullen und Injektionsvials die wichtigsten Primärpackmittel für parenteral injizierbare Medikamente. Die Verabreichung dieser Medikamente erfordert jedoch die Verwendung einer sterilen Einweginjektionsspritze, die meist aus Polypropylen besteht, und einer geeigneten Injektionsnadel. Folglich muss das Arzneimittel vor der Verabreichung vom Anwender manuell in die Spritze gefüllt werden. Dieser Vorgang ist nicht nur zeitaufwendig, sondern birgt auch das Risiko einer Kontamination [1]. Diese Medikamente werden als Vials oder als Vial-Kits angeboten, falls Nadeln mitgeliefert werden. Letztere werden aufgrund der regulatorischen Umstellung von einem Behältnis-Verschlusssystem („Container Closure System“, bestehend ausschließlich aus einem Vial) hin zu einem Kombinationsprodukt („Co-Packaging“) sowie der damit verbundenen erweiterten Verantwortung für Pharmaunternehmen nach Möglichkeit vermieden [2,3]. Vial-Kits sind in der Handhabung weniger praktisch und benutzerfreundlich als Fertigspritzen (Ready to Use Syringes, PFS). Im Verlauf der Arzneimittelforschung und -entwicklung bis zur klinischen Studienphase 2A ist die bevorzugte Verpackungsform jedoch nach wie vor das Vial, da das Dosierungsvolumen i. d. R. noch nicht endgültig festgelegt ist. Wenn die Arzneimittelentwicklung mit einer PFS erfolgreich durchgeführt wurde, können klinische Studien der Phase 2B ebenfalls mit einer PFS durchgeführt werden. Die Verpackungsform – Vial oder PFS – wird bei der Markteinführung auf nationaler Ebene festgelegt und hängt auch von der Anwendergruppe ab: medizinisches Fachpersonal oder Patienten, die vorgefüllte Spritzen zur Anwendung zu Hause verwenden [4].

Die meisten auf dem Markt erhältlichen PFS bestehen aus Glas vom Typ I (Abb. 1, gemäß United States Pharmacopeia (USP) <660> und Pharmacopoea Europaea (Ph. Eur.) 3.2.1.) oder aus Cycloolefinpolymer/Cycloolefin-Copolymer (COP/COC). Das Medikament oder Arzneimittel kann in der PFS je nach Haltbarkeitsdauer zwischen 18 und 36 Monaten gelagert werden. Durch die Verwendung mit einem Autoinjektor oder einer Nadelschutzvorrichtung (einem sogenannten Needle Safety Device NSD) wird die Selbstverabreichung zuhause erleichtert. Da die Spritze i. d. R. eine Einzeldosis enthält, muss die Dosis nicht vorher eingestellt werden. Diese Vorteile haben zu einem wachsenden Trend zur Selbstverabreichung mit PFS mit oder ohne Nadelschutzsysteme oder PFS mit Autoinjektoren geführt [5].

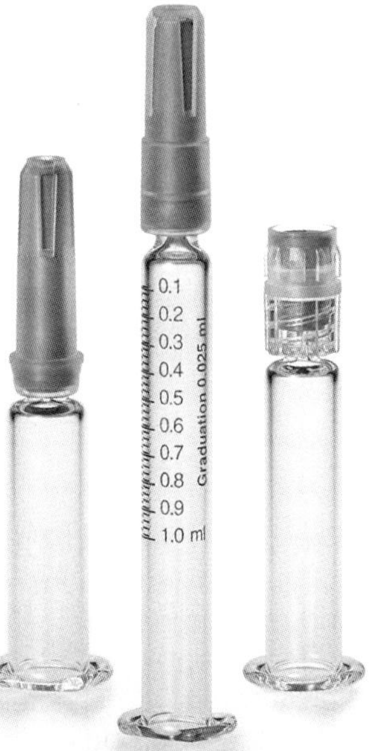

Abb. 1. PFS aus Glas (Quelle: Stevanato Group).

2. Definition von PFS

„Vorgefüllte Spritze“ ist ein häufig verwendeter Begriff und bezieht sich auf eine Spritze, die mit einem Medikament gefüllt und am hinteren Ende mit einem Kolbenstopfen und am vorderen Ende mit einer Tip Cap oder einer Nadelschutzkappe verschlossen ist. Im Gegensatz dazu wird der Begriff *„glass pre-fillable syringe“* (vorfüllbare Glasspritze) in ISO 11040-4 verwendet, um einen Glasspritzenzylinder nach dem Formungsprozess zu beschreiben. In derselben Norm wird mit dem Begriff *„sterilized subassembled syringe ready for filling“* (sterilisierte, zum Befüllen vorbereitete Spritze) eine silikonierte Spritze bezeichnet, die mit allen erforderlichen Merkmalen wie z. B. einer Kanüle, einem Tip Cap oder einem Nadelschutzsystem ausgestattet und zum Befüllen mit einem Arzneimittel bereit ist. Diese Spritzen sind entweder bereits mit einer integrierten Kanüle (fest eingeklebte Nadel, als „Staked Needle“ (SN) bezeichnet) ausgestattet oder sie verfügen nur über den bloßen Konus (als Luer-Konus oder Slip-Konus bezeichnet), an den eine Injektionsnadel mit variabler Größe angebracht werden kann, um der Vielfalt der Patienten gerecht zu werden. Die vorfüllbare Spritze mit/ohne SN wird i. d. R. in speziellen Trays gelagert und transportiert. Diese Großspritzen müssen vor der Sterilisation gewaschen, getrocknet, silikoniert und ordnungsgemäß in Nestern und Wannen (Abb. 2) verpackt sowie in doppelten Beuteln verpackt werden. Nach der Sterilisation sind die Spritzen bereit für den Abfüllprozess.

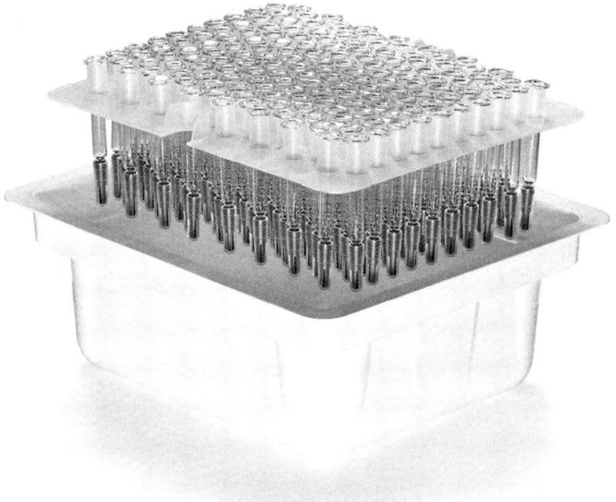

Abb. 2. PFS aus Glas in einer Wannen-Nest-Konfiguration (Quelle: Stevanato Group).

3. Spritzen aus Glas

Glas ist seit über einem Jahrhundert das wichtigste Verpackungsmaterial für Injektionspräparate, insbesondere Borosilikatglas vom Typ I. Organisationen wie die USP, die Europäische Arzneibuch-Kommission und die Internationale Organisation für Normung (ISO) haben sich in ihren regulatorischen Richtlinien und Dokumenten traditionell auf Tests und Standards konzentriert, die speziell für diese Glaszusammensetzungen gelten.

Glas ist ein anorganisches amorphes Material mit einer Glasübergangstemperatur von etwa 550 °C. In seiner reinsten Form ist es Quarzglas, das nur Silizium und

Sauerstoff enthält. In dieser Form sind Temperaturen von über 2 000 °C nötig, um es zu schmelzen, weshalb es für pharmazeutische Anwendungen weniger einsetzbar ist. Das bei weitem am häufigsten für Spritzen verwendete Material ist Borosilikatglas vom Typ I. Es hat eine hohe chemische Beständigkeit, wodurch mögliche Wechselwirkungen mit dem Medikament reduziert werden. Neben Silizium und Sauerstoff enthält es auch Aluminium, Bor, Natrium und einige andere anorganische Ionen. Es lässt sich leicht herstellen und zu Spritzen formen. Eine weitere Option ist Kalk-Natron-Glas, das aufgrund seiner geringeren chemischen Beständigkeit hauptsächlich für nichtparenterale Anwendungen verwendet wird. Aluminiumsilikatglas ist die neueste Glasart. Es enthält kein Bor, wodurch das Risiko einer Delaminierung ausgeschlossen ist, und kann auch für parenterale Anwendungen verwendet werden. Früher wurden im Kapitel <660> der USP und im Kap. Ph. Eur. 3.2.1. lasarten aufgrund ihrer Zusammensetzung – darunter Borosilikatglas (Typ I), oberflächenbehandeltes Kalk-Natron-Silikatglas (Typ II) und Kalk-Natron-Silikatglas (Typ III) – definiert. Heute definiert das Allgemeine Kapitel <660> die Glastypen I, II und III stattdessen anhand von Leistungsmerkmalen, wodurch auch zusätzliche Zusammensetzungen als Glas der Typen I, II bzw. III eingestuft werden können, sofern sie aufgrund ihrer Hydrolysebeständigkeit die entsprechenden Anforderungen erfüllen, wie z. B. chemisch verstärktes Aluminiumsilikatglas.

Typische sogenannte Rohrglashersteller sind Corning, NEG, Nipro und Schott.

4. Herstellung von Glasröhren

Der Glasherstellungsprozess umfasst mehrere Schritte. Zunächst werden die Rohstoffe wie Sand, Aluminiumoxid, Borat und Soda in bestimmten Verhältnissen gemischt, um ein Gemenge herzustellen. Anschließend wird das Gemenge in Hochtemperaturöfen bei Temperaturen von über 1 700 °C geschmolzen, wodurch es in einen geschmolzenen, homogenen flüssigen Zustand übergeht. Der anschließende Läuterungsprozess ermöglicht das Aufsteigen von Sauerstoffblasen, die sich an der Oberfläche sammeln. Beim Dannerverfahren fließt das geschmolzenes Glas über eine rotierende, geneigte Dannerpfeife und wird am Ende abgezogen, durch Luftzufuhr hohl geformt und auf einer Ziehbahn abgekühlt. Die Ziehgeschwindigkeit sowie der Luftdruck bestimmen die Wandstärke und den Innendurchmesser des Glasrohrs. Es ist neben dem Vello- und A-Zug-Verfahren eine Hauptmethode der Rohrglasproduktion.

Vom Dorn wird das geschmolzene Glas mit einer Ziehmaschine am Ende bis zu 100 m gezogen.

Die Transparenz des Glases ermöglicht eine umfassende Prüfung aller relevanten Abmessungen sowie die Identifikation kosmetischer Defekte, z. B. von Steinen oder Knoten, und stellt damit die Qualität des Glases vor der Weiterverarbeitung sicher. Anschließend wird das lange Rohr in kleinere Glasrohrstücke geschnitten.

5. Wie aus Glasröhren PFS werden

Die Glasröhren werden dann zur Heißformgebung an andere Firmen oder an andere Standorte transportiert, wo sie zum endgültigen Behältnis geformt werden.

Die Abmessungen sind in ISO 11040-4 beschrieben. Mehrere Maße sind für die Weiterverarbeitung wichtig und wurden standardisiert, um z. B. die Interkonnektivität mit Adaptern, Devices und Verschlüssen zu ermöglichen. Zu den wichtigsten regulierten Merkmalen gehören die folgenden:

- Das Flanschende ist besonders wichtig für das Anbringen von Devices wie Nadelschutzvorrichtungen (Needle Safety Devices, NSD) und Autoinjektoren (AI). Es sind runde und geschnittene Flansche in verschiedenen Größen erhältlich. Ein kleiner runder Flansch ist ideal für den Einbau in Autoinjektoren. Bei den meisten Autoinjektoren wird die PFS an der Schulter gehalten, die sich unterhalb der starren Nadelschutzkappe (Rigid Needle Shield, RNS) befindet. Ursprünglich hatte man sich für eine kleine runde Flanschversion wegen Bedenkens hinsichtlich Glasbruchs am Flanschende entschieden. Dies ist jedoch nicht mehr der Hauptgrund für diese Entscheidung. Stattdessen wird ein kleinerer runder Flansch bevorzugt, da er eine verbesserte Stabilität und eine genauere Maßkontrolle ermöglicht.
- Der Außendurchmesser (AD) des Spritzenzylinders ist wichtig für den Anschluss von Adaptern. Die gängigsten Spritzengrößen sind 1- und 2,25-ml-Spritzen mit einem Außendurchmesser von 8,15 mm bzw. 10,85 mm.
- Der Innendurchmesser (ID) von PFS ist wichtig, um die Integrität des Behältnisverschlusses (Container Closure Integrity, CCI) und eine angemessene Losbrech- und Gleitkraft zu gewährleisten. Nach dem Befüllen ist die Extrusions-/Injektionskraft ein wichtiges Leistungsmerkmal. Hierfür ist auch das Design des Kolbenstopfens von entscheidender Bedeutung.

Gängige Hersteller von PFS-Zylinderbehältnissen sind BD, Gerresheimer, Nipro, Schott und die Stevanato Group. Sie bieten PFS gemäß ISO 11040-4 in verschiedenen Qualitätsstufen an.

6. Eingeklebte Nadeln

Im nachfolgenden Prozessschritt werden Edelstahlkanülen am Luer-Konus der Spritze eingeklebt. Ist die Spritze für die Verwendung mit einem Luer-Lock-Adapter ausgelegt, wird zusätzlich ein Luer-Konus-Kanal geformt, um diese Verbindung zu ermöglichen. Dieser Kanal wurde in der Vergangenheit mithilfe eines Wolframstifts geformt, der den Flüssigkeitspfad offenhielt und zugleich den hohen Bearbeitungstemperaturen des Glases standhielt.

Ausgelöst durch einen Fall von Wechselwirkungen zwischen dem in der Spritze enthaltenen Biologikum und Wolframrückständen, die zu einer Verringerung der Wirksamkeit des Biologikums führten, wurde dieses Verfahren einer eingehenden Überprüfung unterzogen. Der berichtete Fall [6] führte zu einer Optimierung der Prozesskontrollen sowie zur Weiterentwicklung der Kanalformprozesse. Diese unterscheiden sich zwar je nach PFS–Hersteller, verfolgen jedoch ein gemeinsames Ziel: die Wolframablagerungen deutlich zu reduzieren. Hierzu gehört z. B., alternative Materialien für den Formstift einzusetzen oder häufiger kontrollierte Stiftwechsel während der Spritzenfertigung vorzunehmen.

Die Norm ISO 3749 beschreibt detailliert die Bestimmung von extrahierbarem Wolfram in Glasspritzen, insbesondere aufgrund dieses bekannten Verarbeitungsrisikos.

Die Kanüle wird sorgfältig im Kanal des Luer-Konus positioniert, anschließend wird ein Flüssigkleber aufgetragen. Dann wird die Kanüle fest in ihre endgültige Position gedrückt, sodass der Klebstoff im Kanal und um die Kanüle herumfließen und eine größere Klebefläche bilden kann. Anschließend wird der Klebstoff auf Acrylatbasis mit ultravioletter (UV) Strahlung ausgehärtet. Es werden strenge Prozesskontrollen durchgeführt, z. B. hinsichtlich der Gesamtlänge der Kanüle, um eine ordnungsgemäße Einstichtiefe der Kanüle in das Gewebe sicherzustellen und um ein Verrutschen der Kanüle zu vermeiden. Das Design wurde von einem 3-kantigen Schliff auf einen 5-kantigen Schliff geändert, mit dem Ziel das Einbringen der Kanüle zu erleichtern und die Schmerzwahrnehmung der Patienten zu verbessern (es bleibt jedoch umstritten, ob dieses optimierte Design die Injektionsschmerzen verringert) [7,8].

Der Innendurchmesser der Kanüle hat einen erheblichen Einfluss auf die Gesamtinjektions-/Extrusionskräfte, die zum Ausstoßen, also zum Injizieren des Medikaments erforderlich sind. Er ist auch entscheidend im Falle einer Verstopfung der Nadel, die die Spritze blockieren kann, wodurch die PFS unbrauchbar oder unsicher wird, wenn sie zusammen mit einem Autoinjektor verwendet wird, da die Injektion ohne weiteres Signal für den Benutzer/Patienten startet und stoppt.

In einer kontrollierten Umgebung, insbesondere in einem Reinraum, der den ISO-7-Normen entspricht, werden die Spritzen einem gründlichen Reinigungsprozess mit Wasser für Injektionszwecke (WFI) unterzogen, um die Beseitigung aller Verunreinigungen sicherzustellen, gefolgt von einem Trocknungsschritt.

7. Beschichtung der Spritzen

Anschließend gelangen die Spritzen in die Silikonierstation, wo die befestigten Nadelkanülen mit medizinischem Silikonöl mit einer Viskosität von ca. 12 500 cSt unter Verwendung einer Schwammwischtechnik oder einer Eintauchtechnik geschmiert werden. Zusätzlich wird die Innenfläche des Spritzenzylinders mit handelsüblichem medizinischem Silikonöl mit einer Viskosität von ca. 1 000 cSt oder mit Beschichtungsmischungen auf Silikonbasis silikoniert.

Dieser kurze, 1–2 s dauernde Silikonierprozess umfasst die Optimierung mehrerer Parameter rund um die Bewegung der Eintauchdüse, die entsprechende Anpassung des Pumpenstarts sowie den damit verbundenen Druck und die Silikonmenge. Der Prozess ist gut etabliert und weithin anerkannt. Für jedes Spritzenformat wird ein spezielles Silikonierrezept vorbereitet und validiert. Im Gegensatz zum Innensilikonierprozess, der sich über direkte und indirekte Messungen der Silikonverteilung und -menge gut kontrollieren lässt, ist der Silikonierprozess der Nadelkanüle bislang nur eingeschränkt präzise kontrollierbar.

Je nach Art der gewählten Silikoniervariante kann eine plasmainduzierte oder Wärmebehandlung folgen, um das Silikon z. T. mit dem Glaszylinder zu vernetzen, jedoch nicht bei Spritzen mit eingeklebter Nadel, da der Klebstoff hitzeempfindlich ist. In der Vergangenheit gab es in der Branche Bedenken hinsichtlich möglicher Wechselwirkungen zwischen dem Arzneimittel und dem Silikon, was zu umfangreichen Diskussionen führte.

Heute geht der Trend dazu, nach dem Auftragen der Beschichtung auf Silikonbasis eine Niedrigtemperaturwärmebehandlung durchzuführen, um weiterhin gute Gleiteigenschaften zu gewährleisten und gleichzeitig die Partikelbelastung gering zu halten. Dabei ist eine homogene Verteilung der Silikonoberflächenbeschichtung von entscheidender Bedeutung.

8. RNS

Nach dem Silikonieren wird die starre oder die weiche Nadelschutzkappe vorsichtig auf die Kanülenspitze aufgesetzt, wobei sie zunächst locker aufsitzt. Diese (starren) Nadelschutzkappen bestehen aus Gummi auf Polyisoprenbasis oder thermoplastischen Elastomeren. Sobald sie angebracht ist, wird die RNS fest auf den Kanülenkonus in der Nähe der Zylinderschulter gedrückt. Um die Funktionalität des Behältnisverschlusses zu gewährleisten, ist es wichtig, dass die gesamte Öffnung der Kanülenspitze den Elastomerteil des RNS durchsticht. Ein typischer Fehler bei Nadelschutzkappen ist eine verbogene Nadel, die den Gummi vollständig durchsticht. Hier kann das Hinzufügen eines starren Teils zum weichen Teil Abhilfe schaffen. Dieser Fehler kann mit Röntgengeräten erkannt werden. Diese Inprozesskontrolle erfolgt bei einigen PFS-Herstellern standardmäßig.

Die RNS-Abzugskraft ist entscheidend und soll so gering wie möglich sein, damit die PFS auch von Menschen mit gesundheitlichen Einschränkungen und Beeinträchtigungen ordnungsgemäß verwendet werden kann.

9. Sekundärverpackung

Die silikonierte und verschlossene Spritze wird dann in eine Nest-Tub-Konfiguration (Abb. 3) gelegt, die anschließend mit einer Einlage abgedeckt und mit einer Tyvek®-Folie versiegelt wird. In der Regel wird das Tub zusätzlich in doppelte Kunststoffbeutel mit einem durchlässigen Fenster verpackt, um die Durchlässigkeit für geeignete Sterilisationsgase zu erleichtern, wobei Ethylenoxid (EtO) das in der modernen Praxis am häufigsten verwendete Sterilisationsmittel ist. Die Sekundärverpackung muss sorgfältig ausgewählt werden, da die gesamte Sekundärverpackungskonfiguration auf die Abfüllmaschine für Arzneimittel abgestimmt sein muss. Zum Beispiel muss die Technik, mit der der Deckel von der Abfüllmaschine geöffnet wird, auf das Materialdesign des Behältnisdeckels abgestimmt sein.

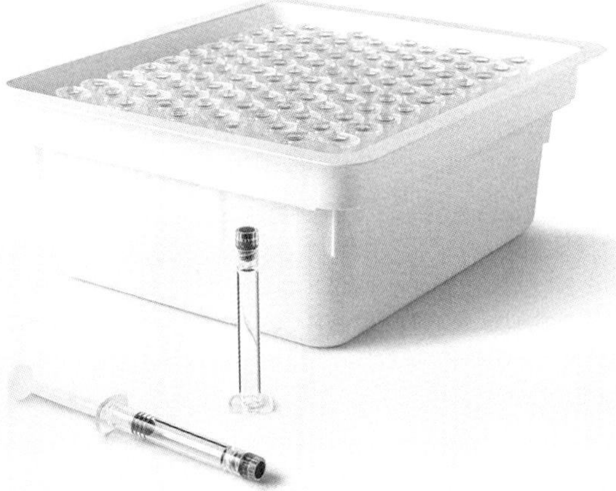

Abb. 3. PFS aus Polymer mit einem Beispiel für eine Wannen- und Nestkonfiguration (Quelle: Stevanato Group).

10. Sterilisation

Der Sterilisationsprozess von Spritzen ist für deren Sicherheit von entscheidender Bedeutung. Ready-to-sterilize-Spritzen werden zu einer internen oder meist externen Betriebsstätte transportiert, in der Glasspritzen üblicherweise mit EtO und Kunststoffspritzen mit Gamma- oder mittels eines Autoklavierprozesses sterilisiert werden. Es besteht jedoch ein wachsendes Interesse an nachhaltigeren, weniger krebserregenden und effizienteren Alternativen, insbesondere für die Glasspritzen. Zu den alternativen Methoden, die derzeit untersucht werden, gehören z. B. die Autoklavierung für Glas (nur Luer-Lock-Spritzen) und die E-Beam-Bestrahlung für Kunststoffspritzen.

11. Glas versus COP/COC

Aus Sicht der Wechselwirkung zwischen Arzneimittel und Behältnissen sind die meisten Arzneimittelprodukte i. A. sowohl mit Glas- als auch mit Polymerspritzen kompatibel. Vorgefüllte Glasspritzen sind weltweit weit verbreitet, während auf dem japanischen Markt Polymerspritzen aus COP oder COC bevorzugt werden. Diese Wahl ist in erster Linie auf ihre überlegene Bruchfestigkeit zurückzuführen, die in einem Land mit einem höheren Erdbebenrisiko von größerer Bedeutung ist [9]. Allerdings gibt es eine zunehmende Tendenz dazu, Polymer-PFS für bestimmte Arzneimittel in Betracht zu ziehen, bei denen das Risiko eines Glasbruchs minimiert werden muss. Derzeit gibt es eine Vielzahl von Arzneimitteln, die in Polymer-PFS abgefüllt werden, darunter ästhetische (kosmetische) Arzneimittel, Arzneimittel auf Hyaluronsäurebasis, Notfallmedikamente und Biopharmazeutika. Um die Stabilität zu gewährleisten, ist es gängige Praxis, Polymer-PFS zum Befüllen mit größeren Medikamentenmengen zu verwenden, i. d. R. im Bereich von 20–50 ml. Dies ist besonders wichtig bei Anwendungen, bei denen Pumpensysteme in Krankenhäusern zum Einsatz kommen. Derzeit sind Polymerspritzen teurer als Glasspritzen, obwohl es keine nennenswerten Unterschiede bei den Produktionskosten und den verwendeten Materialien gibt.

12. COP und COC

Die Entwicklung von COP erfolgte Ende der 1980er-Jahre, gefolgt von der Einführung von COC Anfang der 1990er-Jahre. Seitdem haben beide Materialien als praktikable Alternativen zu Glas und anderen Polymeren erheblich an Popularität gewonnen. Sie bieten verschiedene Vorteile wie Transparenz, chemische Beständigkeit und Bruchfestigkeit. COP und COC finden in verschiedenen Bereichen Anwendung, darunter bei der Herstellung von Folien, optischen Linsen, medizinischen Geräten (sowohl implantierbaren als auch nicht implantierbaren) sowie bei der Herstellung von Spritzen und Vials. Diese Polymerbehältnisse unterliegen den Vorschriften der Kap. 3.1.16 für COP und 3.1.17 für COC in der Ph. Eur.

13. Materialzusammensetzung von COP-/COC-PFS

Zur Herstellung von COP-/COC-Spritzen müssen – wenn im anschließenden Sterilisationsprozess eine Bestrahlung erfolgt – andere Materialien beigemischt werden, z. B. Stabilisatoren wie Irganox 1010, das als Antioxidationsmittel dient, Alkanamide oder Alkenamide und Farbstoffe (Ultramarinblau). Typische Lieferanten von COC-/COP-Harzen sind JSR, Mitsui Chemicals, Topas und Zeon.

14. COP-/COC-Spritzgussverfahren

Das Harz wird in großen Säcken zu 1 000 kg oder in Silos zur Spritzgussanlage gebracht. Das Material wird gemischt und auf bis zu 300 °C erhitzt, während es in eine Edelstahlform gepresst wird. Der Spritzgussprozess ist ein schneller Prozess, der in einer ISO-7-Umgebung durchgeführt wird. ISO 11040-6 führt die Abmessungen der Kunststoffbehältnisse auf. Da auf diese Behältnisse die gleichen Anschlüsse und Verschlüsse wie bei Glasbehältnissen passen müssen, werden der Außendurchmesser, die Flanschform und das Luer-Lock-/Luer-Kegel-Ende detailliert beschrieben. Die Abmessungen und Toleranzen dieser Polymerbehältnisse sind jedoch im Vergleich zum Glasformungsprozess enger, da der Spritzgussprozess viel genauere Formungsprozesse ermöglicht, was auch hinsichtlich des reduzierten Totvolumens einen Vorteil darstellt.

15. Silikonierung von COP-/COC-Spritzen

Nach dem Spritzgussverfahren durchlaufen die Spritzen eine Abkühlphase, bevor sie silikoniert werden. Die Silikonierverfahren für Kunsstoffspritzen unterscheiden sich von denen für Glasspritzen: Sie alle umfassen einen Silikonierschritt mit einer Silikonölmischung. Das Silikonöl wird gleichmäßig auf die Innenwand aufgetragen, bevor es wärmebehandelt wird, um den Beschichtungsprozess abzuschließen. Es gibt auch unbeschichtete Polymer-PFS mit eingeklebter Nadel, die nicht silikoniert sind. Diese PFS mit eingeklebter Nadel sind mit speziell beschichteten Kolbenstopfen ausgestattet, die für eine gute Gleitfähigkeit sorgen.

Bevor die Spritze in die bekannte Nest-Tub-Konfiguration verpackt wird, wird eine Gummikappe auf das Luer-Lock-Ende des Spritzenzylinders aufgesetzt. Dieser Verschluss, der erforderlich ist, da alle Spritzen (Glas- und Polymerspritzen) von der Flanschseite her mit dem Medikament befüllt werden, entspricht dem RNS oder der Tip Cap für Glasspritzen. Polymerspritzen mit einem höheren Füllvolumen können jedoch auch mittels des sogenannten Front-Roar-Verfahrens befüllt werden.

Typische Hersteller von COP-/COC-Spritzen sind BD, Gerresheimer, Taisei Kako [10], Transcoject, Schott, Daikyo/West und Terumo [11], die zusätzlich Kunststoffbehältnisse ohne zusätzliches Silikonöl anbieten.

Es gibt mehrere vergleichende Studien darüber, wann Glas- und wann COP-/COC-Spritzen verwendet werden sollten [12]. Tabelle 1 bietet einen Überblick über die Sterilisation auf Materialbasis.

Tab. 1. Übersicht über die materialbasierte Sterilisation.

Sterilisation	Polymer	Glas
Autoklavieren	möglich mit speziell kontrolliertem Zyklus	ja
Bestrahlung (Gamma, Röntgen, E-Beam)	ja	nur wenn dem Glas ein Radikalfänger wie Cer hinzugefügt wird, um Verfärbungen zu vermeiden
Heiztunnel	nein	ja bei PFS ohne eingeklebte Nadel und vor der Montage der Tip Cap
Gase (verdampftes Wasserstoffperoxid (Vaporized Hydrogen Peroxide, VHP), NO_2, EtO)	nur NO_2	ja

16. Kolbenstopfen

Beide PFS-Typen, Polymer und Glas, sind mit Gummikomponenten ausgestattet. Kolbenstopfen (Abb. 4) werden nach dem Befüllen der Spritzen mit dem Medikament eingesetzt. Aktuelle Kolbenstopfendesigns weisen i. d. R. 2 bis 3 Dichtlippen (Rippen) auf, um eine definierte Sterilitätszone zwischen der ersten und der letzten Rippe sowie reproduzierbare Losbrech- und Gleitkräfte sicherzustellen. Unter bestimmten Bedingungen, insbesondere bei Vorhandensein größerer Luftblasen in der Spritze, besteht jedoch das Risiko einer unbeabsichtigten Verschiebung des Kolbenstopfens nach dem Befüllen.

Daher wird angestrebt, die Größe der Luftblase zu minimieren, da sie funktional bedingt nicht vollständig eliminiert werden kann. Eine definierte Restluftblase ist erforderlich, um sicherzustellen, dass während des Befüllprozesses kein Arzneimittel hinter den Kolbenstopfen in Richtung Flanschende gelangt. Während des Lufttransports können die dabei auftretenden Druckschwankungen folglich eine Bewegung des Kolbenstopfens verursachen. Mit einer auf der Spritze montierten Kolbenstange und einer Rücklaufsperre wird diese Bewegung begrenzt.

Kolbenstopfen sind mit oder ohne Beschichtung oder Barrierefolie erhältlich, die entweder auf der mit dem Medikament in Kontakt kommenden Seite oder auf der gesamten Oberfläche aufgebracht werden kann. In der Vergangenheit gab es erhebliche Diskussionen über die Reinheit von Gummistopfen in PFS hinsichtlich aus den Stopfen herauslösbarer Substanzen und Stoffen, die in das Arzneimittel eindringen (Extractables und Leachables, E&L), da sie als der am stärksten kontaminierte Teil einer PFS galten. Die in den letzten Jahren verwendeten Gummimaterialien haben sich jedoch verbessert und sind sauberer geworden.

Im Hinblick auf E&L-Profile unterscheiden sich beschichtete und unbeschichtete Kolbenstopfen, wobei beschichtete Varianten aufgrund ihrer Barriereeigenschaften allgemein als weniger auslaugungsanfällig gelten. Angesichts der geplanten

PFAS[1]-Regulierung unter REACH[2] ist jedoch unklar, in welchem Umfang beschichtete Gummikomponenten künftig eingesetzt werden; erste PFAS-freie Stopfengenerationen werden ab 2026 erwartet.

Darüber hinaus besteht allgemein das Ziel, aus Gründen der Nachhaltigkeit Materialien einzusparen, weshalb unbeschichtete Elastomerkomponenten in Zukunft wieder an Beliebtheit gewinnen könnten. Dieser Trend steht im Einklang mit dem Ziel, den Gesamtmaterialverbrauch in Verpackungen zu reduzieren und umweltfreundlichere Alternativen zu fördern.

17. Nachhaltigkeit

Bei einer PFS wird der Wirkstoff (Drug Substance), insbesondere bei Biologika und xRNA, aufgrund des hohen Wärmeenergiebedarfs während der Herstellung als der Faktor mit den größten Auswirkungen auf die Umwelt angesehen. Das Fertigarzneimittel (Drug Product) hat einen geringeren Einfluss. Deshalb sind die Ermittlung und die Quantifizierung der Umweltauswirkungen des gesamten Produkts entscheidend, um aus Nachhaltigkeitssicht sinnvolle Entscheidungen treffen zu können.

Im Vergleich zum Wirkstoff gelten die CO_2-Emissionen pro Kilogramm Glas und „technischem Kunststoff" hinsichtlich der Materialzusammensetzung und der Produktionsprozesse als gering.

- Polymerspritzen, die ähnlich wie Glasspritzen konstruiert sind, sind aufgrund der geringeren Dichte von Kunststoff im Vergleich zu Glas deutlich leichter.
- Es wird angenommen, dass die Herstellung einer Polymerspritze im Vergleich zu einer Glasspritze einen geringeren CO_2-Fußabdruck hat.

Die folgenden Beispiele beziehen sich sowohl auf PFS aus Polymer als auch aus Glas:

- Von den Lieferanten von PFS-Komponenten wird erwartet, dass sie Informationen zu den Umweltauswirkungen ihrer Produkte bereitstellen oder deren Bewertung durch das Pharmaunternehmen anhand von Lebenszyklusanalysen erleichtern. Dazu gehört i. d. R. die Offenlegung der Materialzusammensetzung, des Herstellungsprozesses, der Transportmethoden und der Transportwege für ihre Produkte nach dem Cradle-to-Gate-Ansatz.[3]
- Bei der Gestaltung der Verpackung für PFS-Komponenten sollte der Schwerpunkt auf Abfallreduzierung und Nachhaltigkeit liegen.
- Lufttransporte sollten aufgrund ihrer übermäßig hohen CO_2-Emissionen vermieden werden.
- Es sollten Materialien mit geringeren Umweltauswirkungen ausgewählt werden.

---

1 Per- und polyfluorierte Alkylverbindungen.

2 Registration, Evaluation, Authorisation and Restriction of Chemicals, siehe [13].

3 Ansatz zur Umweltbewertung eines Produkts. Er umfasst alle CO_2-Emissionen eines Produkts von der Rohstoffgewinnung („Wiege") bis zum Verlassen des Produktionswerks („Werkstor"). Dabei werden folgende Schritte betrachtet: Rohstoffbeschaffung und Vorbehandlung, Fertigung und Montage, Verpackung und der innerbetriebliche Transport.

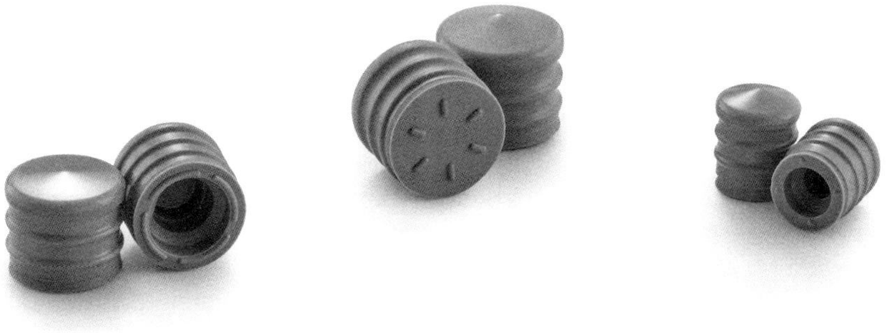

Abb. 4. Kolbenstopfen für PFS (Quelle: West Pharmaceutical Services, Inc. Copyright ©2024).

Derzeit ist noch nicht geklärt, ob Vials oder PFS nachhaltiger sind. Wenn ein Vial mehrere Dosen ermöglicht, wird dies als Vorteil gegenüber der PFS angesehen. Es ist jedoch zu beachten, dass Vials i. d. R. größer und schwerer sind als PFS, weshalb sie sich besser für relativ große Füllmengen eignen.

18. Aktuelle Trends bei PFS

Aus Sicht der Sterilisation gibt es Trends weg von den klassischen Sterilisationsmethoden wie Gammabestrahlung und EtO hin zu anderen Sterilisationsarten wie VHP oder NO_2.

Heute wird vor allem erwartet, dass PFS-(Komponenten-)Hersteller zu Gesamtlösungsanbietern werden. Das bedeutet, dass von diesen erwartet wird, dass sie zunehmend auf Produktbasis mit anderen Komponenten- oder Maschinenherstellern zusammenarbeiten, wie z. B.:

- Aptar, Datwyler und West für Gummikomponenten
- Abfüll- und Verschlusshersteller wie Bausch & Ströbel, groninger, Optima und Syntegon
- Hersteller von Nadelschutzsystemen und Autoinjektoren wie BD, Nemera, Schreiner, SHL und Ypsomed

Es wird erwartet, dass Hersteller von PFS (PFS-Komponenten) über technisches Fachwissen zu verschiedenen Spritzenanschlüssen verfügen. Sie sollten ihre Produkte entsprechend konstruieren und testen und Nachweise für die Konformität erbringen. Dazu gehört z. B., sicherzustellen, dass eine bestimmte Spritze vollständig mit dem ausgewählten Kolbenstopfen und mit einer bestimmten Abfüllanlage kompatibel ist, sowie eine Spritze mit dem geeigneten Flanschdesign auszustatten, um die Konformität mit einem bestimmten Autoinjektor zu gewährleisten.

19. Zusammenfassung

Vorgefüllte Spritzen (PFS) stellen eine vorteilhafte Darreichungsform von Medikamenten oder Impfstoffen in gebrauchsfertiger Form dar. Sie bieten Komfort, Dosierungsgenauigkeit und ein geringeres Risiko für Anwendungsfehler im Vergleich zu herkömmlichen Ampullen und Injektionsvials. Es gibt 2 Haupttypen von PFS: Glasspritzen und Polymerspritzen. Glasspritzen werden aufgrund historischer Gründe und ihrer Kompatibilität mit verschiedenen Medikamenten häufig verwendet. Polymerspritzen, z. B. aus Cycloolefinpolymer/Copolymer (COP/COC), gewinnen jedoch aufgrund ihrer Bruchsicherheit und den besseren Designtoleranzen zunehmend an Beliebtheit.

Bei der Auswahl einer PFS ist es entscheidend, geeignete Komponenten und Funktionen sowie die Bearbeitbarkeit zu berücksichtigen. Die Einführung einer neuen PFS ist ein zeitaufwendiger und spezialisierter Prozess, der eine sorgfältige Abwägung aller beteiligten Faktoren erfordert. Die Flexibilität bei der Verwendung der PFS allein oder in Kombination mit einer Nadelschutzvorrichtung oder einem Autoinjektor ist ebenfalls wichtig, da die Markteinführung je nach Medikament variieren kann.

Eine Auswahl der regulatorischen Anforderungen für PFS:

- ISO 11040-4: Vorgefüllte Spritzen - Teil 4: Spritzenzylinder aus Glas für Injektionspräparate und sterilisierte und vormontierte Spritzen zur Abfüllung
- ISO 11040-5: Vorgefüllte Spritzen - Teil 5: Kolbenstopfen für Injektionspräparate
- ISO 11040-6: Vorgefüllte Spritzen - Teil 6: Spritzenzylinder aus Kunststoff für Injektionspräparate und sterilisierte, für die Abfüllung vorgefertigte Spritzen
- ISO 11040-8: Vorgefüllte Spritzen - Teil 8: Anforderungen und Prüfverfahren für vorgefüllte Spritzen
- ISO 80369-7: Verbindungsstücke mit kleinem Durchmesser für Flüssigkeiten und Gase in medizinischen Anwendungen - Teil 7: Verbindungsstücke für intravaskuläre oder hypodermische Anwendungen
- ISO 80369-20: Verbindungsstücke mit kleinem Durchmesser für Flüssigkeiten und Gase in medizinischen Anwendungen - Teil 20: Allgemeine Prüfverfahren
- ISO 3749: Glasspritzen - Bestimmung von extrahierbarem Wolfram
- ISO 10993-1: Biologische Beurteilung von Medizinprodukten - Teil 1: Anforderungen und allgemeine Grundsätze für die Beurteilung der biologischen Sicherheit im Rahmen eines Risikomanagementsystems
- ISO 10993-5: Biologische Beurteilung von Medizinprodukten - Teil 5: Prüfungen auf In-vitro-Zytotoxizität
- ISO 10993-7: Biologische Beurteilung von Medizinprodukten - Teil 7: Ethylenoxid-Sterilisationsrückstände
- Ph. Eur. 2.6.1: Biological Tests: Sterility
- USP <71>: Sterility Tests
- Ph. Eur. 2.6.14: Bacterial Endotoxins
- USP <85>: Bacterial Endotoxins
- Ph. Eur. 2.9.19: Particulate Contamination: Sub-visible Particles
- USP <788>: Particulate Contamination
- USP <661.1>: Plastic Materials of Construction
- USP <661.2>: Plastic Packaging Systems for Pharmaceutical Use
- Ph. Eur. 3.2.1.: Glass Containers for Pharmaceutical Use
- USP<1663>: Assessment of Extractables Associated with Pharmaceutical Packaging/Delivery Systems

- USP <1664>: Assessment of Drug Product Leachables Associated with Pharmaceutical Packaging/Delivery Systems

Hinweis

Dieser Beitrag beruht auf dem Artikel *Golly K. Prefilled Syringes made of Polymer and Glass*, erschienen in der Pharm. Ind. 86, Nr. 9, 870–877 (2024). Er wurde von der Autorin übersetzt und aktualisiert.

Literatur

[1] Subhi Y, Kjer B, Munch IC. Prefilled syringes for intravitreal injection reduce preparation time [Internet]. Dan Med J. 2016 Apr;63(4):A5214. Abrufbar unter: https://pubmed.ncbi.nlm.nih.gov/27034182/

[2] Golly K. How to apply USP 800 in combination product development. PDA Parenteral Packaging conference. May, 2020

[3] FDA. Frequently Asked Questions About Combination Products [Internet]. Silver Spring: FDA. 2022. Abrufbar unter: https://www.fda.gov/combination-products/about-combination-products/frequently-asked-questions-about-combination-products

[4] National Research Council (US) Committee on the Role of Human Factors in Home Health Care. The Role of Human Factors in Home Health Care: Workshop Summary [Internet]. Washington (DC): National Academies Press (US); 2010. Abrufbar unter: https://pubmed.ncbi.nlm.nih.gov/24983032/

[5] Acumen Research and Consulting. Drug Discovery Market Size - Global Industry, Share, Analysis, Trends and Forecast 2023 – 2032 [Internet]. Pashan, Pune, Maharashtra: Acumen Research and Consulting; August 2023. Abrufbar unter: https://www.acumenresearchandconsulting.com/drug-discovery-market

[6] Liu W, Swift R, Torraca G, Nashed-Samuel Y, Wen ZQ, Jiang Y, Vance A, Mire-Sluis A, Freund E, Davis J, Narhi L. Root Cause Analysis of Tungsten-Induced Protein Aggregation in Pre-filled Syringes [Internet]. PDA J Pharm Sci Technol. 2010 Jan-Feb;64 (1):11–9. Abrufbar unter: https://pubmed.ncbi.nlm.nih.gov/21501999/

[7] Heinemann L, Nguyen T, Bailey TS, Hassoun A, Kulzer B, Oliveria T, Reznik Y, de Valk HW, Mader JK. Needle Technology for Insulin Administration: A Century of Innovation [Internet]. J Diabetes Sci Technol. 2023 Mar;17 (2):449–457. Abrufbar unter: https://pubmed.ncbi.nlm.nih.gov/34889142/

[8] Conraths E, Golly K. Van-Lanthen Conference presentation on "Study and implications of hypodermic needle penetration forces“ December 2020. Novartis

[9] Sphericals Insight. Japan Syringe Market Size, Forecasts to 2032 [Internet]. Mason, Ohio: Sphericals Insight; June 2023. Abrufbar unter: https://www.sphericalinsights.com/reports/japan-syringe-market

[10] Taisei Kako. Fusion of functionality and originality Valuable Packages [Internet]. Ibaraki-city: Taisei Kako Co.,Ltd. Abrufbar unter: https://www.taisei-g.co.jp/english/

[11] Terumo Pharmaceutical Solution. Polymer-based pre-filled syringes designed to minimize the aggregation risk of sentitive biodrugs. Nelson Labs Virtual Symposium Small Volume Parenteral Packaging 30-31 March 2022 [Internet], Tokyo: Terumo Pharmaceutical Solution; 2022. Abrufbar unter: https://www.nelsonlabs.com/wp-content/uploads/2022/03/2022-03-30_4_Presentation-Philippe-Lauwers_Polymer-based-pre-filled-syringes-designed-to-minimize-the-aggregation-risk-of-sensitive-biodrugs.pdf

[12] Kiminami H, Krueger AB, Abe Y, Yoshino K, Carpenter JF. Impact of Sterilization Method on Protein Aggregation and Particle Formation in Polymer-Based Syringes [Internet]. J Pharm Sci. 2017 Apr;106(4):1001–1007. Abrufbar unter: https://jpharmsci.org/action/showPdf?pii=S0022-3549%2816%2941896-4

[13] EUR-OP. Verordnung (EG) Nr. 1907/2006 des Europäischen Parlaments und des Rates vom 18. Dezember 2006. EUR-OP; ABl. L 396/1; 30.12.2006. Abrufbar unter: https://eur-lex.europa.eu/legal-content/DE/TXT/PDF/?uri=CELEX:32006R1907

Die Links wurden zuletzt abgerufen am 4. Feb. 2026.

Danksagungen

Wir danken folgenden Personen für ihre wertvollen Beiträge: Bettine Boltres, West Pharmaceutical Services, Horst Koller, hkpackaging, Robert Hormes, Novartis.

Korrespondenz: Katharina Golly, Novartis Pharma AG, Novartis Campus, 4056 Basel (Schweiz), E-Mail: katharina.golly@novartis.com

Nadelschutzvorrichtungen für Fertigspritzen

Fortschrittliche Technologien des letzten Jahrzehnts

Katharina Golly
Novartis Pharma AG,
Basel

Zusammenfassung

In den letzten 10 Jahren wurden bedeutende Fortschritte bei Nadelschutzvorrichtungen (Needle Safety Devices, NSDs) erzielt, die speziell für Fertigspritzen (Prefilled Syringes, PFS) entwickelt werden. Dieser Beitrag erläutert, warum zunehmend mehr PFS mit NSDs ausgestattet wurden. Darüber hinaus werden verschiedene Arten von NSDs vorgestellt, darunter weiterentwickelte Designs der ursprünglichen Nadelschutzvorrichtungen, etikettenbasierte Lösungen, integrierte NSDs sowie integrierte Systeme mit Rückzugsmechanismen.

Der Beitrag behandelt die technische Assemblierung von NSDs und PFS, den Unterschied zwischen aktiven und passiven Nadelschutzvorrichtungen und die für diese Vorrichtungen geltenden Vorschriften. Außerdem werden technische Aspekte, Anweisungen zur Verwendung von PFS mit NSDs und Überlegungen zur Nachhaltigkeit umrissen. Der Beitrag befasst sich zudem mit Branchentrends und der Zukunft von NSDs und betont dabei die Bedeutung der Verbesserung der Nadelsicherheit und der Verringerung des Risikos von Nadelstichverletzungen im Gesundheitswesen.

Abstract

Needle Safety Devices for Prefilled Syringes/Advanced technologies of the past decade

Over the past decade, significant advances have been made in needle safety devices (NSDs) specifically developed for prefilled syringes (PFS). This article explains why an increasing number of PFS were being equipped with NSDs. In addition, various types of NSDs are presented, including updated designs of the original needle safety devices, label-based solutions, integrated NSDs, and integrated systems with retraction mechanisms.

The article covers how NSDs are assembled onto PFS, the difference between active and passive needle safety devices, and the regulations that apply to these devices. It also outlines the technical aspects, instructions for using NSD-equipped PFS, and sustainability considerations. The article talks about industry trends and the future of NSDs, emphasizing the importance of improving needle safety and reducing the risk of needlestick injuries in healthcare settings.

Key words Fertigspritzen · Nadelschutzsysteme · Nadelstichverletzungen · Aktive und passive Systeme · Kombinationsprodukte

1. Einleitung

Mit der Übernahme von Safety Syringes Inc. im Jahr 2012, einem US-amerikanischen Unternehmen, das sich auf die Entwicklung von Nadelstichschutzvorrichtungen für Fertigspritzen spezialisiert hatte, durch Becton Dickinson (BD) wurden bemerkenswerte Fortschritte bei der Entwicklung von Nadelschutzvorrichtungen (Needle Safety Devices, NSDs), die speziell für Fertigspritzen (Prefilled Syringes, PFS) konzipiert sind, erzielt (Abb. 1).

Heute sind auf dem Markt unterschiedliche Varianten von PFS verfügbar, darunter Spritzen mit Backstop ohne zusätzlichen Nadelschutz, Ausführungen mit NSDs sowie Autoinjektoren (AI) (Abb. 2). Aus Gründen der Flexibilität ist es gängige Praxis, Zulassungen sowohl für NSD- als auch für AI-Varianten bei den Gesundheitsbehörden zu beantragen. Die Markteinführung erfolgte bisher häufig zunächst mit der Backstop- oder NSD-Version, während die AI-Variante im Rahmen des Lebenszyklusmanagements zu einem späteren Zeitpunkt berücksichtigt wird. In vielen Fällen wird jedoch auch die AI-Variante als erste Markteinführungsoption gewählt.

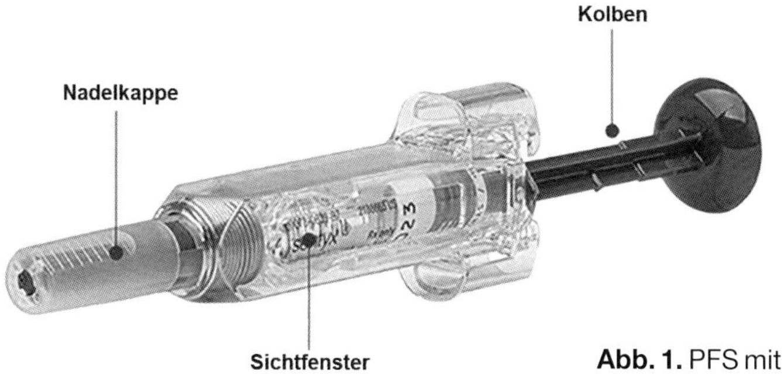

Abb. 1. PFS mit NSD (Quelle: Novartis).

Autoinjektoren werden i. d. R. zur Selbstverabreichung von Medikamenten oder in Situationen verwendet, in denen eine schnelle und einfache Injektion erforderlich ist, z. B. Adrenalin in Notfällen, oder zur Verabreichung bestimmter biologischer Arzneimittel [1].

PFS mit NSDs werden häufig in Gesundheitseinrichtungen eingesetzt, u. a. in Krankenhäusern, Kliniken und anderen medizinischen Einrichtungen. Sie werden von medizinischem Fachpersonal für eine Vielzahl von Injektionen verwendet, darunter Impfungen, Medikamentengaben und Blutabnahmen. Die in PFS integrierten NSDs schützen medizinisches Personal vor versehentlichen Nadelstichverletzungen während der Behandlung. Darüber hinaus sind PFS mit NSDs auch die bevorzugte Option für den Heimgebrauch.

Ein sicheres Nadelsystem verfügt über Designmerkmale, die durch integrierte Sicherheitsvorrichtungen Nadelstichverletzungen vor, während und nach der Verwendung verhindern. In der Industrie wird der Begriff NSD verwendet, im regulatorischen Rahmen hingegen der allgemeinere Begriff Nadelsicherheitssysteme (NSS).

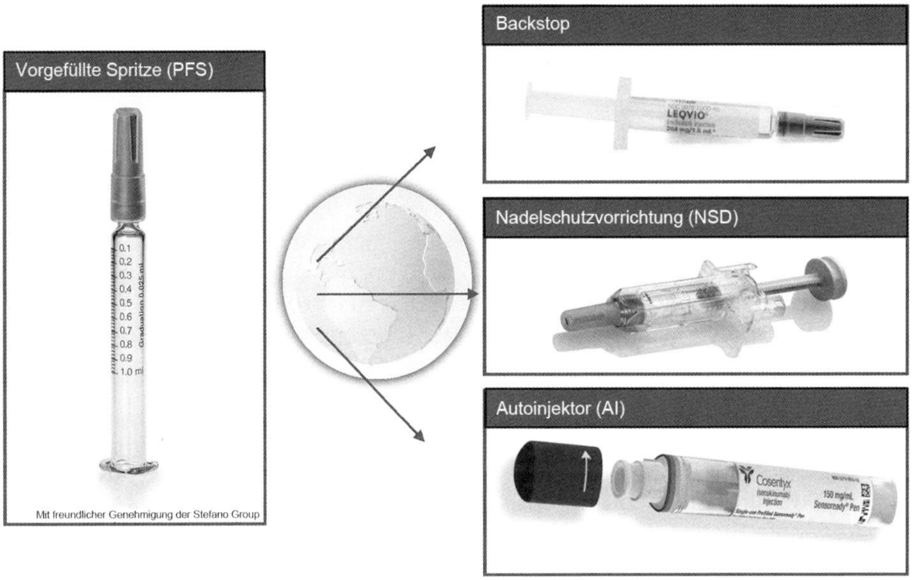

Abb. 2. Markteinführungsoptionen für eine PFS (Quelle: Novartis).

2. Risiken im Zusammenhang mit Verletzungen durch scharfe Gegenstände

Bei der Handhabung kontaminierter spitzer oder scharfer Gegenstände (Sharps), z. B. von Nadeln oder medizinischen Instrumenten, können Verletzungen verursacht werden und durch Blut übertragbare Viren wie Hepatitis B, C und HIV übertragen werden. Medizinisches Personal und Pflegekräfte, die Sharps benutzen, sind ebenso wie Personen, die Sharps unsachgemäß entsorgen, einem hohen Risiko ausgesetzt. Faktoren wie unsichere Handhabung, unzureichende Schulung und das Wiederaufsetzen kontaminierter Nadeln tragen zu diesem Risiko bei.

Das National Institute for Occupational Safety and Health (NIOSH) [2] nennt 5 Kontrollmaßnahmen zur Vermeidung von Verletzungen durch Sharps, wobei NSDs durch Punkt 3 „Technische Kontrollmaßnahmen" abgedeckt werden.

1. Eliminierung: die Verwendung von Nadeln und scharfen Gegenständen vermeiden
2. Ersatz: alternative Methoden ohne Sharps.
3. technische Kontrollen: sicherere Sharps mit integrierten Sicherheitsfunktionen verwenden
4. administrative Kontrollen: sichere Arbeitspraktiken einführen, um das Risiko zu minimieren
5. persönliche Schutzausrüstung (PSA):[1] PSA als Hilfsmittel, z. B. Handschuhe, Schutzbrillen, Kittel und Gesichtsschutzschilde

1 *„Als PSA gilt jede Vorrichtung, die dazu bestimmt ist, von einer Person getragen oder gehalten zu werden, und die diese gegen eines oder mehrere Risiken schützen soll, die ihre Gesundheit und/oder Sicherheit gefährden können."* [5]

3. Regulatorische Einstufung

Vorgefüllte Spritzen mit NSDs oder NSS unterliegen in den USA und der EU unterschiedlichen Vorschriften.

In den USA werden diese Produkte von der Food and Drug Administration (FDA) als Gerätekomponenten von „Kombinationsprodukten" eingestuft, in denen Arzneimittel, Geräte oder biologische Komponenten kombiniert werden. Die behördliche Aufsicht erfolgt durch mehrere Behörden, hauptsächlich durch das Center for Biologics Evaluation and Research (CBER) der FDA, das Center for Drug Evaluation and Research (CDER) für Biologika und Arzneimittel und das Center for Devices and Radiological Health (CDRH) für Medizinprodukte. Die FDA gewährleistet deren Sicherheit, Wirksamkeit und Qualität durch die Anwendung spezifischer Vorschriften und Richtlinien wie der Drug Device Combination Products Guidance während des Prüf- und Zulassungsverfahrens.

In der EU unterliegen diese Produkte dem Rahmenwerk der Medizinprodukteverordnung (MDR), in der Medizinprodukte in allen EU-Mitgliedstaaten geregelt werden. Benannte Stellen (Notified Bodies, NBs), unabhängige Organisationen, die von jedem Mitgliedstaat autorisiert sind, spielen eine entscheidende Rolle im Regulierungsprozess. Sie bewerten und zertifizieren die Konformität der Produkte mit den relevanten MDR-Anforderungen, indem sie technische Unterlagen prüfen und Konformitätsbewertungen durchführen, die in Stellungnahmen Benannter Stellen (Notified Body Opinions, NBOps) dokumentiert werden. NBs halten sich an strenge Qualitätsmanagementsysteme und befolgen die in der MDR festgelegten Konformitätsbewertungsverfahren. Der TÜV Süd, DEKRA und die BSI-Gruppe sind einige Beispiele für NBs.

Um PFS mit NSS in der EU zu vermarkten, müssen Hersteller die MDR-Anforderungen erfüllen und eine NBOp erhalten, die die Konformität mit der MDR-Verordnung bestätigt und dann als Teil des Zulassungsantrags (Marketing Authorisation Application, MAA) eingereicht wird.

4. Regulatorische Anforderungen

Regulatorische Richtlinien und ISO-Normen wie die ISO 23908:2024 [3] und die FDA Guidance „Medical Devices with Sharps Injury Prevention Features" [4] liefern wichtige Informationen zu den Anforderungen an das Design, die Prüfung und die Kennzeichnung von Technologien zum Schutz vor Verletzungen durch Sharps. Diese Dokumente dienen als wichtige Quellen für das Verständnis der Definition von NSDs und deren Einbindung in Medizinprodukte für die Marktzulassung.[2]

Die neueste Version der ISO 23908 wurde Ende 2024 veröffentlicht. Sie folgt einem risikobasierten Ansatz, der mit der ISO 14971 für die Produktentwicklung abgestimmt ist. Die Norm beschreibt Anforderungen und Prüfverfahren zur Bewertung der Leistung von Sicherheitsmerkmalen. Sie enthält auch Leitlinien für simulierte klinische Anwendungsstudien und die Berichterstattung über Testergebnisse während der Verifizierung und Validierung. Der Schwerpunkt liegt auf der korrekten Verwendung von Sicherheitsmerkmalen in klinischen und häusli-

2 Länderspezifische Vorschriften können ebenfalls Auswirkungen auf diese Leitlinien haben.

chen Umgebungen, mit Vorgaben zur Kennzeichnung, Beschriftung, Lesbarkeit und zu Informationsanforderungen in der Gebrauchsanweisung (Instructions for Use, IFU). Diese neue ISO-Ausgabe umfasst Funktionstests wie den Freifalltest aus der ISO 11608-5, wodurch der Verweis auf die ISO 11608 wie in der früheren Version der ISO 23908 von 2011 entfällt.

Die FDA-Leitlinie „Medical Devices with Sharps Injury Prevention Features" konzentriert sich auf integrierte Nadelschutzfunktionen in Devices und Zubehör wie Nadelschutzkappen. Die Leitlinie enthält Designempfehlungen zur Verhinderung von Verletzungen, zur Aktivierung von Schutzfunktionen durch den Benutzer und zur Gewährleistung einer sicheren Entsorgung. Sie befasst sich auch mit den mit diesen Funktionen verbundenen Gesundheitsrisiken und schlägt Maßnahmen zu deren Minderung vor.

Hersteller sollten Maßnahmen in Bezug auf Biokompatibilität (falls zutreffend), Tests auf das Eindringen von Mikroorganismen, Sterilisation, klinische Studien und Kennzeichnung umsetzen.

Die Norm ISO 11040-8, in der die Prüfungen und Anforderungen an „fertige PFS" im Vordergrund stehen, d. h. sterile, mit Arzneimitteln gefüllte und verschlossene PFS, gilt weiterhin für PFS, die mit NSDs verwendet werden. Bei der Beschreibung der Leistungsanforderungen in dieser Norm wird auf die ISO 23908 verwiesen.

5. Aus ISO 23908 abgeleitete Designaspekte

Die Norm ISO 23908:2024 und die FDA-Leitlinie „Medical Devices with Sharps Injury Prevention Features" verlangen vom Entwickler eines NSS die Festlegung spezifischer Designanforderungen, um sicherzustellen, dass die Sicherheitsfunktion wirksam aktiviert wird, den Benutzer vor Nadelstichverletzungen schützt und für den vorgesehenen Verwendungszweck geeignet ist. Diese Anforderungen und Prüfungen umfassen i. d. R.:

- *einfache Aktivierung:* Die zur Aktivierung der Sicherheitsvorrichtungen erforderlichen Kräfte sollten auf die vorgesehene Benutzergruppe, z. B. ältere Menschen oder Menschen mit besonderen Beeinträchtigungen, abgestimmt sein, damit eine einfache Aktivierung gewährleistet ist.
- *zuverlässige Aktivierung:* Die Sicherheitsvorrichtung muss mit einer Zuverlässigkeit von mindestens 99 % aktiviert werden können.
- *verriegelte Position:* Sobald die Sicherheitsvorrichtung aktiviert ist, muss das Device verriegelt sein. Dies muss für den Benutzer erkennbar sein, um zu verhindern, dass er an die scharfe bzw. spitze Stelle greift.
- *Verhinderung eines Eingriffs:* Das Design sollte so robust sein, dass der Benutzer die scharfe/spitze Stelle nicht entriegeln oder erreichen kann, selbst wenn er übermäßige Kraft aufwendet, sobald sich das Gerät in der verriegelten Position befindet.

Zusätzlich zu diesen Anforderungen wird die Zuverlässigkeit des Designs in simulierten klinischen Umgebungen getestet. Diese Tests können entweder von den Pharmaunternehmen oder den NSD-Herstellern durchgeführt werden.

Die Prüfungen sollen unter unterschiedlichen, an den vorgesehenen Verwendungszweck des Device angepassten Bedingungen erfolgen, einschließlich Alterungsszenarien und variierender Umweltfaktoren wie Temperatur und Luftfeuchtigkeit.

Darüber hinaus ist es wichtig, Prüfungen unter simulierten Transportbedingungen in der tatsächlichen Endverpackungskonfiguration durchzuführen, in der das NSD geschützt ist. Eine sorgfältige Auslegung der Kartonverpackung, einschließlich einer möglichen Blisterverpackung, ist dabei unerlässlich, um eine vorzeitige Aktivierung oder Beschädigung des NSD zu vermeiden. Es ist bekannt, dass eine vorzeitige Aktivierung der Devices zu einem Wirkstoffverlust und damit zu einer Unterdosierung des Medikaments sowie zu Nadelstichverletzungen beim Anwender führen kann.

6. Aktive versus passive Systeme

Nadelschutzsysteme werden i. d. R. in 2 Gruppen eingeteilt, je nachdem, wie die Nadel nach der Injektion abgedeckt wird. Die ISO 23908:2024 definiert „aktive Designmerkmale“ zum Schutz vor Stichverletzungen, die einen zusätzlichen Schritt zur Aktivierung erfordern, der von der Hauptfunktion des Geräts getrennt ist.

Im Gegensatz dazu erfordern „passive“ Schutzvorrichtungen gegen Stichverletzungen keine zusätzliche Aktivierung durch den Benutzer, vorausgesetzt, dass dieser den Kolbenstopfen bis zum Anschlag gedrückt hat. Diese Vorrichtungen werden automatisch, i. d. R. mithilfe einer Feder, ausgelöst, um die Nadel nach Abschluss der Injektion abzudecken. Passive NSS werden von Gesundheitsbehörden und Pharmaunternehmen für PFS bevorzugt, da sie keine zusätzlichen Schritte seitens des Anwenders erfordern. Bei unsachgemäßer Handhabung eines passiven NSS kann jedoch die Sicherheitsfunktion vor oder während der Injektion versehentlich aktiviert werden, was zu einer Unterdosierung, überhaupt keiner Dosierung oder einer unvollständigen Aktivierung nach der Injektion führen kann.

7. Der heutige NSD-Markt

In den vergangenen 10 Jahren haben Hersteller von NSDs verstärkt Kooperationen, Lizenzvereinbarungen und Übernahmen mit Herstellern von PFS angestrebt. Namhafte PFS-Hersteller wie BD oder Gerresheimer haben erfolgreich Lizenzen für NSDs erworben oder entsprechende Technologien übernommen, um ihr Produktportfolio zu erweitern. Auch strategische Partnerschaften sind weit verbreitet; so arbeitet z. B. Terumo mit Nemera zusammen, um Lösungen anzubieten, in die das Safe’n’Sound-Konzept integriert ist [6].

Abgesehen von Anwendungsbereichen wie der intraokularen Verabreichung von Augenmedikamenten, Radioligandentherapien (RLTs) und kosmetischen Injektionspräparaten sind die meisten Arzneimittel oder Biologika heute in Form von Fertigspritzen mit eingeklebter Nadel und einem Nadelschutzsystem (NSD oder Autoinjektor, AI) auf dem Markt verfügbar. Dennoch gelangt nur ein vergleichsweise geringer Anteil der neu entwickelten NSDs tatsächlich in den kommerziellen Einsatz. Infolgedessen werden viele dieser neueren NSD-Konzepte nicht weiter aktiv vermarktet, und es ist davon auszugehen, dass der Höhepunkt an neu angebotenen NSD-Konzepten bereits erreicht wurde.

Nadelschutzvorrichtungen sind für Einwegspritzen und die daran befestigten Nadeln erhältlich. Tabelle 1 enthält eine nicht vollständige Liste von NSDs, beginnend mit einigen Beispielen für NSDs zur Verwendung mit Injektionsnadeln, gefolgt von den speziell für PFS angebotenen NSD-Lösungen.

Tab. 1. Nicht vollständige Liste der derzeit verfügbaren Nadelschutzvorrichtungen.

Nadelschutzvorrichtung	Anwendungsdetails
ICU Point-Lok® Nadelschutzvorrichtung [7]	eine Sicherheitsvorrichtung für Injektionsnadeln – nicht für PFS.
BD SafetyGlide™ Nadel [8]	
ICU Hypodermic Needle-Pro™ EDGE™ Sicherheitsvorrichtung [9]	
Nemera Safe'n'Sound™ [10]	passives NSD für Polymer- und Glasspritzen, im Handel erhältlich, z. B. für Hulio® mit einer Spritze aus Cycloolefinpolymer (COP).
Gerresheimer [11] InnoSafe™	integriertes NSD (iNSD) für PFS, das spezielle Konusdesigns des Spritzenzylinders erfordert und dennoch der Norm ISO 11040-4 entspricht. Diese integrierten Lösungen gelten aus technischer Sicht als fortschrittlicher und ausgereifter. Alle iNSDs sind passive Systeme mit Ausnahme des RNS SafetyPlus, das keine speziellen Konusdesigns erfordert und ein aktives System darstellt.
Stevanato Group ISS™ [12]	
Biocorp NewGuard™ [13]	
Tip-Top.com Ltd RNS Safety-Plus™ [14]	
Credence Companion® [15]	einziehbares Nadelsystem auf Basis einer Luer-Spritze (ohne festgesteckte Nadel), einer Nadel-Baugruppe und einer Kolbenstangen-Baugruppe.
BD Ultrasafe Passive™ und Plus™ [16]	seit 2012 von SSI (Safety Systems Inc.) erworbenes NSD, das von mehreren Pharmaunternehmen auf Plattformebene weit verbreitet ist.
Medmix SicuroJect [17]	passives NSD-Konzept, seit 2024 verfügbar.
Owen Mumford EcoSafe™ [18]	passives NSD mit federlosem Mechanismus.
West NovaGuard® SA Pro [19]	passives NSD-Konzept mit der klassischen Version aus 2 spritzgegossenen Teilen und einer Edelstahlfeder.
BD Active Preventis Needle shielding system™ [20]	eines der ersten NSD-Systeme der ersten Generation mit manuell gesteuerter Aktivierung („aktives" Gerät).
Raumedic RauSafe™ [21]	aktive Nadelstichschutzlösung, die 2018 auf den Markt gebracht wurde. Sie wird aktiviert, indem das Sicherheitssystem in Richtung Nadelende gedrückt wird.
Schreiner MediPharm: Needle-Trap [22]	aktives Nadelstichschutzsystem in Kombination mit dem Spritzenetikett, das im Handel weit verbreitet ist und zusätzliche Vorteile wie eine Erstöffnungsanzeige bietet.

Die meisten der in Tab. 1 aufgeführten NSDs wurden in den letzten 10 Jahren speziell für PFS entwickelt. Allerdings haben sich nicht alle diese NSDs auf dem Markt durchsetzen können. NSDs für PFS lassen sich je nach Typ in verschiedene Gruppen einteilen:

- angepasste, weiterentwickelte Designs, die auf der wegweisenden UltraSafe-Plus-Version von BD basieren. Dieser passive NSD-Typ ist am Markt weit verbreitet und kann auch als sogenannter „Exoskelett-NSD“ bezeichnet werden, da er eine starre äußere Schutzhülle bietet.
- Es sind labelbasierte Lösungen erhältlich, mit denen PFS um eine Funktion zur Verhinderung von Nadelstichverletzungen erweitert werden können, wie z. B. Needle-Trap von Schreiner MediPharm [22]. Diese Lösung ist im Handel weit verbreitet und stellt ein aktives NSD dar.
- Integrierte NSDs (iNSDs) sind eine neuere Entwicklung in der NSD-Technologie, bei der ein NSD mit einer starren Nadelschutzkappe (Rigid Needle Shield, RNS) kombiniert wird. Diese Lösungen erfordern spezielle Konus-Designmerkmale und müssen dennoch der Norm ISO 11040-4 entsprechen. Diese Kategorie von NSDs hat jedoch noch keine breite Anerkennung auf dem Markt gefunden (Abb. 3).

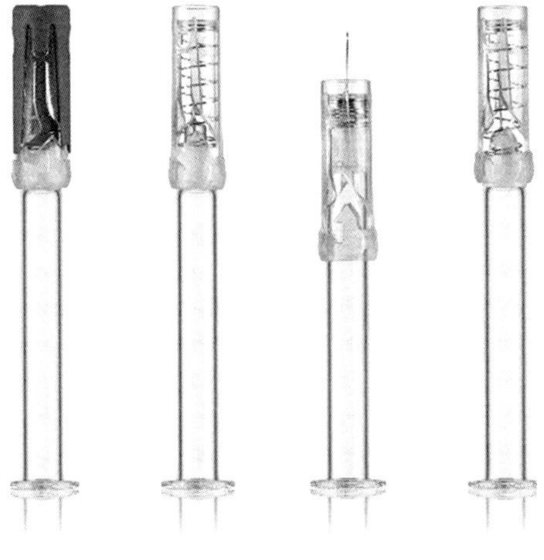

Abb. 3. Gerresheimer InnoSafe: passives iNSD (Quelle: Gerresheimer).

- Integrierte Lösungen mit einem Rückzugsystem gehören zu einer eigenen NSD-Gruppe, die Luer-Spritzenzylinder verwendet. Das bedeutet, dass sie keine festgesteckte Nadelkonfiguration haben, da die Nadel und die Kolbenstange als separate Baugruppen kombiniert sind. Beispiele für solche Systeme sind Credence Companion und Unilife. Aufgrund ihrer komplexen Konstruktion und der Herausforderungen bei der Verarbeitung haben sich diese Systeme jedoch nicht in großem Umfang durchgesetzt.

8. Assemblierung

Ein weiterer wichtiger Aspekt ist der Einbau der PFS in das NSD. Die labelbasierten Lösungen sowie die etablierten passiven NSDs mit Exoskelett werden in einem kontrollierten, nicht klassifizierten (controlled not classified, CNC) Bereich auf die mit Medikamenten gefüllten „fertigen“ PFS montiert [23]. Im Gegensatz dazu werden die integrierten NSDs zunächst vormontiert (zum Produktionsstandort für vorgefüllte Spritzen transportiert), dann auf die vorgefüllten Spritzen montiert und in die bekannte Nest-Tub-Konfiguration gebracht. Anschließend werden diese Tubs sterilisiert. Somit werden die Montage- und Sterilisationsprozesse für die iNSD-Lösungen an den PFS-Hersteller ausgelagert.

9. Beispiel für ein passives System

Das Design und Funktionsprinzip jedes NSD ist unterschiedlich. Hier wird ein Beispiel für ein passives iNSD gezeigt, das mit einem PFS verwendet wird. Vor der Verwendung sind viele Schritte zu beachten, wie z. B. die Entnahme der Verpackung aus dem Kühlschrank und eine typische Wartezeit von 30 min, das Öffnen der Verpackung und die Verwendung eines Alkoholtupfers. Hier liegt der Fokus nur auf der PFS mit dem NSD. In einem ersten Schritt wird die Kappe des NSD entfernt (Abb. 4). Die Nadel wird durch eine entspannte Feder des NSD abgedeckt. Das NSD berührt die Haut, der Kolbenstopfen und die Kolbenstange werden weiter in Richtung Haut gedrückt (Abb. 5). Nach der Injektion erreicht der Kolbenstopfen seine Endposition, und die Kanüle kann aus der Haut entfernt werden (Abb. 6). Nach dem Entfernen des PFS aus der Haut deckt das NSS automatisch die Kanüle ab. Das Gerät ist nun verriegelt (Abb. 7).

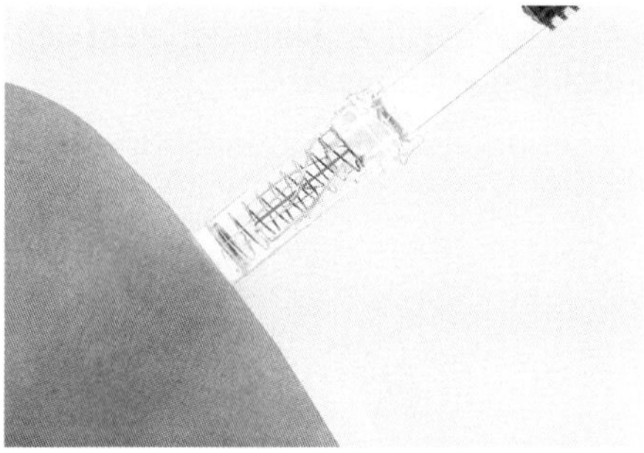

Abb. 4. Nach dem Entfernen der Verschlusskappe wird das Sicherheitssystem an der Injektionsstelle positioniert (Quelle: Gerresheimer).

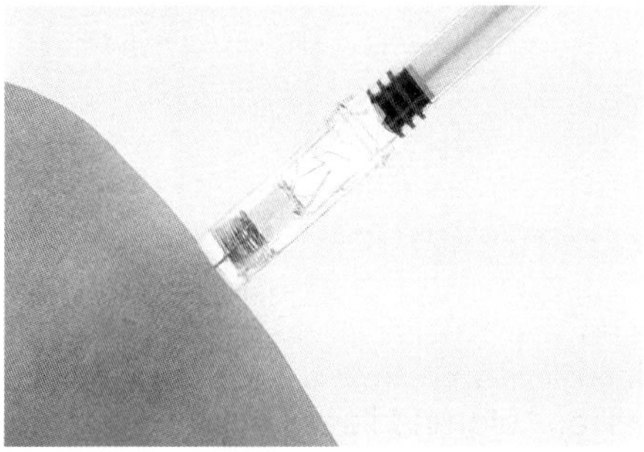

Abb. 5. Nach dem Einführen der Kanüle in die Injektionsstelle kann die Injektion beginnen. Beim Einführen der Kanüle in die Haut wird die Feder zusammengedrückt (Quelle: Gerresheimer).

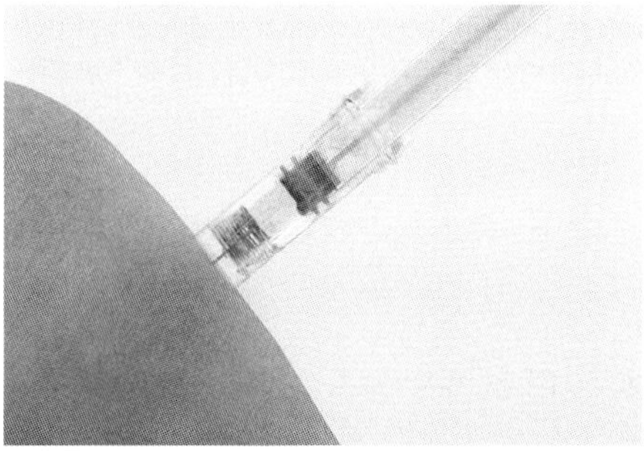

Abb. 6. Das Medikament wurde injiziert und der graue Kolbenstopfen befindet sich in seiner Endposition (Quelle: Gerresheimer).

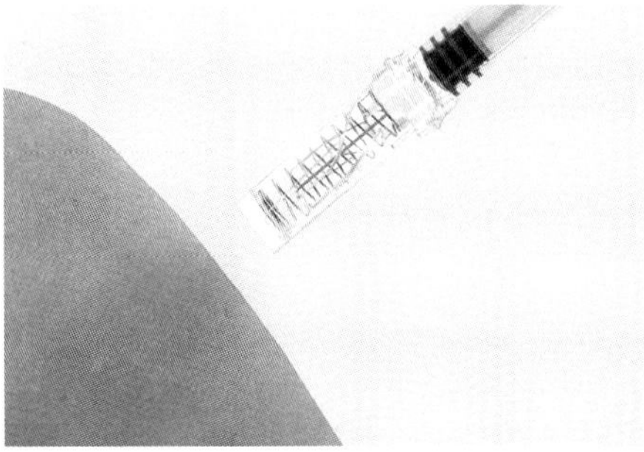

Abb. 7. Das PFS wird aus der Haut entfernt und das NSS deckt die Kanüle automatisch ab. Die Feder kehrt in ihre entspannte Position zurück und dehnt sich wieder aus (Quelle: Gerresheimer).

10. Beispiel für ein aktives System

Abbildung 8 zeigt eine PFS mit einem Etikett, auf dem der orangefarbene Nadelfänger als Schlüsselkomponente von Needle-Trap dargestellt ist. Zunächst wird der orangefarbene Nadelfänger in einem Winkel von etwa 90° zur Seite gebogen, sodass das RNS entfernt und die Injektion wie gewohnt durchgeführt werden kann. Nach der Injektion wird die Nadel gesichert, indem der Nadelfänger gegen eine harte, stabile Oberfläche gedrückt und dann nach unten gedrückt wird. Diese Aktivierung kann mit einer Hand durchgeführt werden. Der Benutzer biegt den Nadelfänger, bis die Nadel hörbar in den Nadelfänger einrastet.

Dadurch wird die geschützte Entsorgung der gebogenen Nadel gemäß Protokoll gewährleistet.

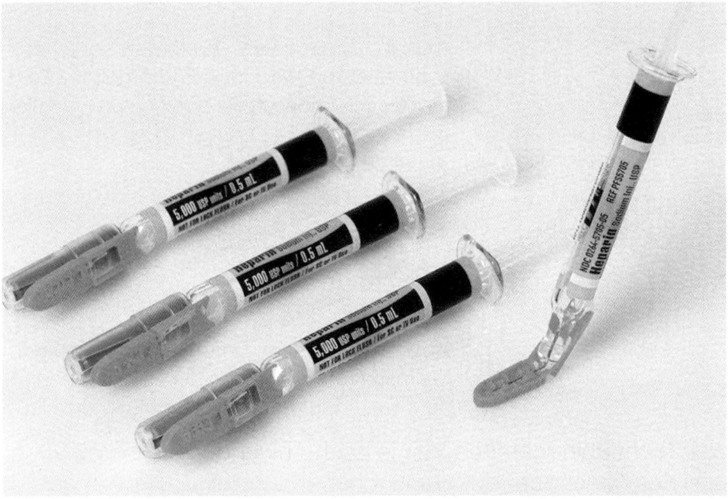

Abb. 8. Die PFS ist mit einem Etikett mit integriertem Nadelfänger versehen, der als aktive Vorrichtung zur Verhinderung von Nadelstichverletzungen dient (Quelle: Schreiner MediPharm).

11. Technische Aspekte

Der Fokus muss generell auf der Innenlänge des Spritzenzylinders, der Gesamtlänge mit und ohne RNS, der Nadellänge vom Referenzdurchmesser, der Start- und Endposition des Kolbenstopfens und der Größe der Luftblase liegen. Die Größe der Luftblase ist aufgrund des verbleibenden Totvolumens im Spritzenzylinder ein wichtiger Faktor.

Bei der Auswahl eines NSD liegt der Fokus entweder auf der PFS-Schulter- oder den Flanschabmessungen bei Devices wie dem BD UltraSafe Plus. Bei Generationen von integrierten NSDs ist die Nadelschutzkappe jedoch effektiv in das NSD integriert. In diesem Fall hat das Design der Nadelschutzkappe Vorrang vor den Flanschabmessungen. Darüber hinaus können für integrierte NSDs wie Gerresheimer InnoSafe spezielle Konusdesigns des Spritzenzylinders erforderlich sein. Diese veränderte Herangehensweise hat dazu geführt, dass Anbieter von Spritzenzylindern maßgeschneiderte Designs für Elastomer- oder thermoplastische Elastomer(TPE)-Teile anbieten, wie dies bei der ISS-Lösung der Stevanato Group der Fall ist.

Nadelschutzvorrichtungen sind vielseitig einsetzbar und können sowohl mit Polymer- als auch mit Glasspritzen kombiniert werden. So kann z. B. die aus COP hergestellte Hulio-Spritze mit dem Safe'n'Sound-NSD von Nemera ausgestattet werden. Es ist jedoch zu berücksichtigen, dass nicht alle NSDs mit sämtlichen am Markt verfügbaren Fertigspritzen (PFS) kompatibel sind. In der Regel wird zunächst das 1-ml-Langglasformat kommerziell eingeführt, bevor weitere Formate in das Produktportfolio aufgenommen werden.

Zunehmend gewinnen außerdem großvolumige NSDs an Bedeutung, da der Markt verstärkt den Bedarf für Oligonukleotid- und xRNA-basierte Arzneimittel adressiert, die bevorzugt in Volumenbereichen von etwa 2,25 ml und größer appliziert werden. Ein Beispiel hierfür ist das Needle-Trap-System, das seit 2026 auch für größere PFS-Volumen bis zu 5,5 ml verfügbar ist [24].

Um die Benutzerfreundlichkeit zu verbessern, wird ein NSD häufig zusammen mit einem verlängerten Fingerflansch (Extended Finger Flange, EFF) verwendet. Diese Flansche sind in verschiedenen Farbvariationen erhältlich, um den Benutzern eine Unterscheidung der Medikamente zu ermöglichen. Darüber hinaus muss das NSD die Überprüfung des Medikaments vor der Injektion ermöglichen. Dies wird durch Konstruktionsmerkmale wie Fenster oder Transparenz erreicht. Die Extrusions- und Aktivierungskraft muss den Fähigkeiten des Anwenders für den vorgesehenen Verwendungszweck entsprechen, d. h. die Kraft darf einen bestimmten Grenzwert nicht überschreiten, der je nach Anwendergruppe variieren kann, z. B. aufgrund des Alters oder des Gesundheitszustands der Anwender.

12. Gebrauchsanweisung

Die Gebrauchsanweisung enthält Informationen zur Vorbereitung und Durchführung einer Injektion einer PFS mit einem NSD (hier Cosentyx®) (Abb. 9). Die Schritte für den Injektionsvorgang sind:

Abbildung E: Die starre Nadelkappe (RNS) wird entfernt.

Abbildung F: Die Nadel wird in einem definierten Winkel in die Haut eingeführt und vollständig eingeschoben, um sicherzustellen, dass die gesamte Dosis injiziert wird.

Abbildung G: Die Kolbenstange wird langsam nach unten gedrückt, um sicherzustellen, dass das NSD aktiviert wird. Der Druck auf die Kolbenstange muss noch einige Sekunden lang aufrechterhalten werden.

Abbildung H: Die Kolbenstange wird vollständig gedrückt gehalten, während die Nadel aus der Injektionsstelle herausgezogen wird.

Die Injektion wird durchgeführt und am Ende wird dieses passive NSD wie in Abb. 9 dargestellt automatisch aktiviert. Die Feder verlängert sich und zieht die Spritze automatisch zurück, wodurch die Nadel in einer verriegelten Position gesichert wird. Anschließend muss das gebrauchte Gerät in einem Sharps-Behälter entsorgt werden.

Abbildung E

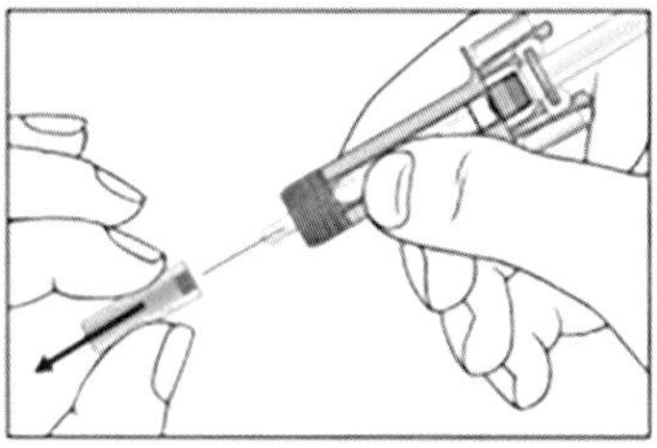

Abbildung F

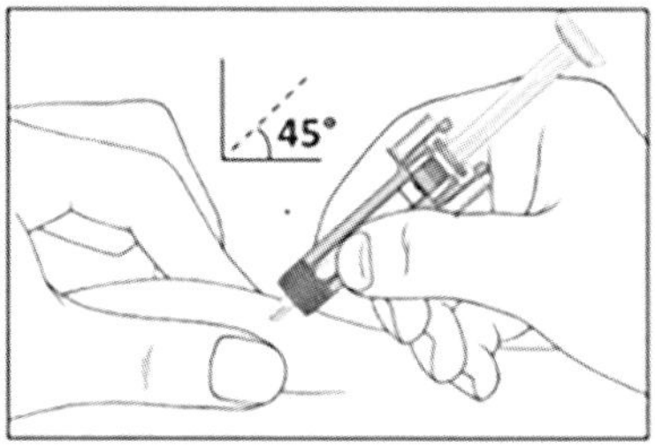

Abbildung G

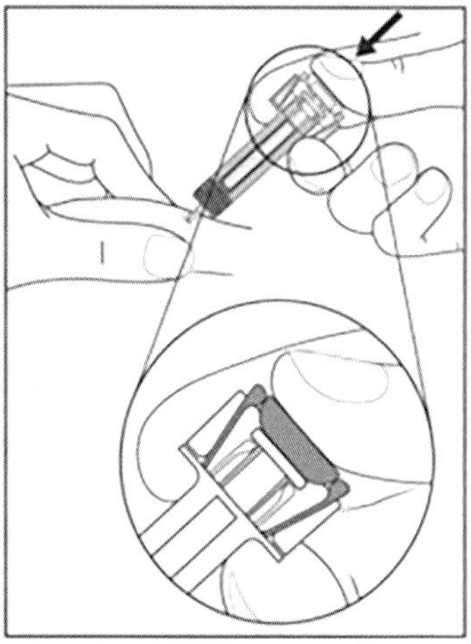

Abbildung H

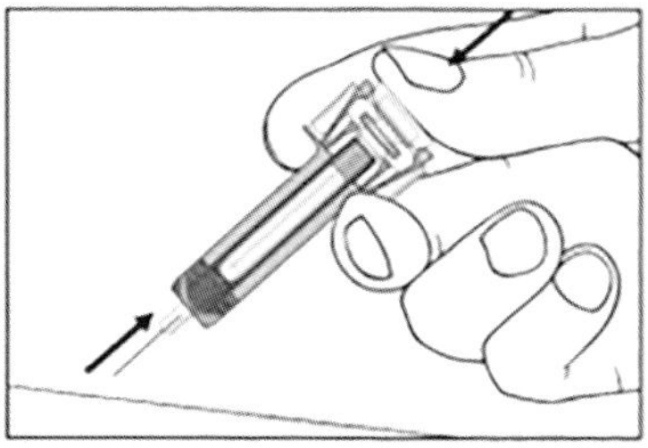

Abb. 9. Gebrauchsanweisung von Cosentyx (Quelle: Novartis).

13. Ökologische Nachhaltigkeit

Der Hauptvorteil einer PFS mit NSD ist, dass die Injektion von Arzneimitteln erleichtert wird, weil im Vergleich zur Verwendung von Vials und den damit verbundenen Schritten zum Umfüllen von Arzneimitteln Fehler vermieden werden und somit die Verschwendung von Medikamenten reduziert wird. Die Integration eines NSD in eine PFS erhöht darüber hinaus den Schutz für den Anwender. Es sind jedoch auch die folgenden Aspekte zu berücksichtigen:

- Um ein NSD auf die PFS zu montieren sind zusätzliche Transport- und Produktionsschritte erforderlich nebst den folgenden, typischen Medikamenten-Abfüll-Prozessen.
- Eine PFS mit einem NSD ist i. d. R. größer und erfordert eine größere Verpackung, was zu einer zusätzlichen Umweltbelastung durch den Transport und die Entsorgung führt.
- Jedes zusätzliche Totvolumen aufgrund des NSD-Designs kann die Umweltbelastung erheblich erhöhen, da die Herstellung von Arzneimitteln i. d. R. den höchsten Anteil an den CO_2-Emissionen des Produkts hat.
- Für die Herstellung der NSD-Komponenten, die überwiegend aus technischen Kunststoffen und Edelstahl bestehen, sind zusätzliche Ressourcen erforderlich. Technische Kunststoffe zeichnen sich durch hohe Langlebigkeit und Widerstandsfähigkeit aus. Sie kommen z. B. in Autoscheinwerfern (Polycarbonat) sowie in LEGO-Bausteinen (Acrylnitril Butadien Styrol, ABS) zum Einsatz. Im Unterschied zu LEGO handelt es sich beim NSD jedoch um ein Einwegprodukt. Damit wird ein hochwertiger, grundsätzlich langlebiger Kunststoff nur einmal genutzt, obwohl er für eine deutlich längere Einsatzdauer ausgelegt wäre.

14. Zusammenfassung und Ausblick

Da der Gesundheitssektor Sicherheit und Effizienz zunehmend priorisiert, dürften NSDs weiterhin zur Reduktion von Nadelstichverletzungen und zur Verbesserung des Anwenderschutzes beitragen. Gleichzeitig gibt es Anzeichen dafür, dass in bestimmten Anwendungsfeldern Autoinjektoren künftig häufiger eingesetzt werden könnten als separate Nadelschutzsysteme. Insbesondere steigende Anforderungen an einfache, standardisierte und anwenderfreundliche Applikationslösungen könnten dazu beitragen, dass Autoinjektoren in Teilen des Marktes an Bedeutung gewinnen und NSDs dort entsprechend seltener zum Einsatz kommen.

Die Branche tendiert derzeit zu kosteneffizienten Entwicklungs- und Fertigungsstrategien, bei denen dasselbe NSD für mehrere PFS-Plattformen verwendet wird. Daher wird erwartet, dass die Einführung neuer NSD-Technologien schrittweise erfolgen wird, wobei einige Innovationen aufgrund der begrenzten Akzeptanz in der Branche möglicherweise eingestellt werden.

Ein vorherrschender Trend bei den Materialien ist es, die Kombination von Edelstahl und Kunststoff zu vermeiden. Dieser Ansatz verbessert die Recyclingfähigkeit bei Rücknahme- und Demontageprozessen. Daher könnten NSD-Versionen ohne Edelstahlkomponenten bevorzugt werden.

Generell ist ein Trend zur Reduktion von Produktgröße und -gewicht zu beobachten. Integrierte Nadelschutzsysteme (NSDs), einziehbare Nadeln und etikettenbasierte Lösungen gelten in diesem Zusammenhang häufig als bevorzugte Ansätze. Diese Optionen können Prozesse bei Pharmaunternehmen vereinfachen, da sie i. d. R. mit etablierten Fill-and-Finish-Abläufen sowie den gängigen Tub-and-Nest-Konfigurationen vorgefüllter Spritzen (PFS) kompatibel sind. Mit Ausnahme etikettenbasierter Alternativen sind solche integrierten Lösungen jedoch häufig mit höheren Kosten verbunden.

Zudem ist die heute verbreitete Praxis, NSDs nachträglich auf bereits befüllte PFS zu montieren, in vielen Produktionsketten fest etabliert. Dies kann dazu führen, dass integrierte Konzepte seltener priorisiert werden und stattdessen weiterentwickelte Varianten etablierter passiver NSDs sowie etikettenbasierte Lösungen bevorzugt werden.

Zukünftig könnten außerdem Nadelschutzsysteme stärker in den Fokus rücken, die für großvolumige PFS im Bereich von etwa 2 bis 5 ml ausgelegt sind. In diesem Segment könnten insbesondere etikettenbasierte NSDs oder alternativ größere Autoinjektoren an Bedeutung gewinnen.

Regulatorische Anforderungen an NSDs, die mit PFS verwendet werden

- ISO 23908:2024 – Anforderungen und Prüfverfahren für den Schutz vor Verletzungen durch scharfe/spitze Instrumente [3]
- FDA-Leitfaden: Medizinprodukte mit Funktionen zur Verhinderung von Verletzungen durch scharfe/spitze Instrumente – herausgegeben von der FDA im Jahr 2005 [4]
- Richtlinie 2010/10/EU – Rahmenvereinbarung über die Prävention von Verletzungen durch scharfe/spitze Instrumente in Krankenhäusern und im Gesundheitswesen; regelt eine Rahmenvereinbarung über die Prävention von Verletzungen durch scharfe/spitze Instrumente in Krankenhäusern und im Gesundheitswesen, die von den Sozialpartnern HOSPEEM und EPSU unterzeichnet wurde
- ISO 7886-1 „Sterile Einmalspritzen für medizinische Zwecke - Teil 1: Spritzen zum manuellen Gebrauch“; wird hier erwähnt, da die Verwendung eines NSD mit einem PFS möglicherweise Auswirkungen auf das Restvolumen haben könnte
- TSE/BSE: gemäß der Verordnung (EU) Nr. 722/2012 der Kommission [25]
- EU-MDR Anhang 1 – Einhaltung der allgemeinen Sicherheits- und Leistungsanforderungen von Anhang 1 der Verordnung (EU) 2017/745
- ASTM D4169-16: Standardverfahren für die Leistungsprüfung von Versandbehältern und -systemen
- ASTM D4332-14: Verfahren zur Konditionierung von Behältern, Verpackungen oder Verpackungskomponenten für Prüfzwecke

Hinweis

Dieser Beitrag beruht auf dem Artikel *Golly K. Needle Safety Devices for Prefilled Syringes/ Advanced technologies of the past decade*, erschienen in der Pharm. Ind. 87, Nr. 5, 870–877 (2025). Er wurde von der Autorin übersetzt und aktualisiert.

Literatur

[1] EMA. Cosentyx [Internet]. Amsterdam: EMA. Abrufbar unter: https://www.ema.europa.eu/en/medicines/human/EPAR/cosentyx

[2] National Institute for Occupational Safety and Health (NIOSH). Hierarchy of Controls [Internet]. Washington, DC: NIOSH. Abrufbar unter: https://www.cdc.gov/niosh/hierarchy-of-controls/about/?CDC_AAref_Val=https://www.cdc.gov/niosh/topics/hierarchy/default.html

[3] ISO. ISO 23908:2024: Sharps injury protection — Sharps protection mechanisms for single-use needles, introducers for catheters and needles used for blood testing, monitoring, sampling and medical substance administration — Requirements and test methods. Ed. 2. Genf: ISO; 2024. Beziehbar unter: https://www.iso.org/standard/83582.html

[4] FDA. Guidance for Industry and FDA Staff. Medical Devices with Sharps Injury Prevention Features [Internet]. White Oak, Maryland: FDA; Aug 9, 2005. Abrufbar unter: https://www.fda.gov/media/71142/download

[5] SECO - Staatssekretariat für Wirtschaft. Persönliche Schutzausrüstungen (PSA) [Internet]. Bern: SECO - Staatssekretariat für Wirtschaft; 2020. Abrufbar unter: https://www.seco.admin.ch/seco/de/home/Arbeit/Arbeitsbedingungen/Produktsicherheit/Persoenliche-Schutzausruestungen-PSA.html

[6] Manufacturing Chemist. Safe'n'Sound Hulio pre-filled syringe launches in Europe [Internet]. London: Manufacturing Chemist; 24 Sep 2019. Abrufbar unter: https://manufacturingchemist.com/safe-n-sound-hulio-pre-filled-syringe-launches-in-europe-158431

[7] ICU Medical. Point-Lok Needle Protection Device [Internet]. San Clemente, Kalifornien: ICU Medical. Abrufbar unter: https://www.icumed.com/products/infusion-therapy/vascular-access/hypodermics/sharps-safety-accessories/point-lok-needle-protection-device/

[8] BD. BD SafetyGlide Needle [Internet]. Lakes, NJ: BD. Abrufbar unter: https://www.bd.com/en-us/products-and-solutions/products/product-families/bd-safetyglide-shielding-hypodermic-needle

[9] ICU Medical. Hypodermic Needle-Pro EDGE Safety Device [Internet]. San Clemente, Kalifornien: ICU Medical. Abrufbar unter: https://www.icumed.com/products/infusion-therapy/vascular-access/hypodermics/hypodermic-injections/hypodermic-needle-pro-edge-safety-device/

[10] Nemera. Safe'n'Sound® 1 ml [Internet]. Lyon: Nemera. Abrufbar unter: https://www.nemera.net/products/parenteral/passive-safety-systems/safensound-1ml/

[11] Gerresheimer. Gx InnoSafe® – Integrated and passive safety system for prevention of needle stick injuries [Internet]. Bünde: Gerresheimer Bünde GmbH; 10/ 2017. Abrufbar unter: https://www.gerresheimer.com/fileadmin/user_upload/user_upload/primary-packaging/download/syringes/Gerresheimer_Flyer_Gx_InnoSafe_EN.pdf

[12] Stevanato Group. Ompi EZ-fill® ISS: an Integrated Safety System for Prefilled Syringes [Internet]. Piombino Dese, Padua: Stevanato Group; Jan 31, 2017. Abrufbar unter: https://www.stevanatogroup.com/en/news-events/press-releases/ompi-ez-fill-iss-an-integrated-safety-system-for-prefilled-syringes/

[13] Lesaulnier P, Dessertenne E. Biocorp – Newguard – Paving the way for a new safety standard [Internet]. OnDrugDelivery. 2017, 10–12. Abrufbar unter: https://ondrugdelivery.com/wp-content/uploads/2017/10/ONdrugDel-Prefilled-Syringes-79-Oct-2017-BioCorp.pdf

[14] tip-top. tip-top – design and develop safety needle technologies [Internet]. Essex: tip-top; 2024. Abrufbar unter: https://tip-top.com/

[15] Credence MedSystems. The Credence Companion® – Safety syringe system. Menlo Park, CA: Credence MedSystems. Abrufbar unter: https://www.credencemed.com/staked/

[16] BD. BD UltraSafe Plus 2.25 mL Passive Needle Guard [Internet]. Lakes, NJ: BD. Abrufbar unter: https://www.bd.com/en-us/products-and-solutions/products/product-families/ultrasafe-plus-passive-needle-guard

[17] medmix. medmix Drug Delivery (Haselmeier) launches its passive needle safety device SicuroJect [Internet]. Baar: medmix; 24 January 2024. Abrufbar unter: https://www.medmix.swiss/news/2024-01-24-medmix-drug-delivery-haselmeier-launches-its-passive-needle-safety-device-sicuroject

[18] Owen Mumford. EcoSafe® 1 mL [Internet]. Woodstock: Owen Mumford. Abrufbar unter: https://www.owenmumford.com/en/drug-delivery/prefilled-syringes/unisafe-1ml

[19] West Pharmaceutical Services. West's NovaGuard® SA Pro Safety System Recognized for Best Technologies Innovation at INTERPHEX [Internet]. Exton, PA: West Pharmaceutical Services; Oct 25, 2021. Abrufbar unter: https://www.prnewswire.com/news-releases/wests-novaguard-sa-pro-safety-system-recognized-for-best-technologies-innovation-at-interphex-301407212.html

[20] BD. BD Preventis Needle Shielding System [Internet]. Lakes, NJ: BD. Abrufbar unter: https://www.bd.com/en-us/products-and-solutions/products/product-families/preventis-needle-shielding-system

[21] Raumedic AG. RauSafe needle safety system – Reliable protection for all syringes [Internet]. Helmbrechts: Raumedic AG. Abrufbar unter: https://www.raumedic.com/competences/design-and-prototyping/rausafe

[22] Schreiner Group. Needle Protection System Needle-Trap [Internet]. Oberschleissheim: Schreiner Group GmbH & Co. KG. Abrufbar unter: https://www.schreiner-group.com/en/products/pharmaceutical-industry/needle-protection-system/

[23] Haycocks N, Goldschmidt N, Thomsen U. Temperature & Humidity Requirements in Pharmaceutical Facilities. Pharmaceutical Engineering [Internet]. North Bethesda, MA: ISPE; Sept/Oct 2021. Abrufbar unter: https://ispe.org/pharmaceutical-engineering/september-october-2021/temperature-humidity-requirements-pharmaceutical

[24] Schreiner Group. Nachhaltiger Nadelschutz für moderne Biologika-Anwendungen – Schreiner MediPharm präsentiert Needle-Trap für großvolumige Spritzen auf der Pharmapack [Internet]. Oberschleißheim: Schreiner Group, 2026. Abrufbar unter: https://www.schreiner-group.com/de/unternehmen/presse/pressemitteilungen/schreiner-medipharm-praesentiert-needle-trap-fuer-grossvolumige-spritzen-auf-der-pharmapack/

[25] European Commission Kommission Regulation (EU) No 722/2012 of 8 Aug 2012 concerning particular requirements as regards the requirements laid down in Council Directives 90/385/EEC and 93/42/EEC with respect to active implantable medical devices and medical devices manufactured utilising tissues of animal originText with EEA relevance [Internet]. Official Journal of the European Union: L212/3;9.8.2012. Luxemburg. Abrufbar unter: https://eur-lex.europa.eu/LexUriServ/LexUriServ.do?uri=OJ:L:2012:212:0003:0012:en:PDF

Die Links wurden zuletzt abgerufen am 9. März 2026.

Danksagung

Die Autorin bedankt sich herzlich bei Kartik Sivaram, Sylvain Lanzi, Federica Crippa, Roxane Baxter und Robert Hormes von Novartis, Horst Koller von HK Packaging, Maria Ros von Schreiner MediPharm und Maximilian Vogl von Gerresheimer für ihre wertvolle Unterstützung.

Korrespondenz: Katharina Golly, Novartis Pharma AG, Novartis Campus, 4056 Basel (Schweiz), E-Mail: katharina.golly@novartis.com

Fertigspritzeninspektion über das Sichtbare hinaus

Der HEUFT *Syringer* macht u. a. verbogene Kanülen und durchstochene Schutzhauben vorbefüllbarer Spritzen sichtbar. Bereits während ihrer Fertigung kommt dazu gepulstes Röntgen zum Einsatz.

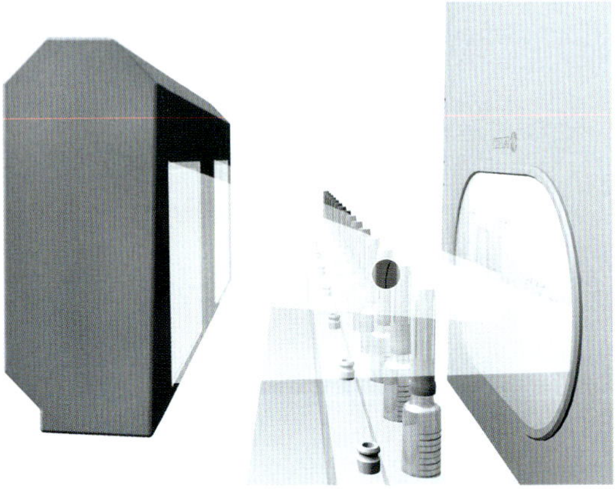

EU GMP Annex 1 fordert eine hundertprozentige visuelle Kontrolle nach dem Befüllen und Verschließen vorbefüllter Spritzen. Für Montage und Konfektionierung existieren solche Vorgaben nicht, dennoch empfiehlt sich auch in dieser Phase eine In-Process Control (IPC), die über Stichproben hinausgeht. Der HEUFT *Syringer* untersucht jede Spritze schon während der Fertigung röntgenbasiert – und macht kritische Fehler sichtbar, die z.B. beim Aufsetzen des Nadelschutzes entstehen und herkömmlicher Kameratechnik verborgen bleiben.

Dazu zählen deformierte oder schief positionierte Kanülen und durchstochene Soft- oder Rigid Needle Shields (SNS/RNS), die sowohl die Sterilität der Spritze selbst als auch die Reinheit ihrer Inhalte bedrohen. Ihre frühzeitige Erkennung erhöht die Produktionsqualität und verhindert Pack- und Arzneimittelverschwendung: Fehlerhafte Spritzen werden vor dem Befüllen ausgeleitet. Die gepulste Röntgentechnologie von HEUFT ermöglicht erstmals so eine Kanülenwinkel- und Durchsticherkennung. Als kompaktes Modul erweitert der HEUFT *Syringer* damit schon in über 30 Anlagen weltweit die IPC um einen neuen Prüfansatz.

Gepulstes Röntgen, intelligente Röntgenbildanalyse

Von jeder Spritze werden zwei Röntgenbilder aufgenommen und stereoskopisch miteinander verrechnet. Sowohl im kontinuierlichen als auch im getakteten Geradeauslauf geschieht das kontaktlos. Das gepulste Röntgen hält selbst bei hohen Geschwindigkeiten Schritt und generiert mit minimaler Strahlung hochauflösende Aufnahmen frei von Bewegungsunschärfen. Die HEUFT *reflexx* [A.I.]-Bildverarbeitung entrauscht und analysiert sie, sodass typische Charakteristika sichtbar werden. Die relative Position der Nadel zur Mittelachse und zum Nadelschutz lässt sich exakt bestimmen. Verbogene Kanülen, falsch montierte bzw. beschädigte Luer-Lock-Schraubadapter und Originalitätsverschlüsse sowie durchstochene SNS und RNS werden identifiziert. Das gilt sogar für solche, die nur an-, aber nicht komplett durchstochen sind und Micro-Hooks an der Nadelspitze verursachen können.

Sicher eingehaust, erfordert das kompakte Röntgenmodul keine aufwendigen Strahlenschutzmaßnahmen und eignet sich für den Einsatz im Laminar-Flow-Bereich. Es lässt sich direkt in Fertigspritzenmontagemaschinen integrieren und ist alternativ auch als Stand-alone-Unit erhältlich. Mit personalisierten Zugriffsrechten, Audit-Trail-Protokoll und Chargenbilanzierung inkl. Zählerstatistiken erfüllt es FDA-Vorgaben der 21 CFR Part 11. Dasselbe gilt für GMP und GAMP5. Nicht nur die IPC bereichert der HEUFT *Syringer* um neue Erkennungsoptionen, sondern auch die GMP bei der Fertigspritzenproduktion insgesamt: Anstatt stichprobenartiger Checks verwirklicht er eine hundertprozentige Röntgeninspektion jeder einzelnen Spritze – und macht zuvor Unsichtbares sichtbar!

HEUFT SYSTEMTECHNIK GMBH • Am Wind 1 • D-56659 Burgbrohl • Tel: +49 2636 56–0 • pharma@heuft.com

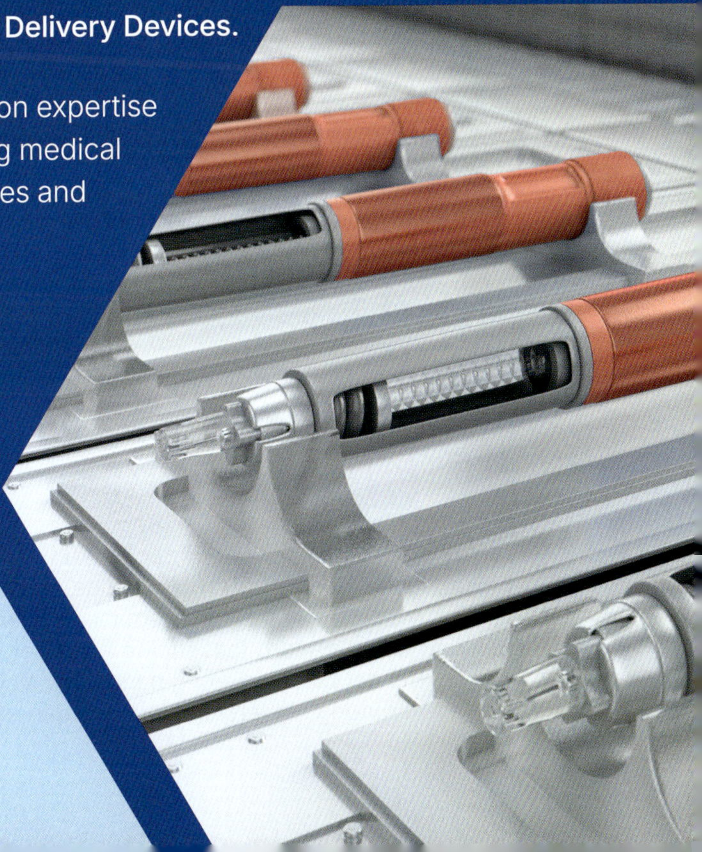

Analyse von Silikonschichtdicken bei der Herstellung von Fertigspritzen mithilfe von Reflektometriemessungen

Markus Lankers
mibic GmbH & Co KG,
Berlin

Zusammenfassung

Die Verwendung von Silikonöl ist beim Einsatz von Spritzen unvermeidlich, um die Gleitreibungskräfte gering zu halten. Gleichzeitig bedingt der Einsatz von Silikonöl durch die Wechselwirkung mit Proteinen eine potenzielle Beeinträchtigung der Qualität des Arzneimittels durch die Bildung von Aggregaten oder Absorption des Wirkstoffes. Eine Optimierung des Silikonisierungsprozesses ist daher wichtig. Die schnelle Analyse der Silikonschichtdicke mithilfe von Reflektometriemessungen bietet hier einen Ansatz, um das Silikonisierungsergebnis zu untersuchen. Neben der Qualifizierung der Technik werden potenzielle Anwendungen diskutiert.

Abstract

Silicone Oil Layer Thickness Analysis in the Manufacture of Prefilled Syringes using Reflectometry

The application of silicone oil to reduce gliding forces is an absolute requirement for the use of syringes. In addition, silicone oil-protein interaction may have adverse impacts on the quality of pharmaceutical products due to the coalescence of aggregates and agent absorption. Siliconization process optimization is therefore essential. A fast silicone layer thickness analysis using reflectometry measurements provides a method to examine the siliconization result. The following paper discusses aspects of method qualification as well as potential areas of application.

Key words Fertigspritzen · Reflektometrie · Silikonisierung · Schichtdickenmessung

1. Einleitung

Ein integraler Bestandteil der Spritzentechnik ist der Einsatz von Silikonöl als Gleitmittel zur Sicherstellung der Funktionsfähigkeit der Spritze. Jedoch ist sein Einsatz insbesondere bei proteinhaltigen Arzneimitteln aufgrund von Wechselwirkungen mit den Proteinen problematisch. Hierdurch können Agglomerate entstehen und durch Absorptionseffekte kann der Wirkstoffgehalt im Arzneimittel absinken. Bei der Silikonisierung handelt es sich um eine verbreitete Art der Oberflächenvergütung. In erster Linie werden die Gleit- und Losbrechkräfte der

Verschlussteile mit der Glasoberfläche kontrolliert, was eine wesentliche Voraussetzung für das Einbringen von Gummistopfen in den Glaskörper und deren spätere Beweglichkeit darstellt.

Die Silikonisierung ist grundsätzlich immer Bestandteil der Glasvorbereitung für die Abfüllung [1–4]. Bei der Emulsionssilikonisierung wird der Glaskörper in ein Silikonbad mit O/W-Emulsion eingebracht bzw. mit einer Düse mit der Emulsion besprüht und das Silikon anschließend mittels eines Trocknungstunnels an der Glasoberfläche fixiert. Alternativ wird die Spritze mit reinem Silikonöl von innen mithilfe einer Düse ohne eine weitere Wärmebehandlung silikonisiert [5–8].

Zur Bestimmung der Silikonölmenge auf der Glaskörperinnenfläche wird eine Infrarot(IR)-Methode verwendet. Die Innenoberfläche der Glaskörper wird hierfür mit einer definierten Menge Toluol extrahiert [2]. Der Extrakt wird mittels IR vermessen und die Bande bei 1 260 nm ausgewertet [8]. Alternativ kann nach der Extraktion der Siliziumgehalt der Lösung mit Atomabsorptionsspektrometrie (AAS) oder Inductively Coupled Plasma (ICP) Spectrometry bestimmt werden. Durch die Zerlegung der Glaskörper in 3 Teilstücke kann auch die Verteilung des Silikonöls auf der Glaskörper-Innenoberfläche ermittelt werden. Eine sehr einfache Technik, um die Homogenität der Silikonisierung zu bestimmen, ist der Mehl- oder Glasstaubtest. Hierzu wird das sehr feine Pulver in die frisch silikonisierte Spritze eingebracht. An den silikonisierten Stellen bleibt das Pulver haften und zeigt so qualitativ die Silikonölverteilung in der Spritze an. Dieser Test zeigt auf einfache Art und Weise Positionen, die gar nicht silikonisiert wurden. Aussagen über die Menge des Silikonöls oder Unterschiede in der Homogenität innerhalb der benetzten Spritzenfläche sind jedoch nicht möglich. Daher wird im Folgenden die Entwicklung eines Tools beschrieben, das die Quantifizierung und die Ermittlung der Homogenität der Silikonölschicht erlaubt.

2. Weißlichtinterferenz

Es gibt eine große Anzahl von Techniken zur Ermittlung von Schichtdicken, wie z. B. Röntgenfluoreszenz, Ellipsometrie oder Photometrie. Aufgrund der Aufgabenstellung, eine dünne Schicht innerhalb des Spritzenkörpers zu messen, erscheinen optische Methoden besonders geeignet. Eine hervorragende Messmethode für die Schichtdicke bietet die Anwendung der Weißlichtinterferenz. Das Prinzip: Durch Beleuchtung der Probe mit weißem Licht entstehen, hervorgerufen durch die Überlagerung der Reflexionsspektren von Ober- und Unterseite der Beschichtung, Interferenzspektren in Abhängigkeit von der geometrischen Schichtdicke und dem Brechungsindex. Dies ist in Abb. 1 dargestellt. Mathematische Verfahren werten diese Interferenz in Form von geometrischen Schichtdicken aus. Die Messung erfolgt berührungslos und zerstörungsfrei. Die entscheidenden Vorteile dieser Technik liegen in der Schnelligkeit, Genauigkeit und dem Bereitstellen von Informationen über die Homogenität der Silikonschicht.

Der Einsatz der Reflektometrie für die Charakterisierung von dünnen Schichten ist weit verbreitet. Dennoch stellt die Messung von Schichten in einer Spritze zahlreiche Herausforderungen an die Entwicklung. Die Schichten sind sehr dünn und die Messungen sind durch die Spritzenwand an einer gekrümmten Fläche automatisch durchzuführen.

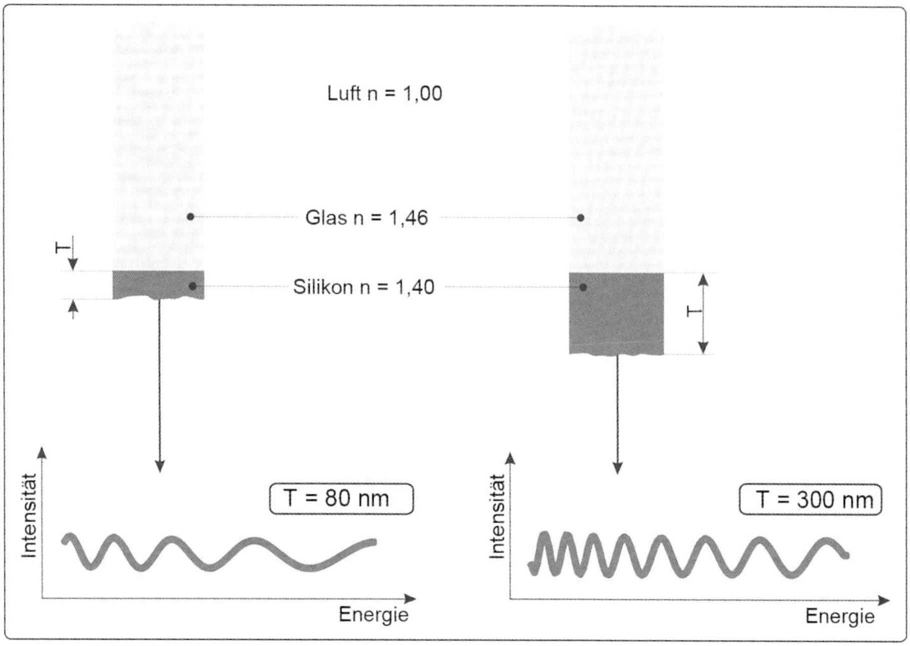

Abb. 1. Schematische Darstellung des Messprinzips. Im linken Teilbild ist der Fall der Interferenz einer dünnen Silikonschicht dargestellt. Je dünner die Schicht, desto weniger Maxima sind zu beobachten. Im rechten Teilbild ist der Fall einer dicken Silikonschicht mit einer größeren Anzahl von Maxima zu sehen (Quelle der Abbildungen: der Autor).

Im Experiment wird das Layer-Explorer-System eingesetzt. Das System besteht im Wesentlichen aus einem Mikroskop, das über den Auflichtkanal das Licht einer starken und insbesondere stabilen Weißlichtquelle (Halogenlampe 200 W) auf die innere Silikonschicht der Spritze fokussiert. Um den Effekt der Krümmung zu minimieren, wird ein 20x-Objektiv eingesetzt. Daraus resultiert ein Messfleck mit einem Durchmesser von ca. 50 μm. Das reflektierte Signal wird nach der Tubuslinse des Mikroskops in eine Faser eingekoppelt und mit einem Spektrometer in einem Bereich zwischen 400 und 800 nm mit einem Zeilendetektor detektiert. Das Signal wird mithilfe der nichtlinearen Fitprozedur (Levenberg-Marquardt) an Gleichung (1) angepasst. Die Analysezeit pro Messpunkt liegt bei 1–5 s.

$$2 \cdot D \cdot n_D = \frac{\lambda_{max1} \cdot \lambda_{max2}}{\lambda_{max1} - \lambda_{max2}} \qquad (1)$$

D = Schichtdicke der Silikonschicht

n_D = Brechungsindex der Schicht

l_{max1} = Wellenlänge des ersten Interferenzmaximums

l_{max2} = Wellenlänge des zweiten Interferenzmaximums

Die Schichtdicke, die sich aus der Reflexionsmessung ergibt, enthält nur die Schichtdickeninformation dieses Messpunktes. Zur Messung der Silikonölverteilung wird daher eine frei zu definierende Anzahl von Messpunkten entlang des Spritzenkörpers ausgewählt. Üblicherweise wird pro mm ein Messpunkt gewählt. Die Spritze wird softwaregesteuert an jede Messposition gefahren und die Punktmessung wird durchgeführt. Als Ergebnis einer Messung erhält man eine Vielzahl von Schichtdickenmesswerten entlang des Spritzenkörpers. Dies ist in Abb. 2

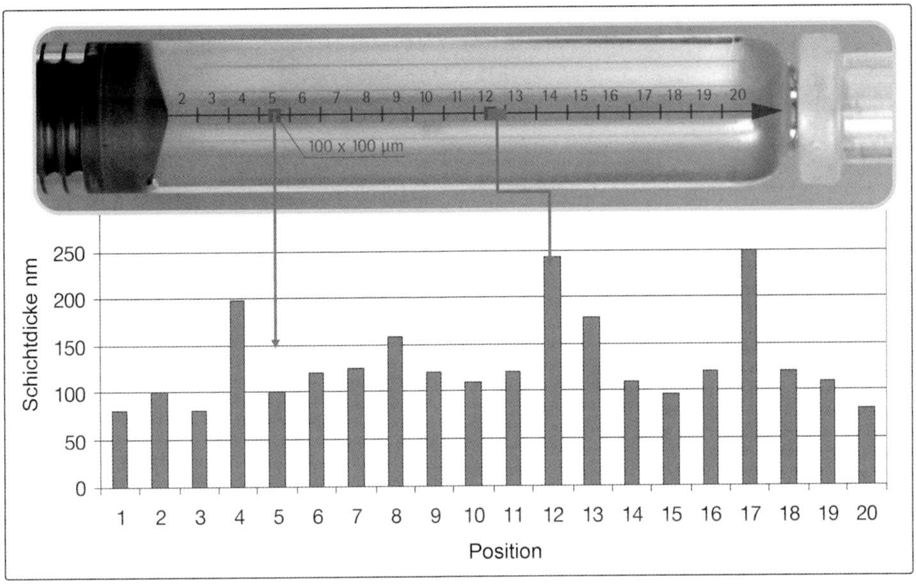

Abb. 2. Schematische Darstellung einer Messung. Entlang des Spritzenkörpers werden Messpunkte mit einer Spotgröße von $100 \times 100\,\mu m$ aufgenommen und jeweils die Schichtdicke berechnet. Die Messwerte der einzeln ermittelten Schichtdicken werden in Abhängigkeit von ihrer Position dargestellt.

dargestellt. Aus diesen einzelnen Messwerten lassen sich durch Mittelwertbildung und Bezug auf die Spritzenoberfläche Silikonölmengen berechnen.

Zusätzliche Informationen bietet das mikroskopische Interferenzbild. Ein optisches Interferenzbild erhält man durch die Aufnahme des mikroskopischen Bildes in der Silikonschicht mit einer CCD-Kamera unter Einsatz von entsprechenden Filtern und einer weiteren computertechnischen Spreizung des Bildes.

Der Wert dieser Aufnahmen liegt weniger in der quantitativen Auswertung als vielmehr in dem besseren Verständnis und der besseren Interpretation der erhaltenen Messwerte. Jede Farbe entspricht hier ebenfalls einer Schichtdicke. Allerdings lassen sich die Farben nicht eindeutig einer Schichtdicke zuordnen. Ein schneller Farbwechsel zeigt eine schnelle Änderung der Schichtdicke an, während ein langsamer Farbwechsel (hier sind langsam und schnell räumlich zu verstehen) auf eine homogene Schicht hinweist. Durch die Kombination der Schichtdickeninformation ist es dem Bediener möglich, die Ergebnisse der Schichtdickenmessung zu verifizieren oder aber besser zu verstehen.

Exemplarisch sei dies an Abb. 3 diskutiert. In dem ersten Teilbild ist ein häufiger Farbwechsel zu erkennen. In der Mitte erkennt man ein tropfenförmiges Gebilde, das auf eine starke Inhomogenität hinweist und das Auftreten von z. T. sehr hohen Messwerten erklärt. Im Bereich der Nadel ist lediglich eine homogene dunkle Färbung zu erkennen, die auf eine sehr dünne, aber homogene Schicht hinweist.

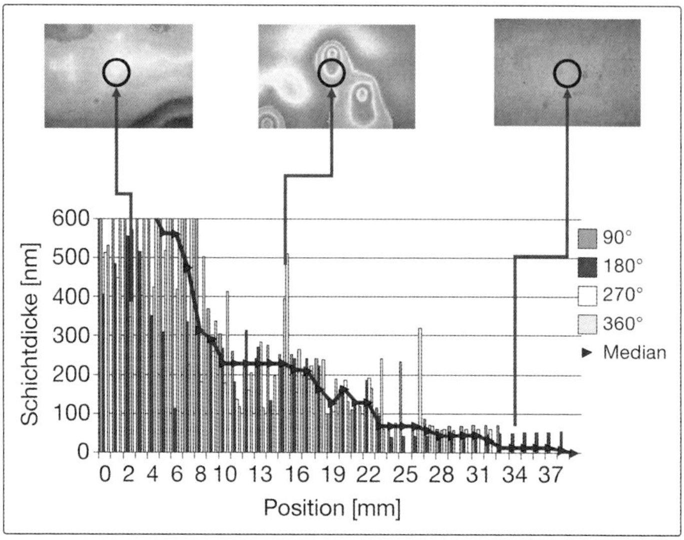

Abb. 3. Beispiel für eine typische Silikonverteilung einer Spritze, die mit einer statischen Düse silikonisiert wurde. Es wurden 40 Messungen entlang einer Linie beginnend an der Fingerauflage durchgeführt. Radiale Inhomogenitäten wurden durch die Aufnahme von insgesamt 4 Linien in 90, 180, 270 und 360° durchgeführt. 3 ausgewählte Messpunkte sind zusätzlich mit mikroskopischen Fotos korreliert. Der Messpunkt für das mittlere Foto zeigt einen besonders hohen Messwert und ist darauf zurückzuführen, dass dieser Wert im Bereich einer tropfenförmigen Inhomogenität liegt.

3. Qualifizierung

Die Schichtdickenmessungen können nicht mit definierten Silikonölstandards verifiziert werden, da diese weder definiert hergestellt werden können noch eine ausreichende Stabilität besitzen. Aus diesem Grund werden Glassubstrate mit einem definierten Coating bedampft und zusätzlich ellipsometrisch charakterisiert. Die zusätzliche Charakterisierung gewährleistet bei Bedarf auch die Traceability der Messwerte.

Zur Ermittlung des Messfehlers des Systems wird die Wiederholbarkeit der Standardmesswerte für unterschiedliche Schichtdicken durchgeführt. Eine Aufstellung ist in Tab. 1 zu sehen. Die relative Standardabweichung liegt im Bereich von 3–5,5 %.

Tab. 1. Reproduzierbarkeit von 6 Messungen einer Spritze entlang einer Linie mit 40 Messpunkten für eine Spritze, die ölig (A) bzw. nach dem „Baked-in"-Prozess silikonisiert wurde.

Messung	Schichtdicke (nm)	
	A	B
1	248	74
2	247	75
3	227	81
4	210	77
5	225	75
6	239	79
Mittelwert	232,67	76,83
Standardabweichung	14,73	2,71
Relative Standardabweichung	6,33	3,53

Die Wiederholbarkeit der Messungen lässt eine größere Standardabweichung erwarten, da sich zusätzlich zum Messfehler an sich die Positioniergenauigkeit in der relativ inhomogenen Silikonschicht der Spritze bemerkbar macht. Typische Werte der Standardabweichung liegen hier im Bereich von 5–7 %, wobei diese stark von der Schichtdicke und der Homogenität der Silikonschicht abhängen. Wesentlich für die Verwendbarkeit der Daten ist die Korrelation mit Silikonmengen, die bislang routinemäßig zur Charakterisierung der Silikonisierung erhoben werden. Abbildung 4 zeigt die Korrelation der Silikonmenge, die mittels Toluol-Extraktion und anschließender AAS-Analyse gewonnen wurde, mit den Messwerten der Silikonschichtdicke und der entsprechenden hochgerechneten Silikonmenge. Es lässt sich eine gute lineare Korrelation erkennen. Systematisch sind die durch Schichtdickenbestimmungen erhaltenen Messwerte im Vergleich zu den AAS-Messungen niedriger. Die Ursache für diesen Befund ist noch nicht endgültig geklärt.

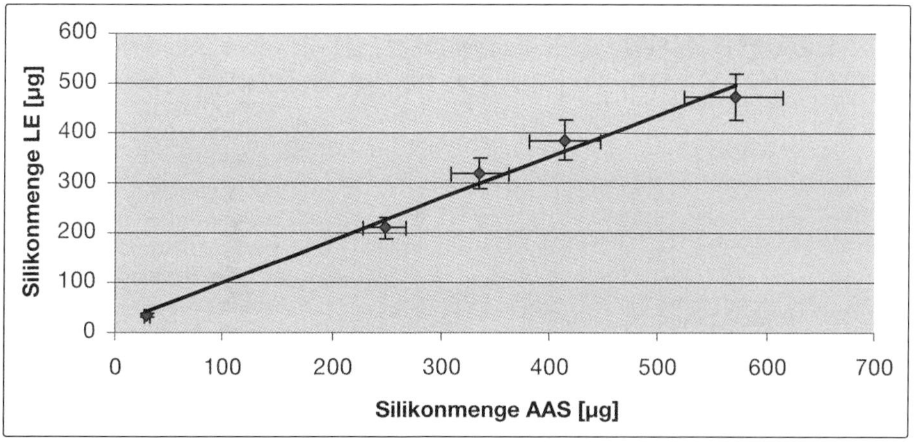

Abb. 4. Korrelation der Silikonmenge, die aus der Extraktion von jeweils 2 × 3 Spritzen (1 ml) mit Toluol und der nachfolgenden Siliziumbestimmung mit AAS erhalten wurde. Die Schichtdicken der Spritzen wurden zuvor mit 6 Linien mit 40 Messpunkten charakterisiert und die Silikonmenge entsprechend der Spritzengeometrie hochgerechnet.

4. Anwendungen

Die Reflexionsmessungen eignen sich sehr gut, um die bisher durchgeführten Homogenitätsmessungen mit Glaspulver zu substituieren. Ein Vorteil besteht in der besseren Dokumentierbarkeit der Schichtdickenmessung. Noch wertvoller ist jedoch die gleichzeitige Bestimmung der Silikonmenge und Schichtdickenhomogenität.

Prozessparameter wie die Verwendung von statischen oder dynamischen Düsen bei der Silikonisierung sind leicht zu erkennen und ggf. durch die Veränderung von Parametern wie die Eintauchtiefe weiter zu verbessern. Insbesondere bei der Verwendung von Silikonöl im Vergleich zur Emulsion ist eine Optimierung der Silikonschicht durch die Variation der Prozessparameter bei gleicher Silikonmenge zu erreichen. Ein Vergleich der Silikonölverteilung bei der Verwendung einer statischen Düse mit einer eintauchenden Düse ist in Abb. 5A zu sehen. Jeder Balken repräsentiert einen Messpunkt. Entlang des 44 mm langen Spritzenkörpers wurden 40 Punkte, beginnend an der Fingerauflage, gemessen. Zur besseren Quantifizierung wurden an 3 radialen Positionen (0, 120 und 240°) 3 Messlinien mit 40 Punkten untersucht. Der Verlauf der Kurve ist charakteristisch. In Richtung der Fingerauflage ist viel Silikonöl zu finden. Der Anteil nimmt in Richtung Nadel immer weiter ab, da sich im Nadelbereich während des Einsprühens ein höherer Druck aufbaut, der eine stärkere Silikonisierung verhindert. Der Schichtdickenverlauf für die dynamische Düse ist in Abb. 5B zu sehen. Durch das Eintauchen der Düse wird eine gute Silikonisierung auch des letzten Drittels der Spritze erreicht.

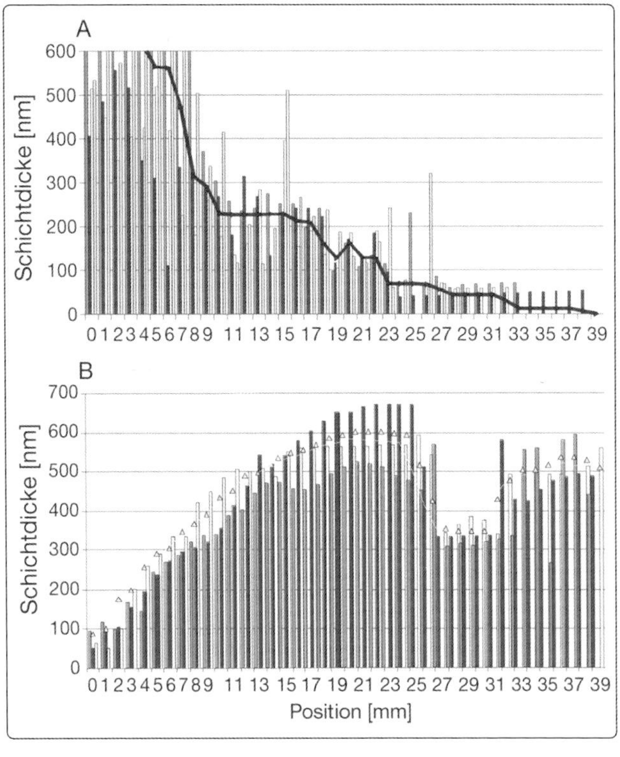

Abb. 5. Unterschiede in der Silikonverteilung durch verschiedene Prozessbedingung. Teilbild A zeigt eine typische Silikonschichtverteilung einer statischen Düse. Typischerweise findet sich im ersten Drittel der Spritze viel Silikonöl. In Teilbild B ist die Silikonölverteilung einer Spritze gleicher Geometrie dargestellt, die mit einer dynamischen Düse hergestellt wurde. Hier ist auch im Bereich der Nadel eine gute Silikonisierung sichtbar.

Eine interessante Auffälligkeit zeigt sich bei der Lagerung der ungefüllten Spritzen. Die im Folgenden untersuchten Spritzen wurden horizontal gelagert. Die ersten Messungen wurden ca. 24 h nach der Silikonisierung mit dem Silikonöl Dow Corning 360 MD durchgeführt. Es wurden Schichtdicken von ca. 350 nm gemessen. Eine weitere Messreihe wurde ca. 3 Tage später durchgeführt. Es zeigt sich deutlich eine Anreicherung von bis zu 1 600 nm des Silikonöls am Boden (Abb. 6) der horizontal gelagerten Spritze. Das Silikonöl verteilt sich mit einer relativ kurzen Zeitkonstante von wenigen Tagen um. Dies ist umso stärker ausgeprägt, je mehr Silikon bei der Silikonisierung verwendet wird. Eine Beeinträchtigung der Funktionsweise dieser Spritzen konnte nicht festgestellt werden. Es sollte allerdings in diesem Zusammenhang beachtet werden, dass üblicherweise die silikonisiert gelieferten „Ready-to-use“-Spritzen mit der Nadel nach oben lagernd geliefert und aufbewahrt werden. Für diesen Fall ist mit einer unbeabsichtigten Umverteilung des Silikonöls in Richtung Fingerauflage zu rechnen.

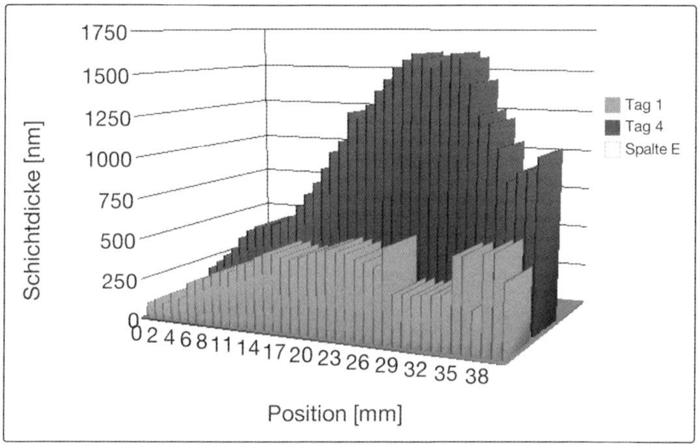

Abb. 6. Änderung der Silikonölverteilung direkt nach der Silikonisierung (24 h) und nach 4 Tagen horizontaler Lagerung. Es ist eine deutliche Zunahme der Silikonschicht durch eine Umverteilung des Silikonöls ersichtlich.

Betrachtet man den Verlauf der Silikonölschichtdicke entlang einer Linie, so fällt in vielen Fällen eine größere Zahl von Werten auf, die stark vom Mittelwert abweichen. Die weitergehende Untersuchung dieser Messwerte zeigt, dass sich innerhalb des Spritzenkörpers tropfenförmige Inhomogenitäten (Abb. 3) ausbilden, die eine Größe von mehreren µm erreichen und vermutlich tatsächlich zur Bildung von Silikontropfen bzw. Partikeln führen. Auch dieser Effekt ist stärker ausgeprägt, je mehr Silikonöl verwendet wird. Für „Baked-in“-Silikonschichten werden nur etwa 20–30 % der Silikonmenge eingesetzt, die üblicherweise bei der öligen Silikonisierung eingesetzt wird. Dies spiegelt sich auch in den Silikonschichtdicken wider, die üblicherweise im Bereich von 50–90 nm liegen (Abb. 7) Auffällig ist auch die vergleichsweise gleichmäßige Verteilung des Silikons, die praktisch keine mikroskopische Inhomogenität in Form von Silikontropfen aufweist.

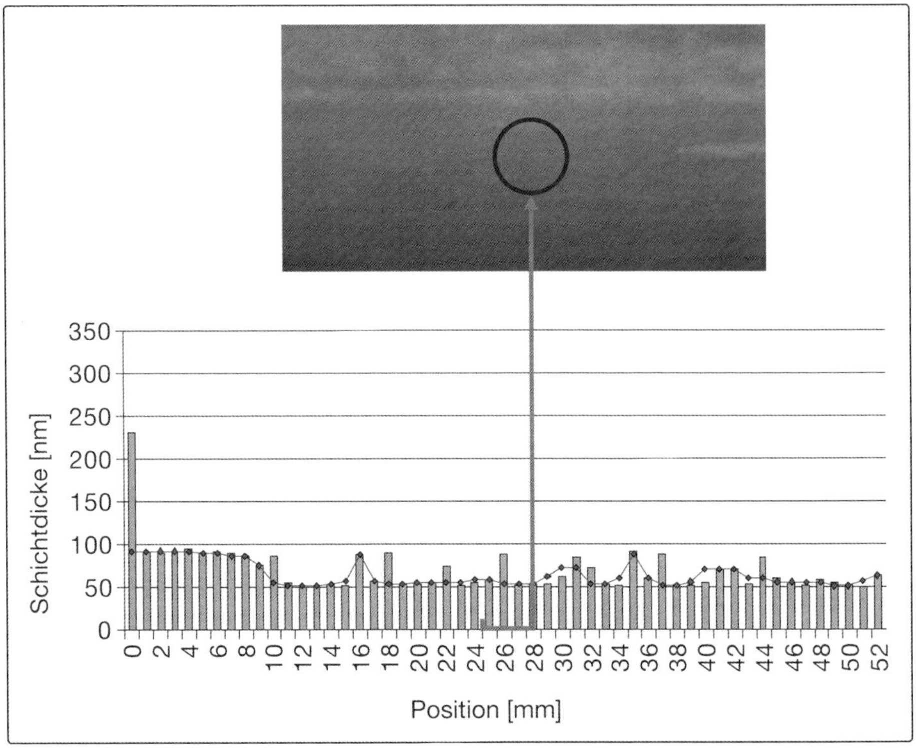

Abb. 7. Darstellung einer typischen Silikonölverteilung in einer Spritze, die nach dem „Baked-in"-Prozess silikonisiert wurde. Die Schicht ist sehr homogen und wie zu erwarten mit 80 nm sehr dünn.

Der Messbereich der Technik kann durch die Kombination mit der Methode der Laserinterferometrie auf Schichtdicken bis zu 20 nm ausgeweitet werden. Dies erschließt den Bereich von nahezu allen eingebrannt silikonisierten Schichten [10].

Neben den oben angeführten Anwendungsbeispielen wurde die Technik angewandt, um die Interaktion von Silikonschichten mit oberflächenaktiven Substanzen und den Zusammenhang von Gleitreibung und ansteigenden Partikelzahlen während der Lagerung aufzuklären [11,12]. Weiterhin konnten Weißlicht-interferometrische Messungen die Entwicklung vernetzter Silikonschichten für Spritzen unterstützen [13,14]. Vergleichende Untersuchungen mit verschiedenen Geräten an verschiedenen Spritzen und die Korrelation mit anderen Techniken, wie die Fourier-Transform-Infrarotspektrometrie (FTIR) oder Laserscanning-Mikroskopie, lieferten vergleichbare Ergebnisse und bestätigten die Einsatzmöglichkeit für Routineuntersuchungen [15,16].

5. Fazit

Die Reflektometrie erweist sich als eine schnelle und aussagekräftige Methode zur Charakterisierung von Silikonschichten in Spritzen. Durch die gute Korrelation mit Silikongehaltsbestimmungen können sowohl quantitative Aussagen über die Silikonmenge als auch über die Silikonverteilung getroffen werden. Weiterhin lassen sich Prozessänderungen anhand der Daten belegen.

Literatur

[1] Noll W. Chemie und Technologie der Silicone. 2. Aufl. Weinheim/Bergstr.: Verlag Chemie GmbH; 1968.

[2] Smith AL. Analysis of Silicones. Chemical Analysis, Vol. 41. London: John Wiley & Sons; 1974.

[3] Riffkin C. Siliconization of parenteral Packaging Components [panel discussion]. Bull Parenter Drug Assoc. 1968;22(2):66–75.

[4] Mundry T. Einbrennsilikonisierung bei pharmazeutischen Glaspackmitteln. Analytische Studien eines Produktionsprozesses. Berlin: Dissertation Humboldt-Universität; 1999.

[5] Smith EJ, Henley MW, Adams EF. Siliconization of Parenteral Drug Packaging Components. Technical Report No. 12. J Parenter Sci Technol. 1988(42);4S(Suppl).

[6] Rieder M. Steinbach HH. Silikonisierte Glasoberflächen – Ihre Eigenschaften unter besonderer Berücksichtigung des Hydrophobeffektes. Glastechn Ber. 1978;51 (3):55–61.

[7] Dow Corning Corporation. Siliconization with Dow corning Medical Materials [user guide]. Midland: Dow Corning; 1983.

[8] Peters A. Einige Aspekte des physikalischen Verhaltens von Fiolax-Glas bei der Ampullierung. Pharm Ind. 1972;34:881–946.

[9] Garton A, Stolow A, Wiles DM. Infrared spectroscopic characterization of surface coatings on glass fibers. J Mater Sci. 1981;16:3211–3214.

[10] Barco J. Glide into Stability Studies with Bouncer [Internet]. Cranbury, NJ: Spectoscopy; 2020. Abrufbar unter: https://unchained-labs.cn/wp-content/uploads/2021/11/SPEC1120UnchainedLabs1InternalBouncerES.pdf.

[11] Coralie AR, Tingting W, Sarah LC. Using First Principles to Link Silicone Oil/Formulation Interfacial Tension with Syringe Functionality in Pre-Filled Syringes Systems. J. Pharm. Sci. 2020(109:10);3006–3012.

[12] Coralie AR, Tingting W, Xia D, Galen HS. Impact of Surfactants on the Functionality of Prefilled Syringes, J. Pharm. Sci. 2020;109(11):3413–3422.

[13] Thakare T, Schmidt T, Rupprechter O, Leibold J, Stemmer S., Mischo A., Bhattacharjee D, Prazeller P. Can Cross-Linked Siliconized PFS Come to the Rescue of the Biologics Drug Product? J. Pharm. Sci. 2020;109(11):3340–3351.

[14] Baseggio C, Callegari C, Barichello E. Single-Use Systems Enhance Flexibility. BioPharm International 2021;34(11):25–28.

[15] SafiaLotfi S, Montagner F, Proff C, Dreher S, Grauschopf U et al. Method Comparison Study – One Step Forward toward Robust Silicone Layer Thickness Measurements. PDA J. Pharm. Sci. Technol 2021;75(6):474–489.

[16] Loosli V, Germershaus O, Steinberg H, Dreher S, Grauschopf U, Funke S. Methods to Determine the Silicone Oil Layer Thickness in Sprayed-On Siliconized Syringes. PDA J. Pharm. Sci. Technol. May 2018:72(3);278–297.

Der Link wurde zuletzt abgerufen am 12. Dez. 2025.

Korrespondenz: Dr. Markus Lankers, mibic GmbH & Co KG, Ostendstr. 25, 12459 Berlin, E-Mail: markus.lankers@mibi-c.com

Qualifizierung/Validierung

- *Dekontaminationsprozesse in Pharmaisolatoren*
- *Aseptischer Transfer von Ready-to-Use-Behältnissen im Hinblick auf EU-GMPAnnex-1-Anforderungen*
- *Mikrobiologische Aspekte bei der Qualifizierung einer Fertigspritzenlinie mit E-Beam-Tunnel in Isolatorbauweise*

Dekontaminationsprozesse in Pharmaisolatoren

Frank Lehmann,
SKAN AG, Allschwil
(Schweiz)

Zusammenfassung

Der Einsatz von Isolatoren bei der Herstellung von sterilen Arzneimitteln liegt seit Jahren im Trend und hat mit der Veröffentlichung des neuen Annex 1 des EG-GMP-Leitfadens einen weiteren deutlichen Schub erhalten. Dies ist verständlich, da Isolatoren oder komplett automatisiert dekontaminierte Reinräume mit einem konsequent betriebenen RABS-System ohne Open-Door-Eingriffe die sicherste Hintergrundumgebung für die aseptische Verarbeitung bieten. Der Kernprozess bei der Anwendung der Isolatortechnologie ist die vollautomatische Dekontamination, die mit verschiedenen Methoden durchgeführt werden kann. So unterschiedlich die Methoden auch sind, sie beruhen alle auf dem gleichen Wirkprinzip, der Evaporation von flüssigem zu gasförmigem Wasserstoffperoxid, das sich als das am besten geeignete Dekontaminationsmittel erwiesen hat. Ein tiefes und grundlegendes Verständnis des Prozesses ist Voraussetzung für eine sichere, robuste, effiziente und wirksame Dekontamination und damit für die Gewährleistung der bestmöglichen aseptischen Bedingungen.

Abstract

Decontamination processes in pharmaceutical isolators

The use of isolators in the manufacture of sterile medicinal products has been a trend for years and has received a further significant boost with the publication of the new Annex 1 to the EC GMP Guideline. This is understandable, as isolators or completely automated decontaminated cleanrooms with a consistently operated RABS system without open door interventions offer the safest background environment for aseptic processing. The core process in the application of isolator technology is fully automated decontamination, which can be performed using different methods. As different as the methods are, they are all based on the same active principle, the evaporation of liquid to gaseous hydrogen peroxide, which has proven to be the most suitable decontamination agent. A deep and fundamental understanding of the process is a prerequisite for safe, robust, efficient and effective decontamination and thus for ensuring the best possible aseptic conditions.

Key words Isolator · aseptische Verarbeitung · Dekontamination · Bioindikator · Wasserstoffperoxid · Sterility Assurance Level · Annex 1

1. Isolatortechnologie voll im Trend

Die Isolatortechnologie hat im Laufe der letzten beiden Jahrzehnte einen verdienten und unumstritten festen Platz in der Pharmaindustrie erlangt, sowohl bei der Herstellung als auch bei der Qualitätskontrolle von sterilen Arzneimitteln. Dem trägt auch der im Aug. 2022 veröffentlichte Annex 1 zum EG-GMP-Leitfaden Rechnung, der den Einsatz von Barrieretechnologie klar empfiehlt, da damit der Schutz des Produkts vor potenziellen Kontaminationen in Form von Endotoxinen/Pyrogenen, Partikeln und mikrobiellen Verunreinigungen, verursacht durch z. B. Personal, Materialien oder Umgebung, deutlich erhöht wird [1]. Konsequenterweise wird im Annex 1 zum EG-GMP-Leitfaden für den Einsatz anderer Umgebungsbedingungen eine explizite Begründung gefordert. Die Barrieretechnologie, die eine aseptische Hintergrundumgebung für das Handling von Produkt unter Vermeidung von dessen Kontamination bereitstellt und eine automatisierte Dekontamination, einen unidirektionalen Luftstrom sowie einen Druckgradienten beinhaltet, erhält damit nochmals einen zusätzlichen Push. Bei direktem Vergleich der Barrieresysteme stellen Isolatoren im Gegensatz zu Restricted-Access-Barrier-Systemen (RABS) eine geschlossene und strikte physikalische Barriere zwischen Umgebung und dem aseptischen Bereich dar, in dem das sterile Produkt verarbeitet wird. Während der Produktion ist der Zugang zum Innenraum des Isolators nur über Handschuhe und validierte Transfersysteme möglich. Folglich ist mit Isolatoren nochmals ein deutlich besserer Sterility Assurance Level (SAL) zu erreichen, als dies mit dem Einsatz von RABS möglich wäre. Eine Ausnahme bildet hier nur ein konsequent betriebenes RABS-System, das das aseptische Rüsten der Abfüllmaschine A/B inkl. der sterilisierten RABS-Handschuhe sowie eine anschließende sporizide Dekontamination des kompletten A-/B-Raums inkl. der gerüsteten Anlage einschließt, in dem Mitarbeiter in RKB-Bekleidung den Reinraum nach Belüftung betreten und ein Öffnen der Barriere nicht zulässig ist. In Abb. 1 sind die verschiedenen Umgebungsbedingungen mit den korrespondierenden SAL-Werten zusammenfassend dargestellt. Liegt der Fokus auf der Arzneimittelsicherheit, dann nimmt der Isolator bei der aseptischen Herstellung den Spitzenplatz ein [2].

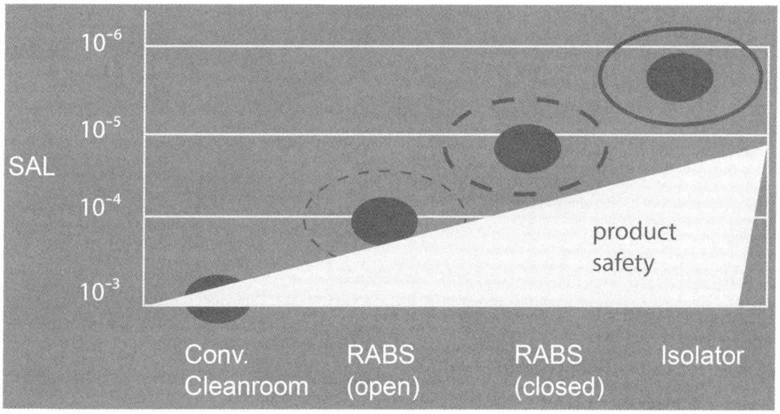

Abb. 1. Umgebungsbedingungen und korrespondierende SAL-Werte (Quelle: SKAN AG).

2. Anforderungen an die Dekontamination

Das Herzstück eines jeden Isolators ist das Dekontaminationssystem, das für die Bereitstellung aseptischer Bedingungen im Inneren des Isolators sorgt. Es ist heute Standard, das Dekontaminationssystem in den Isolator vollständig zu integrieren, sodass es sich mit der Steuerungseinheit des Isolators bedienen lässt. Der Dekontaminationsprozess muss eine Reihe von regulatorischen Anforderungen erfüllen und zusätzlich insbesondere auch diejenigen, die direkt aus der Praxis, also vom Anwender, kommen.

Die wesentlichen Anforderungen aus Anwendersicht lassen sich in mehreren Punkten zusammenfassen:

- Der Bioburden im Isolatorinneren soll auf ein akzeptables Niveau reduziert werden. In der Regel wird hier eine Reduktion von mindestens 6 Log-Stufen erwartet.
- Die sporizide Wirksamkeit, also die zuverlässige Abtötung von bakteriellen Sporen, wird vorausgesetzt.
- Die Dekontamination soll automatisiert und damit bedienerunabhängig erfolgen.
- Der Prozess soll robust und vor allem validierbar sein.
- Das Dekontaminationsmittel soll am Ende des Prozesses entfernt werden, sodass ein negativer Einfluss auf Operator und Produkt ausgeschlossen werden kann.
- Die Dokumentation des Prozesses in Form eines Batch-Reports soll die Anforderungen an die Datenintegrität/21 CFR Part 11 erfüllen.

Auch von Behördenseite sind klare Anforderungen definiert, wie z. B. die im FDA Aseptic Guide [3] beschriebenen:

- Der Dekontaminationsprozess soll alle Oberflächen im Isolator zuverlässig erreichen.
- Die Entwicklung des Dekontaminationsprozesses soll mit Sicherheitszuschlägen erfolgen, um das Vertrauen in die Robustheit des Prozesses zu stärken.
- Eine Reduktion von 4–6 Log-Stufen wird erwartet.

In ergänzenden Guidelines wird darauf hingewiesen, dass eine Log-Reduktion von 6 Stufen meist angewendet wird, auch wenn dies nicht explizit gefordert wird [4].

Um eine Log-Reduktion zu belegen, führt kein Weg am Einsatz von Bioindikatoren vorbei.

3. Leistungsnachweis mit Bioindikatoren

Um die zuverlässige Log-Reduktion und damit die Wirksamkeit des Dekontaminationsprozesses nachzuweisen, werden Bioindikatoren eingesetzt. Dabei handelt es sich um einen definierten Testorganismus, der mit einer spezifischen Ausgangskonzentration auf einem Trägermaterial aufgebracht wird. Dieser inokulierte Träger wird durch eine Primärverpackung vor Zerstörung und Kontamination geschützt. Der Bioindikator soll eine definierte Resistenz gegenüber einer spezifizierten Inaktivierungsmethode aufweisen [5]. Die Definition der Resistenz von Bioindikatoren basiert auf der Ausgangspopulation des Testorganismus, dem

D-Wert und der Annahme einer linearen Abtötungskinetik bei stabilen Inaktivierungsbedingungen. Der D-Wert (angegeben in Minuten) gibt dabei die erforderliche Zeit an, die benötigt wird, um die Reduktion von 1 Log-Stufe zu erreichen, damit also 90 % der vorhandenen Mikroorganismen abzutöten. Grundvoraussetzung hierbei ist, dass die Inaktivierung der Bioindikatoren tatsächlich einem definierten Modellverhalten folgt:

Zu Beginn der Inaktivierung und bis zu einer definierten Expositionszeit, der sogenannten „Survival Time", zeigen Bioindikatoren gemäß dem Modellverhalten Wachstum. Bei fortschreitender Inaktivierung folgt das Zeitfenster „Fractional Field", in dem Wachstum von Bioindikatoren auftritt, die nicht vollständig abgetötet wurden. Es sind aber parallel auch Bioindikatoren vorhanden, die kein Wachstum mehr zeigen, weil hier die vollständige Inaktivierung bereits stattgefunden hat. Bei weiter steigender Inaktivierung wird dann der Bereich der „Kill Time" erreicht, bei dem kein Wachstum von Bioindikatoren mehr auftritt. Abb. 2 stellt dies zusammenfassend grafisch dar.

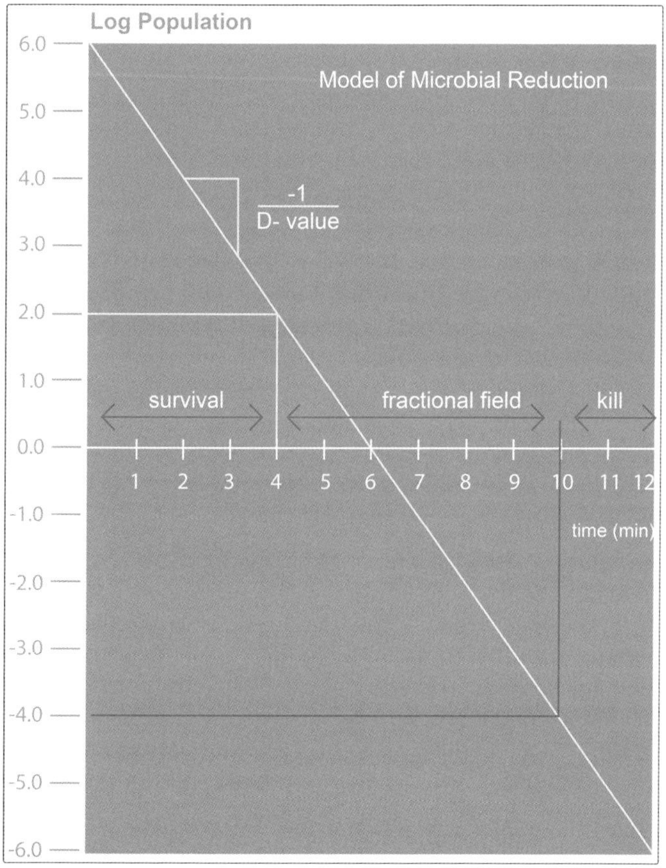

Abb. 2. Inaktivierungsverhalten von Bioindikatoren (Quelle: SKAN AG).

Beim Prüfen der Inaktivierung von Bioindikatoren werden gleich 5 Worst-Case-Faktoren miteinander kombiniert:

- Der Worst-Case-Faktor 1 wohnt dem verwendeten Mikroorganismus selbst inne. Es soll der Testkeim mit der stärksten Resistenz gegenüber dem Inaktivierungsmittel eingesetzt werden. Die Rationale dahinter: Wenn dieser Mikroorganismus im Dekontaminationszyklus abgetötet werden kann, dann ist davon auszugehen, dass alle anderen Mikroorganismen auch, und zwar leichter und schneller, abgetötet werden können. Als Worst-Case-Mikroorganismen werden daher in der pharmazeutischen Industrie seit jeher Bazillen-Sporen eingesetzt, die gegenüber allen möglichen Umgebungsbedingungen die höchste Resistenz zeigen. Zum Nachweis des Abtötungserfolges im Isolator mithilfe von Wasserstoffperoxid hat sich *Geobacillus stearothermophilus* als Worst-Case-Testorganismus erwiesen.

- Der Worst-Case-Faktor 2 drückt sich in der Anzahl der Sporen aus, die auf dem Trägermaterial aufgebracht sind. Verwendet wird eine Konzentration von mindestens 10^6 koloniebildenden Einheiten (KBE). Diese Konzentration bildet keine realistische Keimbelastung ab, sondern liegt sehr deutlich darüber.
- Worst-Case-Faktor 3 kommt hinzu: Beim Einsatz einer so hohen Keimbelastung von mindestens 10^6 KBE pro Träger wird unter Beachtung des oben beschriebenen Inaktivierungsmodells sehr deutlich, dass selbst beim Erreichen einer Reduktion um 6 Log-Stufen tatsächlich ein Wachstum von Bioindikatoren auftreten kann. Die zu erwartenden Ergebnisse in Bezug auf das Wachstum der Bioindikatoren befinden sich hier im fraktionalen Bereich. Auch wenn die geforderte Log-Reduktion mathematisch nachgewiesen werden könnte, wird in der Praxis auf eine wissenschaftliche Argumentation verzichtet und stattdessen die Prozesssicherheit nochmals erhöht, indem ein Total Kill der Population von 10^6 KBE gefordert wird. Das heißt, alle Bioindikatoren sollen vollständig abgetötet werden. In Abb. 2 ist abzulesen, dass damit in der Praxis eine Reduktion von mindestens 10 Log-Stufen erwartet wird und erreicht werden soll.
- Der Worst-Case-Faktor 4 spiegelt sich in der Anzahl der eingesetzten Bioindikatoren im Isolatorinnenraum wider. Durch den Einsatz mehrerer Bioindikatoren wird die ohnehin hohe partielle mikrobielle Belastung eines einzelnen Trägers nochmals deutlich erhöht.
- Der Worst-Case-Faktor 5 betrifft die Positionierung der Bioindikatoren. Die Anforderung, die an einen Dekontaminationszyklus gestellt werden muss, ist ganz klar die, dass Bioindikatoren an allen Positionen im Isolator hinreichend mit H_2O_2 abgetötet werden können, auch eben an Positionen, die u. U. nicht so leicht zugänglich sind.

In der Konsequenz bedeutet dies, dass der Dekontaminationsprozess so entwickelt sein muss, dass eine unrealistisch hohe Menge an bakteriellen Sporen an jeder beliebigen Stelle im Innenraum des Isolators zuverlässig abgetötet wird. Die Frage, ob eine solch massive Kontamination die alltägliche Situation abbildet oder weit über das Ziel hinausschießt, wird wie bei anderen Verfahren (z. B. bei der Sterilisation von Bioindikatoren im Autoklav) aus Gründen der Arzneimittelsicherheit gar nicht erst gestellt. Aus rein mikrobiologischer Sicht betrachtet ist die Wirkung des Dekontaminationszyklus mit der einer Atombombe auf kleinstem Raum vergleichbar.

Der Leistungsnachweis des Dekontaminationsprozesses gelingt in der Praxis nur dann, wenn qualitativ hochwertige Bioindikatoren eingesetzt werden, die zuverlässige Ergebnisse zur Inaktivierung liefern. Das Modellverhalten der eingesetzten Bioindikatoren, das das Survival-, Fractional- und Kill-Field abbildet, ist für die zuverlässige Bestimmung des D-Werts unabdingbare Voraussetzung. Eine hohe Qualität der Bioindikatoren lässt sich mit standardisierten Testbedingungen, die auf die Isolatorumgebung abgestimmt sind und in einem unabhängigen Referenzsystem überprüft werden, sicherstellen.

4. Dekontaminationsmittel Wasserstoffperoxid (H_2O_2)

Zur Oberflächendekontamination in der Isolatorkammer kommen prinzipiell sämtliche sporiziden Dekontaminationsprozesse in Frage. Eine Anwendung in gasförmiger, dampfförmiger oder flüssiger Form ist denkbar, vorausgesetzt, die zuverlässige Abtötung von Mikroorganismen inkl. Sporen wird erreicht. Durchgesetzt hat sich der Einsatz von Wasserstoffperoxid als Dekontaminationsmittel der Wahl, obwohl grundsätzlich Alternativen zur Verfügung stehen wie z. B. Peressigsäure oder Gemische aus Peressigsäure und Wasserstoffperoxid, Ozon und Chlordioxid. Für den Einsatz von Wasserstoffperoxid gibt es mehrere Gründe, von denen die wesentlichen im Folgenden aufgelistet sind:

- Es besitzt eine breite, nicht spezifische Aktivität gegenüber Mikroorganismen.
- Es greift als Oxidationsmittel viele zelluläre Ziele, wie Proteine, Lipide oder die DNA, an und ist wirksam gegenüber Sporen.
- Es hinterlässt keine toxischen Rückstände und ist sicher in der Anwendung.
- Es ist wirksam bei niedrigen Temperaturen und Normaldruck.
- Es besitzt eine gute Materialverträglichkeit und Lagerungsstabilität.
- Es ist umweltverträglich und schnell abbaubar.

Abhängig von der jeweiligen Anwendung wird Wasserstoffperoxid in verschiedenen Konzentrationen benutzt. Häufig wird eine 35%ige Lösung eingesetzt, höher konzentrierte (z. B. 50 %) werden aber ebenfalls für die Dekontamination in Isolatoren verwendet. Je nach Hersteller enthalten die kommerziell verfügbaren Wasserstoffperoxidlösungen unterschiedliche Stabilisatoren in unterschiedlichen Mengen. Diese Stabilisatoren verbleiben nach dem Evaporationsprozess als Rückstand und müssen dann durch eine geeignete Reinigungsmethode entfernt werden.

5. Dekontaminationsprinzip Evaporation

Bei der Dekontamination mit H_2O_2 handelt es sich um einen 2-Phasen-Prozess mit den Aggregatzuständen flüssig und gasförmig. Im Prinzip wird flüssiges H_2O_2 in gasförmiges umgewandelt, das dann Mikroorganismen auf den zu dekontaminierenden Oberflächen abtötet. Eine schnelle Erreichung der relativen Sättigung und auch eine Kondensation machen die Dekontamination dabei noch schneller. Der Prozess ist hochgradig wirksam und stellt eine effiziente Methode zur homogenen Adsorption von H_2O_2 auf Zieloberflächen dar. Dieser automatisierte „No-Touch"-Prozess verdankt vor allem der Validierbarkeit seine erfolgreiche Historie mit langer Expertise.

Bei der Dekontamination ist die Menge an reinem eingesetzten H_2O_2 pro Volumen im Isolator ausschlaggebend für den Wirkungsgrad [6]. Die Ausgangstemperatur, die Ausgangsfeuchte, die Luftgeschwindigkeit oder die Konzentration der eingesetzten H_2O_2-Lösung sind von nachrangiger Bedeutung. Tatsächlich kommt es darauf an, zunächst das stabile Plateau des Inaktivierungseffekts zu erreichen und dieses dann über den gewünschten Zeitraum aufrechtzuerhalten.

Schlüsselparameter sind

- die relative Sättigung mit Wasserstoffperoxid
- die Menge an H_2O_2, die durch Kondensation an die zu dekontaminierende Oberfläche gelangt
- die Kontaktzeit des H_2O_2 mit den zu dekontaminierenden Oberflächen

Ein tiefgreifendes Prozessverständnis ist entscheidend für die Entwicklung eines Dekontaminationsprozesses. Es gilt hier u. a. zu beachten, dass die eingesetzte Konzentration des flüssigen H_2O_2 im Laufe des Prozesses durch die Kondensation deutlich erhöht wird, wodurch die Wirksamkeit des komplexen 2-Phasen-Systems nochmals deutlich ansteigt. Grundsätzlich bedingt eine hohe Luftfeuchtigkeit im Prozess eine geringere Aufnahmekapazität der Luft für H_2O_2 und führt damit zu einer geringeren Effektivität. Ähnliches gilt für eine tiefere Temperatur. Der Prozess der H_2O_2-Dekontamination kann grundsätzlich sowohl mit einer hohen Luftsättigung als auch mit einer niedrigen Sättigung wirkungsvoll angewandt werden [7]. Physikalisch ist der Evaporationsprozess mit mehreren unterschiedlichen Verfahren abbildbar:

5.1 Flash Evaporation

Die Blitzverdampfung hat ihre Verfahrenssicherheit und -robustheit in über 20 Jahren erfolgreich belegt. Flüssiges H_2O_2 wird tropfenweise auf eine Heizplatte aufgebracht und dann schlagartig verdampft. Durch das Verdampfen einzelner Tropfen wird die aufgrund des unterschiedlichen Siedepunktes mögliche Separation von H_2O_2 und H_2O im Verdampfersystem verhindert. Das gasförmige Wasserstoffperoxid (H_2O_2/H_2O-Dampf) wird dann über das Trägergas Luft aus dem Plenum in den Isolatorinnenraum eingebracht, wobei es durch einen endständigen High-Efficiency-Particulate-Air(HEPA)-Filter geleitet wird, der mit dekontaminiert wird. Die Abb. 3 gibt diesen Prozess grafisch wieder.

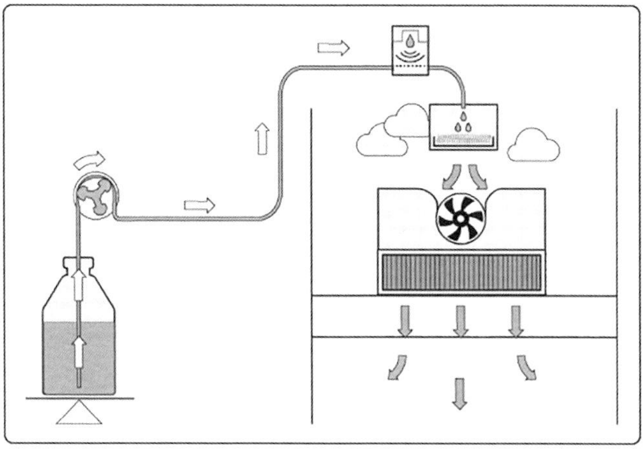

Abb. 3. Flash-Evaporation-Verfahren (Quelle: SKAN AG).

Der klassische Dekontaminationsprozess lässt sich in 4 einzelne Phasen unterteilen:

- *Vorkonditionierung*
  In dieser ersten Phase werden die Anfangsbedingungen für einen erfolgreichen Dekontaminationsprozess hergestellt. Insbesondere müssen die Temperatur und die relative Feuchte im entsprechenden Rahmen liegen.

- *Konditionierung*
  In dieser zweiten Phase erfolgt die Verdampfung des Wasserstoffperoxids nach Auftropfen des flüssigen H_2O_2 auf die Heizplatte. Das Ziel der Konditionierung ist es, eine H_2O_2-Sättigung zu erreichen, die für eine mikrobielle Reduktion ausreicht.
- *Dekontamination*
  In dieser dritten Phase soll eine stabile Dekontaminationswirkung über die Zeit erreicht werden. Technisch umgesetzt wird dies durch eine wiederholte Nachdosierung, also eine erneute Verdampfung von H_2O_2 auf der Heizplatte für einen definierten Zeitraum.
- *Belüftung*
  In dieser letzten Phase soll eine definierte Restkonzentration im Isolatorinneren erreicht werden. Dazu wird die Isolatorkammer mit HEPA-gefilterter Luft gespült und das H_2O_2 damit aus der Kammer entfernt. Bei den meisten Anwendungen reicht das Ausspülen auf 1 ppm H_2O_2-Restkonzentration aus. Es gibt aber auch Anwendungen, bei denen die Konzentration produktbedingt deutlich darunter liegen muss. In der Abb. 4 sind die einzelnen Phasen grafisch dargestellt.

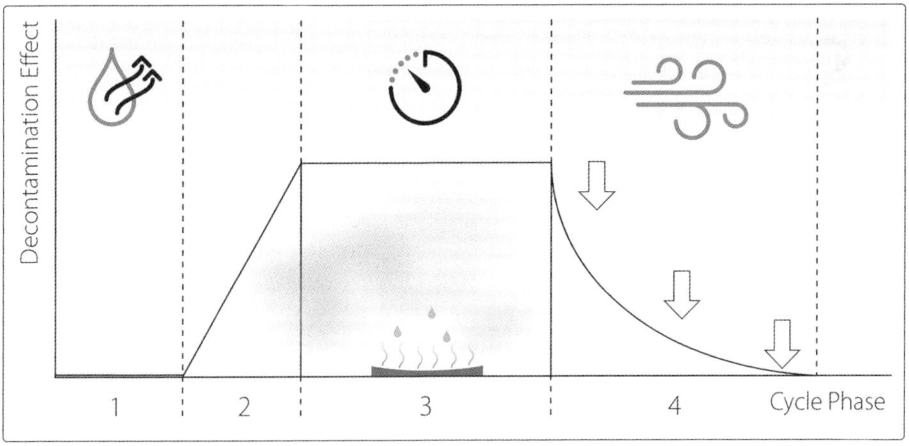

Abb. 4. Phasen des Dekontaminationsprozesses (Quelle: SKAN AG).

5.2 Flash Evaporation + Spraying

Das Grundprinzip der Blitzverdampfung wird auch hier angewandt. Allerdings erfolgt die Verdampfung hier nicht im Plenum, sondern unter Umgehung der HEPA-Filter wird Wasserstoffperoxid direkt in die Innenkammer eingebracht. Die technische Umsetzung erfolgt über eine Sprühdüse, die mittels Druckluft für die Verteilung des blitzverdampften H_2O_2 sorgt. Um eine schnellere Dekontaminationswirkung zu erreichen, wird anstatt des standardmäßig eingesetzten 35%igen Wasserstoffperoxids ein höher konzentriertes, 50%iges eingesetzt. Die erforderliche Menge an Wasserstoffperoxid ist geringer als bei der klassischen Flash Evaporation und die Zykluszeiten sind kürzer, da ein Freispülen der HEPA-Filter nicht erforderlich ist. In der Praxis angewandt wird das Verfahren Flash Evaporation + Spraying in Schleusen, bei denen es auf kürzere Zykluszeiten ankommt. Mehr und mehr wird dieses Verfahren durch das nachfolgend beschriebene und weiterentwickelte Spray-Evaporation-Verfahren ersetzt.

5.3 Spray Evaporation

Dieser Prozess unterscheidet sich physikalisch von den beiden oben genannten Methoden. In einem ersten Schritt werden Mikro-Tröpfchen mit einer entsprechend großen Oberfläche generiert (Micro Nebulization), die dann über Druckluft mit einer hohen Sprühgeschwindigkeit schnell verteilt und zum Wirkungsort transportiert werden, wo der Evaporation-Prozess erfolgt. Hier entsteht dann gasförmiges Wasserstoffperoxid, solange bis die relative Sättigung erreicht wird, was dann als Nebel sichtbar wird. In einem dritten Prozessschritt wird H_2O_2 auf den zu dekontaminierenden Oberflächen adsorbiert und die Dekontaminationswirkung entfacht.

Der Dekontaminationsprozess lässt sich ebenso in die weiter oben beschriebenen 4 Phasen aufteilen, unterscheidet sich aber in der Dekontaminationsphase. Anstatt der Nachdosierungen, die bei der Flash Evaporation zur Aufrechterhaltung der Dekontaminationswirkung erforderlich sind, handelt es sich hier lediglich um eine Wartephase ohne weiteren Einsatz von H_2O_2 vor dem Start der Belüftung. Technisch umgesetzt wird die Spray Evaporation mittels Zweistoffdüsen, die H_2O_2 und Druckluft gleichzeitig versprühen können. Da für die Dekontamination das H_2O_2 direkt in die Isolatorkammer eingebracht wird, ist sowohl der H_2O_2-Verbrauch im Gegensatz zu den oben genannten Verfahren geringer als auch die Belüftungsphase kürzer. Die für den Dekontaminationsprozess eingesetzte Menge an H_2O_2 muss ermittelt und überwacht werden, um die Robustheit und Validität des Prozesses sicherzustellen. Die Bestimmung der eingesetzten Menge kann dabei wahlweise über eine Waage oder über Durchflusssensoren erfolgen. Das Verfahren der Spray Evaporation ist in der Abb. 5 schematisch dargestellt.

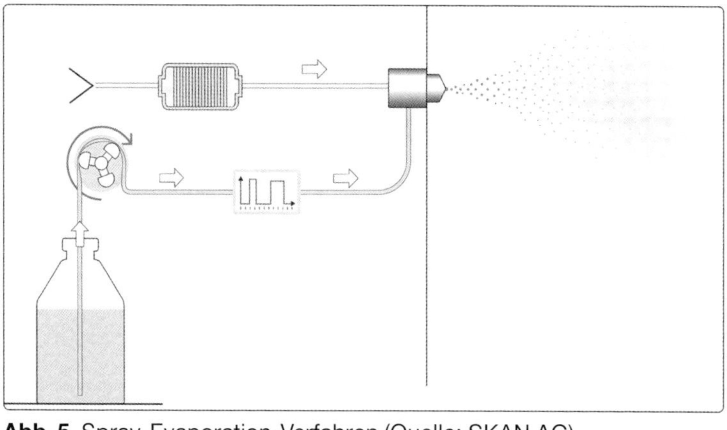

Abb. 5. Spray-Evaporation-Verfahren (Quelle; SKAN AG).

Beide Verfahren, Flash Evaporation als auch Spray Evaporation, stehen für robuste, effektive und sichere Prozesse. Die wesentlichen Unterschiede beider Verfahren lassen sich kurz zusammenfassen: Bei der Spray Evaporation wird die Verteilung von Wasserstoffperoxid durch eine berechnete Anordnung der Sprühkopfdüsen erzielt, die für eine schnelle und flexible Einbringung von H_2O_2 sorgen. Der Verbrauch an Wasserstoffperoxid ist durch die Umgehung des Plenums und die direkte Einbringung in die Isolatorkammer geringer. Damit verbunden ist auch eine kürzere Zykluszeit, da weniger H_2O_2 aus dem Isolator entfernt werden muss und zudem ein Ausspülen der HEPA-Filter entfällt.

Zusammenfassend lässt sich festhalten, dass die Technologie der H_2O_2-Evaporation bei den oben beschriebenen Verfahren zwar unterschiedlich ist, das Wirkprinzip und damit auch die Robustheit und Effektivität aber gleichwertig sind.

6. Belüftung

Die Dauer des Dekontaminationsprozesses hängt insbesondere von der 4. Phase, der Belüftung, ab. Um die gewünschte Restkonzentration an H_2O_2 am Ende des Dekontaminationsprozesses zu erreichen, muss der Innenraum des Isolators mit HEPA-gefilterter Luft freigespült werden. Die Belüftungsphase wird dabei sowohl vom Beladungsumfang als auch von der Art der eingebrachten Materialien beeinflusst. Kunststoffmaterialien inkl. mancher Handschuhmaterialien adsorbieren H_2O_2, das anschließend ausgast. Je schneller das Freispülen erfolgt, desto schneller gelangt der Isolator in den aseptischen Zustand und steht für den vorgesehenen Einsatz zur Verfügung. In den vergangenen Jahren wurden unterschiedliche Katalysatoren entwickelt, die für eine wesentliche Verkürzung der Spülphase sorgen. An der speziell behandelten Oberfläche des Katalysators wird Wasserstoffperoxid in Wasser und Sauerstoff aufgespalten. Eine Abführung dieser H_2O_2-freien Abluft nach dem Passieren des Katalysators kann direkt wieder in den Raum erfolgen, in dem der Isolator steht und aus dem er seine Zuluft erhält. Mit der neuesten Generation an Katalysatoren erfolgt der Abbau von Wasserstoffperoxid so schnell und zuverlässig, dass die Spülphase als Phase im Dekontaminationsprozess keinen limitierenden Zeitfaktor mehr darstellt. Als Beispiel sei hier ein Isolator für die Sterilprüfung genannt, der eine Dauer des Dekontaminationszyklus inkl. vorausgehendem Lecktest und inkl. der Belüftungsphase von insgesamt nur 60 min erreicht. Die Materialschleuse, die an den modular aufgebauten Isolator angeschlossen werden kann, benötigt für den Dekontaminationszyklus inkl. Spülphase lediglich 15 min.

7. Qualifizierung und Validierung

Der Kernprozess der Isolatortechnologie ist eine zuverlässige und robuste Dekontamination. Umso wichtiger ist es, dass die Funktionsweise dieses Prozesses so früh wie möglich und an mehreren entscheidenden Stellen kontrolliert wird. Eine erste Überprüfung kann mithilfe von hausinternen Tests noch vor dem Factory Acceptance Test (FAT) erfolgen. Weitere dann beim FAT und SAT, bei IQ und OQ und dann letztlich bei der Zyklusentwicklung, der mikrobiologischen Qualifizierung und der PQ. Zur Orientierung könnten erst einmal nur chemische Indikatoren eingesetzt werden, spätestens bei der Durchführung der Zyklusentwicklung werden dann aber Bioindikatoren plus chemische Indikatoren am selben Ort platziert. Eine regelmäßige Re-Qualifizierung des Isolators, bei der die Wirksamkeit des Dekontaminationszyklus belegt wird, erfolgt dann nachfolgend in festgelegten Intervallen.

8. Materialverträglichkeit und Auswahl von Konstruktionsmaterialien

Die für die Konstruktion von Isolatoren eingesetzten Materialien Edelstahl und Glas haben sich seit jeher als gut dekontaminierbar erwiesen. Bei Untersuchungen zur Abtötung von Mikroorganismen auf verschiedenen anderen Materialien konnte hingegen gezeigt werden, dass unterschiedliche Materialeigenschaften zu unterschiedlichem Resistenz- und Modellverhalten führen. Insbesondere eine poröse Oberfläche kann eine zuverlässige Abtötung von Mikroorganismen verhindern. Neben der chemischen Resistenz gegenüber dem Dekontaminationsmittel ist also auch auf die Eigenschaften der Oberflächenstrukturen zu achten, die einen erheblichen Einfluss auf den Dekontaminationserfolg ausüben [8–10]. Von daher ist die Eignung der unterschiedlichen Materialien für den Einsatz im Isolator im Vorfeld zu belegen.

9. Weiterentwicklung und Ausblick

Die Isolatortechnik hat sich in den vergangenen Jahren sehr schnell weiterentwickelt und zeigt viele bahnbrechende Neuerungen. Eine Verkürzung des Dekontaminationsprozesses ist eine wesentliche davon. Am oben beschriebenen Beispiel des Steriltestisolators wird schnell klar, dass die Gesamtprozessdauer auf ein Drittel reduziert wurde im Vergleich zu älteren Anlagen. Auch die Restkonzentrationen, die sich heute mit dem Spülprozess erreichen lassen, liegen weit unter der ursprünglichen 1-ppm-Grenze.

Aufgrund der gesammelten Erfahrungen wurde auch der Prozess der anlagenspezifischen Festlegung der Dekontaminationsparameter deutlich verkürzt. Gleichzeitig wurde auch die Flexibilität der Anlagen deutlich erweitert. Durch integrierte fixe oder mobile Installationen ist der gleiche Isolator für ein großes Spektrum unterschiedlicher Anwendungen einsetzbar. Auch zukünftig werden die Themen Zykluszeit, Restkonzentration sowie Flexibilität des Designs und Geschwindigkeit führende Treiber für Neuentwicklungen sein. Eine fortschreitende Automatisierung und der Einsatz von Robotertechnik erlauben heute schon den Einsatz von handschuhfreien Isolatoren, was die ohnehin auf ein absolutes Minimum reduzierten potenziellen Kontaminationsmöglichkeiten in Isolatoren nochmals einschränkt. Der Trend zum Einsatz der Robotertechnik wird sicherlich zukünftig einige Neuentwicklungen hervorbringen und damit aseptisch sauberste Lösungen liefern können.

10. Fazit

- Die Dekontamination von Oberflächen mit Wasserstoffperoxid ist und bleibt das Schlüsselelement bei der Anwendung der Isolatortechnologie und unterstützt damit die angewandte Strategie zur Kontaminationskontrolle (CCS), die im Annex 1 zum EG-GMP-Leitfaden gefordert ist.
- Die neuen Evaporationsmethoden ermöglichen kürzere Zykluszeiten im Vergleich zur konventionellen Flash Evaporation.
- Die Verwendung hochwertiger Bioindikatoren spart Zeit und Geld.

- Die daten- und wissenschaftsbasierte Prozessentwicklung, -steuerung und -validierung, die sich auf ein grundlegendes Prozessverständnis und die Grundsätze des Quality by Design stützt, gewährleistet eine zuverlässige Prozessleistung.

11. Schlussbemerkung

Eine effektive und effiziente Dekontamination setzt gereinigte Oberflächen voraus, damit das Dekontaminationsmittel die Mikroorganismen auch tatsächlich erreichen kann. Dies hebt auch der Annex 1 zum EG-GMP-Leitfaden ganz klar hervor. Der Reinigungsprozess vor dem Schritt der biologischen Dekontamination ist von entscheidender Bedeutung; verbleibende Rückstände können die Wirksamkeit des Dekontaminationsprozesses beeinträchtigen [2,11]. Wünschenswert wäre eine Automatisierung des Reinigungsprozesses, um die manuelle Reinigung vor der Bio-Dekontamination als potenziellen Schwachpunkt zu eliminieren.

Literatur

[1] European Commission, Kapitel 2.1+ 4.3 +8.9. The Rules Governing Medicinal Products in the European Union Volume 4. EU Guidelines for Good Manufacturing Practice for Medicinal Products for Human and Veterinary Use, Annex 1 Manufacture of Sterile Medicinal Products (2022)

[2] Krebsbach T. Sterilherstellung in der pharmazeutischen Industrie. Aulendorf: Editio Cantor Verlag (2023)

[3] US. Food and Drug Administration. Guidance for Industry. Sterile Drug Products Produced by Aseptic Processing — Current Good Manufacturing Practice (2004)

[4] PIC/S. Isolators used for Aseptic Processing and Sterility Testing (2007)

[5] EN ISO 18472. Sterilisation von Produkten für die Gesundheitsfürsorge - Biologische und chemische Indikatoren - Prüfausrüstung (2018)

[6] Sigwarth V, Moirandat C. Development and Quantification of H_2O_2 Decontamination Cycles. PDA Journal of Pharmaceutical Science and Technology, Vol. 54, No. 4 (2000)

[7] Sigwarth V et al. Dekontaminationsprozesse und -systeme bei der Abfüllung genesteter Fertigspritzen. Pharma Technologie Journal, Fertigspritzen. 1. Aufl. 2009

[8] Sigwarth V, Stärk A. Effects of carrier materials on the resistance of spores of Bacillus stearothermophilus to gaseous hydrogen peroxide. PDA Journal of Pharmaceutical Science and Technology, Vol. 57, No. 1 (2003)

[9] Kemmerling S. et al. How to test the resistance of bacterial spores to H_2O_2 on various materials, Pharm. Ind. 86, Nr. 2, 179–184, (2024)

[10] Kemmerling S. Plastics in the pharmaceutical isolator, Pharm. Ind. 86, Nr. 3, 268–273 (2024)

[11] Krebsbach T. Reinigung und Desinfektion im pharmazeutischen Betrieb, Aulendorf: Editio Cantor Verlag (2021)

Korrespondenz: Frank Lehmann, SKAN AG, Kreuzstr. 5, 4123 Allschwil (Schweiz), E-Mail: frank.lehmann@skan.com

Aseptischer Transfer von Ready-to-Use-Behältnissen im Hinblick auf EU-GMP-Annex-1-Anforderungen

Julian Petersen
groninger & co. gmbh
Richard Denk
SKAN AG, Allschwill
(Schweiz)

Zusammenfassung

Der Beitrag behandelt die Anforderungen an den aseptischen Transfer von Ready-to-use(RTU)-Behältnissen in Reinräume gemäß Annex 1 des EU-GMP-Leitfadens (2022). Er betont die Notwendigkeit strenger Kontaminationskontrollmaßnahmen beim Transfer vorsterilisierter Behältnisse wie Vials, Spritzen oder Cartridges. Neben verschiedenen Sterilisations- bzw. Dekontaminationsmethoden (z. B. E-Beam, H_2O_2, UV-C) wird auch der No-touch-Transfer (NTT) vorgestellt. Diese Systeme minimieren das Kontaminationsrisiko durch physische Barrieren und validierte Prozesse.

Die Anforderungen umfassen validierte Verpackungen, eine risikobasierte Strategie und regelmäßige Überprüfungen der Transfermethoden. Eine 6-Log-Stufen-Keimreduktion wird als Mindestanforderung für den Transferprozess von der Zone D/C in die Zone A definiert. Methoden wie der NTT und E-Beam bieten robuste Lösungen, während die Wahl der Technik von spezifischen Produktionsanforderungen abhängt. Abschließend hebt der Beitrag hervor, dass der Transfer ein kritischer Prozess ist, der durch fortschrittliche Technologien und detaillierte Validierung optimiert werden muss, um die Patientensicherheit und Produktqualität zu gewährleisten.

Abstract

Aseptic Transfers of Ready-To-Use Containers in the light of EU GMP Annex 1 Requirements

This Article" addresses the requirements for the aseptic transfer of ready-to-use (RTU) containers into cleanrooms, as outlined in the Annex 1 of the EU GMP Guidelines (2022). It emphasizes stringent contamination control measures during the transfer of pre-sterilized containers, such as vials, syringes, or cartridges. In addition to various sterilisation and decontamination methods (e.g. e-beam, H_2O_2, UV-C), no-touch transfer (NTT) is also presented.

The requirements include validated packaging, a risk-based strategy, and regular reviews of transfer methods. A minimum of 6-Log microbial reduction is mandated. Techniques like NTT and e-beam provide robust solutions, while the choice of method depends on specific production needs. Finally, the article underlines that transfer is a critical process that must be optimized through advanced technologies and detailed validation to ensure patient safety and product quality.

Key words Ready to use · E-Beam · Material · Transfer · No-touch-Transfer · Annex 1

1. Einleitung

Der Annex 1 des EU-GMP-Leitfadens [1] (im Folgenden Annex 1 abgekürzt) identifiziert den Transfer von Materialien als eine der größten potenziellen Quellen für mikrobiologische oder partikuläre Kontamination in aseptischen Prozessen. Jede Aktivität, die die Reinheit dieser hochsensiblen Bereiche beeinträchtigen könnte, sollte daher sorgfältig bewertet und überwacht werden. Wo Risiken nicht vollständig kontrolliert werden können, fordert der Annex 1 die Implementierung geeigneter technischer und/oder organisatorischer Maßnahmen, um die Integrität der kritischen Reinraumzone A/B zu schützen. Dies ist ein klarer Ausdruck des gestiegenen regulatorischen Fokus auf Transfers und ihre potenziellen Auswirkungen auf die Produktqualität und Patientensicherheit.

Im Vergleich zur vorherigen Version des Annex 1 von 2008 verwendet die überarbeitete und publizierte Version von 2022 den Begriff „Transfer“ etwa fünfmal häufiger. Dies verdeutlicht die zunehmende Bedeutung, die dieser Thematik beigemessen wird. Insbesondere die Transfers in Reinräume der Klassen A und B werden hervorgehoben, da diese Bereiche aufgrund ihrer Funktion als kritisch angesehen werden. Hier finden wesentliche Produktionsschritte statt, wie z. B. die aseptische Abfüllung steriler Arzneimittel. Jegliche Kontamination könnte direkt auf das Endprodukt übergehen und ein erhebliches Risiko für den Patienten darstellen.

Der Transfer von RTU-Behältnissen wie vorsterilisierte Vials, Spritzen oder Cartridges gehört zu den häufigsten Transferarten in diese kritischen Zonen. Diese Packmittel werden vorsterilisiert vom Hersteller geliefert und sind direkt einsatzbereit. Dennoch birgt der Transfer selbst erhebliche Herausforderungen: Selbst bei einer geschlossenen und sterilen Verpackung besteht die Gefahr der Einschleppung von Partikeln, Mikroorganismen oder pyrogenen Substanzen während der Bewegung in den Reinraum. Daher sind strenge Protokolle erforderlich, um sicherzustellen, dass die Sterilität nicht gefährdet wird.

Die Anforderungen des neuen Annex 1 legen einen besonderen Schwerpunkt auf die Bewertung und Kontrolle solcher Transfers. Neben der physischen Bewegung von Materialien umfasst dies die Gestaltung und Implementierung von Barrieren, Luftschleusen und Transfersystemen, die darauf ausgelegt sind, eine Kontaminationskontrolle zu gewährleisten. Zusätzlich müssen die Transferprozesse detailliert validiert werden, um sicherzustellen, dass alle potenziellen Risiken identifiziert und durch geeignete Maßnahmen minimiert werden können. Dies umfasst die Evaluierung der Verpackung, der Schleusenprozesse, der Desinfektionsverfahren sowie der Handhabung durch das Personal.

Ein zentraler Aspekt ist die Bewertung des gesamten Transfersystems im Hinblick auf seine Fähigkeit, Kontaminationsrisiken zu kontrollieren. Dies schließt auch den Einsatz modernster Technologien wie isolatorgestützter Systeme, Barrieren wie Restricted Access Barrier Systems (RABS) oder spezieller in diesem Beitrag beschriebener Transfersysteme, die eine physische Trennung zwischen den kritischen Zonen und weniger reinen Bereichen ermöglichen, ein. Der Annex 1 von 2022 fordert dabei nicht nur die Umsetzung technologischer Lösungen, sondern auch eine kontinuierliche Überwachung dieser Systeme, die Schulung des Personals und deren Kontrolle in der Praxis ein, um menschliche Fehler zu minimieren.

Zusammenfassend stellt der aseptische Transfer von RTU-Behältnissen eine Schlüsselaktivität dar, um die höchsten Standards der Reinheit und Sterilität in der aseptischen Produktion sicherzustellen. Die Anforderungen des Annex 1 betonen, dass eine sorgfältige Planung, Validierung und Kontrolle aller Aspekte des Transfers entscheidend sind, um die Produktsicherheit und letztlich die Gesundheit der Patienten zu gewährleisten.

2. Regulatorische Anforderungen an aseptische Transfers

Der Transfer von Ausrüstungen und Materialien in und aus Reinräumen, insbesondere in kritischen Zonen wie den Reinraumklassen A und B, stellt eine der größten potenziellen Kontaminationsquellen in der aseptischen Produktion dar. Um die Reinheit und Sterilität dieser sensiblen Bereiche sicherzustellen, fordert die regulatorische Landschaft, dass alle Aktivitäten, die die Reinheit des sterilen pharmazeutischen Produkts gefährden könnten, systematisch in einer Kontaminationskontrollstrategie (Contamination Control Strategy, CCS) und in einer Risikobetrachtung bewertet werden. Hilfreich hierzu ist der Technical Report TR90 der PDA zum Thema CCS [2]. Sofern Risiken nicht vollständig ausgeschlossen werden können, sind geeignete Schutzmaßnahmen und Kontrollen erforderlich, um die Kontaminationsgefahr auf ein akzeptables Maß zu reduzieren.

2.1 Anforderungen an den Transferprozess

Ein zentraler Aspekt ist die Gestaltung des Transferprozesses als unidirektionaler Fluss. Alle Materialien, Ausrüstungen und Komponenten, die in Reinräume der Klassen A oder B eingebracht werden, sollten nach Möglichkeit sterilisiert werden. Wo eine Sterilisation nicht möglich ist, sollte ein Verfahren entwickelt, validiert und implementiert werden, das eine vergleichbare Kontaminationskontrolle gewährleistet. Beispiele hierfür sind effektive Desinfektionsprozesse oder die Nutzung von schnellen Transfersystemen, z. B. Wasserstoffperoxid(H_2O_2)-Schleusen, Rapid Transfer Ports (RTPs) oder E-Beam wie sie in isolatorgestützten Systemen oder RABS eingesetzt werden.

Für Gegenstände, die in versiegelten Verpackungen sterilisiert werden und in die Reinraumklasse A transferiert werden, sind validierte Transfermethoden erforderlich. Dies kann durch den Einsatz von Schleusen oder Durchreichen erfolgen, bei denen die Außenseite der versiegelten Verpackung desinfiziert oder sterilisiert wird. Solche Desinfektionsverfahren müssen wirksam validiert sein, um jegliche mikrobiologische, partikuläre oder chemische Kontamination auf ein akzeptables Niveau zu reduzieren. Dies ist besonders wichtig, da unzureichend desinfizierte Verpackungen eine Kontaminationsquelle darstellen könnten, die die Reinheit der kritischen Zonen gefährden.

2.2 Anforderungen an Verpackungen und Sterilisation

Die Verpackungen, in denen Materialien, Ausrüstungen oder Komponenten sterilisiert werden, spielen eine Schlüsselrolle bei der Aufrechterhaltung der Sterilität. Diese Verpackungen müssen so qualifiziert sein, dass sie das Risiko von mikrobieller, partikulärer, chemischer oder endotoxischer Kontamination minimieren und gleichzeitig kompatibel mit der gewählten Sterilisationsmethode bleiben. Die Verpackung sowie der Verpackungsversiegelungsprozess müssen validiert werden, um sicherzustellen, dass keine Undichtigkeiten vorhanden sind oder auftreten, die die Sterilität gefährden könnten. Darüber hinaus sollte die Integrität des sterilen Barrieresystems für jeden sterilisierten Gegenstand vor der Verwendung überprüft werden.

2.3 Isolatoren und RABS

Isolatoren und RABS sind Technologien, die speziell entwickelt wurden, um durch physische Trennung (Barriere) Schutz zwischen der Reinraumklasse A und den umgebenden Bereichen zu bieten. Im Gegensatz zu Isolatoren werden RABS nur als Barriere gesehen, solange deren Türen während der Herstellung permanent geschlossen sind.

Diese Technologien minimieren die Risiken, die durch das Einbringen oder Entfernen von Gegenständen während der Verarbeitung entstehen können. Hochleistungsfähige Transfertechnologien wie RTPs oder Schleusensysteme unterstützen diesen Ansatz. Diese Systeme müssen validiert sein, um sicherzustellen, dass sie eine robuste Barriere gegen Kontamination bieten und gleichzeitig für die spezifischen Anforderungen der jeweiligen Produktionsumgebung geeignet sind.

2.4 Anforderungen gemäß EU-Annex 1 und FDA Aseptic Guide

Die regulatorischen Anforderungen des Annex 1 und des FDA Aseptic Guide für cGMP [3] betonen gleichermaßen die Bedeutung strenger Kontrollen und validierter Prozesse für aseptische Transfers. Der Annex 1 hebt hervor, dass Transfers so gestaltet sein müssen, dass sie das Risiko für kritische Zonen minimieren. Der Transferprozess muss dokumentiert, bewertet und regelmäßig überprüft werden, um sicherzustellen, dass er den neuesten wissenschaftlichen und technologischen Standards entspricht.

Der FDA Aseptic Guide ergänzt diese Anforderungen, indem er die Notwendigkeit unterstreicht, schriftliche Verfahren für den Transfer zu definieren. Diese Verfahren sollen sicherstellen, dass die Bedingungen im Reinraum nicht beeinträchtigt werden. Für Materialien, die in kritischen Bereichen verwendet werden, fordert der FDA-Leitfaden eine Sterilisation vor dem Eintritt in die aseptischen Verarbeitungsräume. Dies gilt auch für Produkte, die während des gesamten Produktionsprozesses aseptisch verarbeitet werden. Hier müssen nicht nur die Materialien, sondern auch alle Zwischenprodukte, Ausrüstungen und Utensilien sterilisiert werden.

3. Übersicht Aufbau von RTU-Behältnissen

RTU-Behältnisse sind vorsterilisierte Packmittel, die mittlerweile in der pharmazeutischen Industrie eine zentrale Rolle spielen. Sie umfassen Vials, Spritzen und Cartridges (im Folgenden auch Primärpackmittel genannt), die von spezialisierten Drittanbietern geliefert werden. Diese Behältnisse sind für den sofortigen Einsatz in aseptischen Produktionsprozessen konzipiert und durchlaufen vor der Lieferung Sterilisationsverfahren. Der Einsatz von RTU-Behältnissen bietet entscheidende Vorteile hinsichtlich Sterilität, Effizienz und regulatorischer Konformität und ist daher ein wesentlicher Bestandteil moderner aseptischer Herstellungsverfahren.

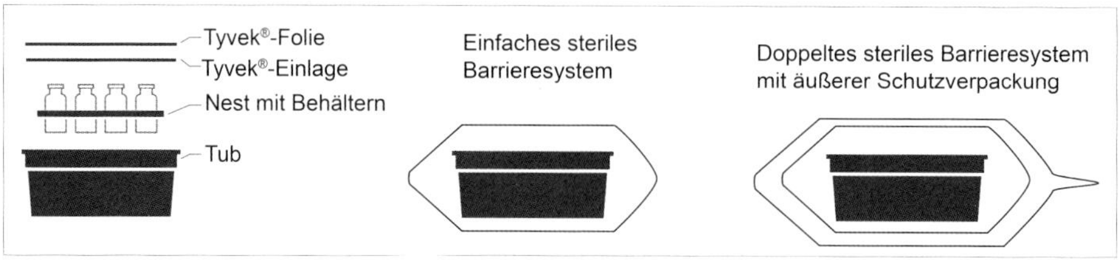

Abb. 1. Aufbau RTU-Packmittel (Quelle aller Abbildungen: groninger & co. gmbH).

3.1 Sterilisationsmethoden für RTU-Behältnisse

Die RTU-Behältnisse und deren Umverpackung (Einfach- oder Doppelbeutelverpackung) werden vor der Auslieferung sterilisiert, um jegliche Kontamination auszuschließen.

Typische Sterilisationsverfahren umfassen:

- *Ethylenoxid (EtO):* Diese Methode ist besonders geeignet für Materialien, die empfindlich auf hohe Temperaturen reagieren. Sie erfordert jedoch eine sorgfältige Nachbehandlung, um Rückstände zu entfernen.
- *Dampf:* Diese Sterilisationsmethode eliminiert Mikroorganismen zuverlässig, bedingt allerdings die Kompatibilität der Kunststoffe mit Hitze. Sie wird häufig bei der Sterilisation von Cartridges angewandt.
- *Gammastrahlung:* Diese Methode nutzt hochenergetische Strahlung zur Inaktivierung von Mikroorganismen. Sie ist besonders geeignet für vorsterilisierte Packmittel, da sie tief in Materialien eindringen kann, ohne deren physikalische Eigenschaften wesentlich zu verändern. Allerdings erfordert der Prozess eine präzise Dosiskontrolle, um Materialveränderungen wie Versprödung zu vermeiden (z. B. Farbänderung des Glases oder Kunststoffs).
- *Wasserstoffperoxid (H_2O_2):* Diese Technologie wird zunehmend evaluiert und könnte eine vielversprechende Alternative bieten.

Die Auswahl des Sterilisationsverfahrens hängt von den spezifischen Eigenschaften der Behältnisse sowie von regulatorischen und produktspezifischen Anforderungen ab.

3.2 Verpackungskonfigurationen und Schutzsysteme

RTU-Behältnisse werden in spezialisierten Konfigurationen geliefert (Abb. 1), die auf die Anforderungen moderner aseptischer Produktionsprozesse abgestimmt sind.

Die gängigsten Verpackungstypen sind:

- *Tub/Nest-Konfiguration:* Diese Konfiguration gruppiert die Behältnisse in einem Kunststoffträger (Nest), der in einem Tub verpackt ist. Dies erleichtert das automatische Handling in Abfülllinien, minimiert das Risiko von Beschädigungen und gewährleistet eine präzise Positionierung der Behältnisse.
- *Tray-Konfiguration:* In dieser Verpackungsform werden die Behältnisse in Schalen (Trays) angeordnet, die speziell für die manuelle oder halbautomatische Verarbeitung geeignet sind.

Zur Sicherstellung der Sterilität während des Transports und der Lagerung sowie auch zur Desinfektion beim Materialtransfer in die unterschiedlichen Reinraumzonen und zur Entnahme des RTU-Behältnisses werden diese in Einzel- oder Doppelbeuteln verpackt.

- *Einzelbeutel:* Der Einzelbeutel bietet Schutz vor Kontamination, benötigt aber zusätzliche Desinfektionsmaßnahmen vor dem Transfer in kritische Zonen wie Reinräume der Klassen A und B.
- *Doppelbeutel:* Dieser Verpackungstyp stellt eine zusätzliche Barriere dar und ermöglicht den sicheren Transfer in kritische Zonen wie Reinräume der Klassen A und B.

Die äußere Verpackung wird desinfiziert, bevor die Behältnisse in sterile Produktionsumgebungen gebracht werden, wodurch das Risiko einer Kontamination weiter reduziert wird. Die Desinfektion sollte mittels validierter Verfahren (manuell oder automatisch) durchgeführt werden. Das Desinfektionsmedium muss steril und kompatibel zur Verpackung sein, die verwendete Menge muss dem validierten Prozess entsprechen und die Effizienz der Desinfektion muss durch eine valide Methode geprüft sein.

3.3 Vorteile des Einsatzes von RTU-Behältnissen

Der Einsatz von RTU-Behältnissen bringt zahlreiche Vorteile mit sich, die sie zu einem bevorzugten Bestandteil aseptischer Produktionsprozesse machen:

- *minimiertes Kontaminationsrisiko:* Da die Behältnisse bereits sterilisiert geliefert werden, entfällt die Notwendigkeit einer zusätzlichen Sterilisation vor Ort.
- *Zeiteinsparungen:* Die sofortige Einsatzbereitschaft der Behältnisse verkürzt Produktionszyklen und steigert die Effizienz.
- *standardisierte Prozesse:* Einheitliche Verpackungsformate wie Tub/Nest oder Tray erleichtern die Integration in automatisierte Produktionslinien und sorgen für gleichbleibend hohe Qualität.
- *reduzierter Ressourcenverbrauch:* Der Wegfall der Sterilisation vor Ort spart Energie, Wasser und Personalaufwand.

Diese Vorteile tragen nicht nur zur Einhaltung regulatorischer Anforderungen bei, sondern auch zur Optimierung der Kosten und Effizienz in der pharmazeutischen Produktion.

3.4 Lieferantenvalidierung und Kontaminationskontrollstrategie

Die Auswahl und Validierung von Lieferanten für RTU-Behältnisse ist ein wesentlicher Bestandteil der Kontaminationskontrollstrategie (CCS). Die Integration dieser Prozesse gewährleistet die Einhaltung strenger Qualitätsstandards und minimiert das Risiko von Kontaminationen.

- *Qualitätssicherung:* Lieferanten müssen nachweisen, dass sie robuste Qualitätsmanagementsysteme implementiert haben, um die Sterilität und Integrität der Behältnisse zu garantieren. Zum einen soll die partikuläre Kontamination während der Verpackung der Primärpackmittel in die RTU-Konfiguration überwacht werden. Zum anderen, ob es während des durchgeführten Sterilisationsprozesses und des Transports zu einer möglichen partikulären Kontamination der Primärpackmittel kommen kann.
- *kontinuierliche Überwachung:* Regelmäßige Audits und Prüfungen der Lieferanten tragen dazu bei, potenzielle Schwachstellen frühzeitig zu identifizieren und zu beheben.

- *regulatorische Konformität:* Die Lieferanten müssen die Anforderungen relevanter Regulierungsbehörden, wie z. B. des Annex 1 oder der FDA, erfüllen.

Ein effektives Lieferantenmanagement stärkt das Vertrauen in die Lieferkette und stellt sicher, dass die RTU-Behältnisse den höchsten Standards entsprechen. [2]

4. Transfermethoden für RTU-Packmittel

Die Sicherstellung der Sterilität in aseptischen Produktionsprozessen erfordert effektive und validierte Transfermethoden, insbesondere für RTU-Packmittel wie Vials, Spritzen und Cartridges. Diese Methoden müssen gewährleisten, dass das Einbringen von Materialien in aseptische Produktionsumgebungen ohne Kontaminationsrisiko erfolgt.

Die nachfolgenden Kapitel stellen die gängigsten Transfermethoden für RTU-Packmittel vor und analysieren sie hinsichtlich ihrer Funktionsweise, Sterilitätsprinzipien und Validierungsanforderungen. Im Fokus stehen mögliche Risiken, die während der Transfers entstehen können, z. B. durch Partikel, Mikroorganismen oder chemische Kontaminationen.

Moderne Technologien wie Elektronenstrahl (E-Beam), H_2O_2-Behandlungen und UV-C-Licht bieten zuverlässige Ansätze, um eine sichere Sterilitätsbarriere zu schaffen. Ergänzend dazu spielen Systeme wie der NTT eine entscheidende Rolle.

Durch die Kombination leistungsstarker Technologien und validierter Prozesse stellen diese Transfermethoden sicher, dass die strengen regulatorischen Anforderungen eingehalten werden und die Integrität der aseptischen Produktionskette gewahrt bleibt.

4.1 No-Touch-Transfer (NTT)

4.1.1 Funktionsweise

Der NTT ist ein Verfahren, das den Transfer der sterilen RTU-Packmittel wie Vials, Spritzen oder Cartridges zwischen Reinraumzonen ermöglicht, ohne dass der innere/sterile Teil der Verpackung mit der die Reinraumklasse A umgebenden Zone in Kontakt kommt.

Im Kern des Prozesses steht die Entfernung der äußeren Verpackungen (Beutel) in kontrollierten Übergabebereichen, die als „Mousehole" bezeichnet werden. Der Transfer erfolgt in mehreren Stufen, typischerweise von der Reinraumzone C in die nächste Reinraumstufe B und die Reinraumzone A (Abb. 2).

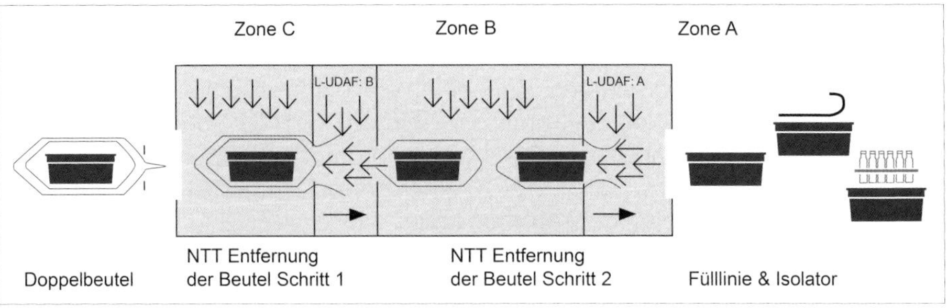

Abb. 2. Funktionsprinzip NTT (L-UDAF: Localized Uni-Directional Airflow).

Ein zentrales Element des Verfahrens ist die Druckkaskade, die sicherstellt, dass die Luftströmung von der höheren Reinraumklasse (z. B. Zone B) in die niedrigere Klasse (z. B. Zone C) verläuft. Dadurch wird der Übergabebereich kontinuierlich mit Luft der besseren Reinraumqualität umspült, was eine Kontaminationskontrolle unterstützt. Während des gesamten Transfers bis in die Reinraumzone A bleibt das Tub unberührt und durch 1 oder 2 Beutel vor potenziellen Kontaminationsquellen geschützt. Dies erfordert höchste Sorgfalt, da jeglicher Umgebungskontakt während des Transfers die Sterilität gefährden könnte. Durch die präzise Ausführung des NTT und aller eingehaltenen Maßnahmen und Überwachungen wird eine sichere und sterile Übergabe von Packmaterial gewährleistet.

4.1.2 Sterilitätsprinzip

RTU-Behältnisse werden vom Packmittellieferanten vorsterilisiert geliefert, typischerweise unter Verwendung von EtO oder Dampfsterilisation. Sie sind in einer Doppelbeutelkonfiguration verpackt, die eine sterile Barriere bietet. Ein zentrales Prinzip des NTT ist die Annahme, dass die Sterilität innerhalb der Beutel während der gesamten Lieferkette bis zum Zeitpunkt der Verwendung erhalten bleibt. Diese Integrität wird durch validierte Verpackungsprozesse und die Kontrolle der Lager- und Transportbedingungen sichergestellt. Somit wird gewährleistet, dass das innere Behältnis steril bleibt, bis es in die Produktionsumgebung eingebracht wird. Sollte die Integrität der Doppelbeutelkonfiguration bei jeder Verpackung und vor der Anwendung nicht geprüft werden können, sollte in dem Transferbereich nochmals eine valide Bio-Dekontamination des inneren Beutels durchgeführt werden.

4.1.3 Validierungsanforderungen

Die Validierung des NTT basiert auf einer umfassenden Überwachung der Umgebungsbedingungen in den Reinraumzonen, die das Tub während des Transfers durchläuft. Jede Transferzone des NTT sollte vor der Verwendung validiert und gereinigt werden und anschließend sollte an allen Oberflächen eine validierte Bio-Dekontamination gemäß der definierten Reinraumzone durchgeführt werden. Die Transferbereiche sollten kontinuierlich auf Partikel und Mikroorganismen gemäß der Reinraumklasse geprüft werden. Zonensprünge (z. B. von Reinraumklasse C direkt in Reinraumklasse A) sollten vermieden werden. Der Bereich, in dem die Beutel der RTU-Verpackung entfernt werden, ist i. d. R. direkt vor der nächsthöheren Reinraumzone; daher sollte das Schneidemesser frei von jeglicher Kontamination (mikrobiell und Partikel) sein sowie durch First Air (ununterbrochene High-Efficiency-Particulate-Air(HEPA)-filtrierte Luft) umströmt werden.

Ein wesentlicher Bestandteil der Validierung ist die Sicherstellung einer Druckkaskade an den Mouseholes, durch die ein kontrollierter Überstrom von Luft der Reinraumklasse A aus der höheren Reinheitszone in die niedrigere Zone gewährleistet wird. Dies verhindert das Eindringen potenziell kontaminierter Luft aus den niedrigeren Reinraumklassen.

Die Wirksamkeit der Druckkaskade wird durch Rauchstudien validiert. Diese zeigen, dass kein Lufteintritt aus der niedrigeren Klasse erfolgt und keine Umkehrströmung entsteht, wenn das Tub die Mousehole-Übergabezone erreicht. Die Rauchstudien liefern visuelle Nachweise für die stabile Luftströmung und die Barrierefunktion der Druckkaskade.

4.2 E-Beam

4.2.1 Funktionsweise

Die E-Beam-Oberflächendekontamination (Hinweis: es kann eine Oberflächensterilisation ab einer Dosis von 25 kGy erreicht werden) ist eine effektive Methode zur Außensterilisation von RTU-Packmitteln, die zum Einsatz in aseptischen Produktionsprozessen (Reinraumzone A) angewendet wird. Der Prozess beginnt mit der Entfernung der äußeren Verpackung (Beutel) des Tub unter laminarer Luftströmung. Anschließend wird das Tub in den Einlaufbereich der E-Beam-Sterilisationskammer eingeführt.

Die Oberflächensterilisation erfolgt innerhalb der geschlossenen E-Beam-Sektion durch die Anwendung von β-Elektronenstrahlen. Diese Strahlen werden üblicherweise durch 3 in einem dreieckigen Muster angeordnete Elektronenstrahler erzeugt (Abb. 3). Diese Konfiguration sorgt dafür, dass das Tub von allen Seiten gleichmäßig bestrahlt wird, wodurch eine umfassende Dekontamination der äußeren Oberfläche erreicht wird.

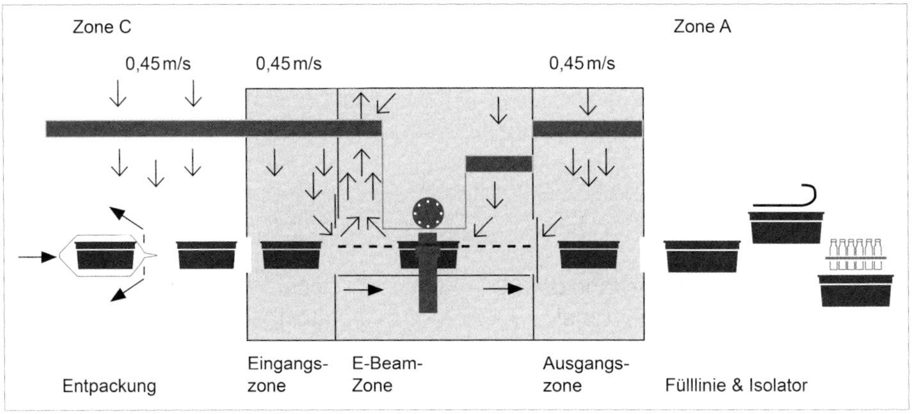

Abb. 3. Funktionsprinzip E-Beam.

Während des Oberflächensterilisationsprozesses wird in der Kammer ein HEPA-gefilterter Luftstrom aufrechterhalten. Dieser hat 2 wesentliche Funktionen: Zum einen verhindert er das Eindringen von Partikeln oder Mikroorganismen in die Sterilisationskammer. Zum anderen dient er dazu, Rückstände wie Ozon, die während der Elektronenbestrahlung entstehen können, aus der Kammer zu entfernen. Dadurch wird die Umgebung sicher und sauber gehalten.

Nach Abschluss der Oberflächensterilisation wird das Tub aus der E-Beam-Sektion in den Auslaufbereich transportiert und schließlich in die Reinraumklasse A eingeführt. Hier kann das Tub direkt in den aseptischen Produktionsprozess integriert werden.

Dieser Prozess gewährleistet eine zuverlässige Dekontamination der Packmitteloberflächen, ohne die sterile Innenseite des Tub zu beeinträchtigen. Die E-Beam-Technologie ist somit eine schnelle, effiziente und validierbare Methode zur Sicherstellung des aseptischen Transfers von RTU-Packmitteln.

4.2.2 Sterilitätsprinzip

Die RTU-Packmittel werden vom Lieferanten vorsterilisiert, üblicherweise mittels EtO oder Dampf, und in einer Einzelbeutelverpackung geliefert. Die E-Beam-

Oberflächendekontamination dient als automatischer und validierter Transfer in aseptische Produktionsbereiche.

Die E-Beam-Technologie nutzt ionisierende Strahlung, um die DNA von Mikroorganismen wie Pilzen, Bakterien und Sporen zu zerstören. Die hochenergetischen Elektronen, die durch Elektronenbeschleuniger erzeugt werden, entfalten ihre Wirkung auf komplexen Geometrien und kleinsten Konturen. Durch diese präzise Energieabgabe wird sichergestellt, dass alle potenziellen Pathogene/ Mikroorganismen auf der Oberfläche der RTU-Packmittel vollständig zerstört werden.

Ein zentraler Vorteil der E-Beam-Technologie ist ihre Effizienz und Vielseitigkeit: Der Prozess ist nicht temperaturabhängig, wodurch er für Materialien geeignet ist, die empfindlich auf Hitze oder andere Sterilisationsmethoden reagieren. Darüber hinaus erfolgt die Dekontamination in wenigen Sekunden, was den Durchsatz in der Produktion erhöht und die Gefahr einer Rekontamination minimiert.

Durch den Einsatz von E-Beam-Sterilisation wird sichergestellt, dass die äußeren Oberflächen der RTU-Packmittel sicher dekontaminiert sind, während die bereits sterile Innenseite unangetastet bleibt. Dies macht E-Beam zu einer effektiven und validierbaren Methode, die in modernen aseptischen Produktionsprozessen eine wichtige Rolle spielt.

4.2.3 Validierungsanforderungen

Die Validierung der E-Beam-Sterilisation erfolgt gemäß der Norm ISO 11137 „Sterilisation von Gesundheitsprodukten – Strahlung". 2 Methoden stehen hierbei zur Verfügung [4,5]:

- *Methode 1:* Alternativ kann die Sterilisationsdosis auf Basis des durchschnittlichen Bioburden (mikrobielle Belastung) des Packmaterials bestimmt werden. In diesem Fall wird eine sogenannte D-Wert-Bestimmung der gefundenen Keime durchgeführt. Der D-Wert gibt die Zeit oder Dosis an, die erforderlich ist, um 90 % der vorhandenen Mikroorganismen zu eliminieren.
- *Methode 2:* Diese legt eine erforderliche Sterilisationsdosis von 25 kGy fest. Die Anwendung dieser Dosis wird durch den Einsatz kalibrierter Filmdosimeter überprüft, die sicherstellen, dass die korrekte Strahlungsmenge auf die zu sterilisierenden Oberflächen angewendet wurde. Filmdosimeter sind in der Lage, die Intensität der Strahlung präzise zu messen, was eine zuverlässige Verifizierung ermöglicht [6,7].

Durch diese validierten Methoden wird gewährleistet, dass die E-Beam-Sterilisation eine reproduzierbare und effektive Dekontamination der RTU-Packmittel sicherstellt. Dies ist entscheidend, da eine unzureichende Strahlungsdosis die mikrobiologische Sicherheit gefährden könnte, während eine zu hohe Dosis die Materialintegrität beeinträchtigen kann, wobei die Methode 2 die in der Praxis am häufigsten angewandte Methode zur Oberflächendekontamination von RTU-Packmitteln ist.

Die Kombination aus präziser Dosismessung und kontinuierlicher Validierung nach ISO 11137 macht die E-Beam-Sterilisation zu einer zuverlässigen und regulatorisch konformen Technologie für die aseptische Produktion.

4.3 H_2O_2-Oberflächendekontamination

4.3.1 Funktionsweise

Die H_2O_2-Oberflächendekontamination ist eine etablierte Methode zur sicheren und effizienten Dekontamination von RTU-Packmitteln wie Tubs vor ihrer Einführung in aseptische Produktionsbereiche. Der Prozess beginnt mit der Entfernung der äußeren Verpackung (Beutel) unter laminarer Luftströmung, um eine Kontamination der Packmittel während der Vorbereitung zu vermeiden.

Anschließend wird das Tub in die H_2O_2-Dekontaminationskammer transferiert. Je nach Größe der Dekontaminationskammer kann es notwendig sein, zunächst einen Konditionierungsprozess durchzuführen, bei dem die Temperatur und die Luftfeuchtigkeit auf die für die Dekontamination erforderlichen Werte eingestellt werden. Diese Parameter spielen je nach Größe der Dekontaminationskammer eine wichtige Rolle, da sie die Wirksamkeit des H_2O_2-Dampfes (im Folgenden als VPHP bezeichnet) oder -Nebels (im Folgenden als Fog bezeichnet) optimieren.

Nach der Vorbereitung der Dekontaminationskammer wird das Tub mit VPHP oder Fog behandelt. Das H_2O_2 umströmt die Oberflächen des Tub, einschließlich schwer zugänglicher Stellen und komplexer Geometrien, und eliminiert dabei effektiv Mikroorganismen. Dieser Schritt wird über eine festgelegte Verweilzeit gesteuert, die sicherstellt, dass der Dekontaminationsprozess ausreichend lange wirkt, um die gewünschte Keimreduktion zu erreichen (siehe Abb. 4).

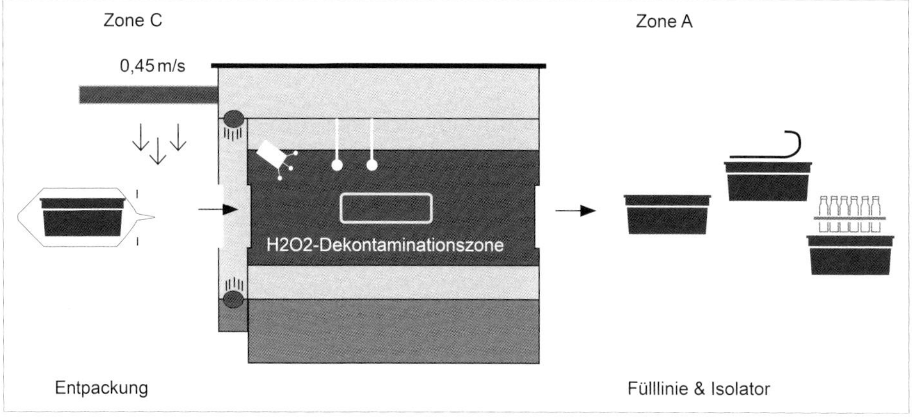

Abb. 4. Funktionsprinzip H_2O_2-Kammer.

Nach Ablauf der Verweilzeit wird die Kammer belüftet, um die Restkonzentration von H_2O_2 auf ein sicheres Niveau, z. B. 1 ppm (parts per million) oder weniger, zu reduzieren. Die Belüftung stellt sicher, dass weder das Tub noch der aseptische Bereich durch verbleibende Rückstände beeinträchtigt werden.

Nach Abschluss der Belüftung wird das Tub aus der H_2O_2-Kammer in die Reinraumklasse A transferiert, wo er für aseptische Prozesse bereitsteht.

Dieser vollständig validierbare Prozess gewährleistet eine sichere Dekontamination der Tub-Oberflächen und minimiert das Risiko einer Kontamination während des Transfers in kritische Zonen.

4.3.2 Sterilitätsprinzip/Oberflächendekontamination

Die H_2O_2-Oberflächendekontamination basiert auf der starken bioziden Wirkung von H_2O_2 und wird verwendet, um z. B. die äußeren Oberflächen des Tub von vorsterilisierten RTU-Packmitteln zu dekontaminieren. Das biozide Prinzip von H_2O_2 beruht auf seiner hohen oxidativen Kapazität, die zur Bildung von freien Radikalen führt. Diese Radikale greifen essenzielle molekulare Strukturen von Mikroorganismen wie Proteine, Lipide und DNA an, was zu irreversiblen Schäden führt. Die Denaturierung dieser Strukturen stört den Stoffwechsel der Mikroorganismen, hemmt ihre lebensnotwendigen Funktionen und führt schließlich zu ihrem Tod. Dank seiner Fähigkeit, freie Radikale zu generieren, wirkt H_2O_2 schnell und effektiv gegen eine breite Palette von Mikroorganismen, einschließlich Bakterien, Viren, Pilzen und Sporen.

Im Kontext der Dekontamination von RTU-Packmitteln wird H_2O_2 in Form von VPHP oder Fog eingesetzt, wodurch eine vollständige Abdeckung der Oberfläche erreicht wird. Durch validierte Prozessparameter wie definierte Verweilzeiten und Konzentrationen wird sichergestellt, dass selbst kleinste Kontaminationen auf den äußeren Verpackungen zuverlässig eliminiert werden. Dieses Prinzip gewährleistet, dass RTU-Packmittel beim Transfer in sterile Umgebungen keine Kontaminationsgefahr darstellen.

4.3.3 Validierungsanforderungen

Die Verifizierung der H_2O_2-Oberflächendekontamination erfolgt durch den Einsatz von biologischen Indikatoren (BIs), die eine definierte Keimbelastung (Bioburden) aufweisen. Ziel ist es, sicherzustellen, dass die H_2O_2-Dekontamination eine Keimreduktion von mindestens 6 Log-Stufen erreicht, dass also 99,9999 % der Mikroorganismen effektiv inaktiviert werden.

Ein zentrales Element des Verifizierungsprozesses ist die D-Wert-Berechnung, die die Zeit definiert, die erforderlich ist, um eine Reduktion der Keimzahl um 1 Log-Stufe bei einer bestimmten H_2O_2-Konzentration zu erzielen. Um die optimalen Prozessparameter zu bestimmen, werden die BIs an verschiedenen Positionen innerhalb der Transferkammer platziert, wobei 3 Indikatoren pro Position eingesetzt werden.

Zusätzlich wird die Gleichmäßigkeit der Dekontamination innerhalb der Transferkammer überprüft, um sicherzustellen, dass alle Oberflächen unabhängig von ihrer Position zuverlässig dekontaminiert werden. Dies schließt schwer zugängliche Stellen ein, die besonders herausfordernd für die Oberflächendekontamination sein können.

Bei der H_2O_2-Oberflächendekontamination ist darauf zu achten, dass die Menge an H_2O_2 sowie die Verweildauer auf das Packmittel und dessen Inhalt abgestimmt sind. Kleine Mengen an H_2O_2 und eine kurze Verweildauer verhindern die Penetration von H_2O_2 in das Innere des Tub. Dies kann durch Tests während der Validierung geprüft werden. Dekontaminationsschleusen erreichen mittlerweile eine Geschwindigkeit von weniger als 3 Minuten und eignen sich dadurch auch als schnelle Schleuse in den aseptischen Bereich der Zone A.

Ein erfolgreich validierter Prozess muss wiederholbar und robust sein, sodass er unter definierten Bedingungen jederzeit die geforderte Dekontaminationsleistung erbringt. Damit stellt die Validierung sicher, dass die H_2O_2-Oberflächendekontamination den hohen Anforderungen an Sterilität und Kontaminationskontrolle entspricht und die RTU-Packmittel sicher in sterile Produktionsumgebungen transferiert werden können.

4.4 UV-C-Licht-Oberflächendekontamination

4.4.1 Funktionsweise

Die Oberflächendekontamination mittels UV-C-Licht basiert auf der Verwendung von intensiven Lichtimpulsen zur Dekontamination von Oberflächen. Die RTU-Behältnisse, die in einer einfachen Beutelverpackung geliefert werden, werden zunächst unter laminarem Luftstrom aus ihrer äußeren Verpackung (Bag) entfernt und in die Zuführsektion eingeführt.

Die Dekontamination erfolgt im geschlossenen Bereich der Pulslampe durch kurze Lichtemissionen (siehe Abb. 5), die jeweils nur 300 μs pro Lichtimpuls dauern. Die Lichtquelle ist eine Xenon-Lampe, die ein intensives, breitbandiges Lichtspektrum erzeugt, das von 200–1 100 nm reicht. Dieses Spektrum setzt sich zusammen aus 15 % UV-C, das für die biochemische Inaktivierung von Mikroorganismen entscheidend ist, 50 % sichtbarem Licht und 35 % Nahinfrarot-Licht. Die hohe Intensität und Breite des Lichtspektrums sorgt außerdem für eine schnelle und effektive Behandlung. Nach Abschluss der Lichtbehandlung wird das Tub in die Ausgabesektion transportiert und gelangt schließlich in die Reinraumklasse A.

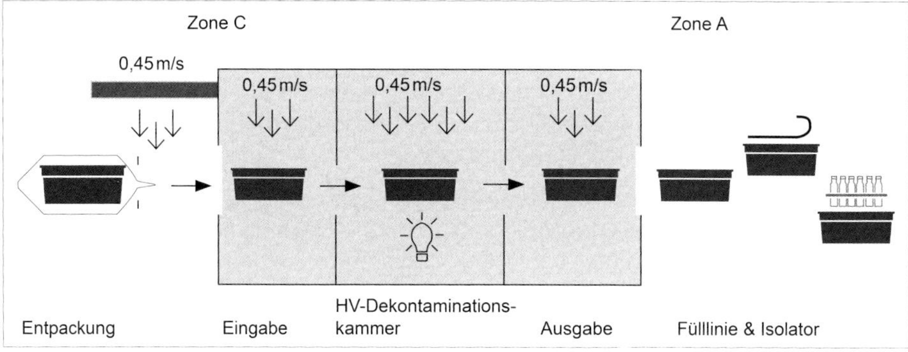

Abb. 5. Funktionsprinzip UV-C-Licht-Dekontamination.

4.4.2 Sterilitätsprinzip/Oberflächendekontamination

Die Oberflächendekontamination durch UV-C-Licht nutzt die besondere Wirkung von Lichtblitzen, insbesondere im UV-C-Bereich des Spektrums (100–280 nm), zur Inaktivierung von Mikroorganismen. RTU-Behältnisse, die vom Verpackungslieferanten vorsterilisiert geliefert werden, durchlaufen dieses Verfahren, um ihre äußeren Oberflächen vor Eintritt in kritische Reinraumbereiche zu dekontaminieren.

Der Dekontaminationsprozess basiert auf den physikalischen und chemischen Eigenschaften von UV-C-Licht, das von Mikroorganismen absorbiert wird. Die DNA und Proteine der Mikroorganismen haben ein Absorptionsspektrum zwischen 200 und 300 nm, wodurch sie besonders anfällig für Schäden durch UV-C-Licht sind. Die Inaktivierung erfolgt durch 2 Hauptmechanismen:

- *fotothermale Effekte:* Die hohe Energie der Lichtblitze führt zu einem schnellen Temperaturanstieg in den Zellen. Diese plötzliche Hitze kann die Zellmembran destabilisieren und in manchen Fällen zu einer regelrechten Explosion der Mikroorganismen führen.

- *fotochemische Effekte:* Die UV-C-Strahlung verändert die molekulare Struktur der DNA und Proteine, indem sie kovalente Bindungen bricht. Dies führt zur Inaktivierung der Mikroorganismen.

Durch die Kombination dieser Mechanismen wird eine Dekontamination erreicht.

4.4.3 Validierungsanforderungen

Die Validierung der UV-C-Licht-Oberflächendekontamination basiert auf dem Einsatz von biologischen Indikatoren (BI). Diese Indikatoren enthalten eine definierte Keimbelastung, die gezielt mit einer speziellen Sprühinokulation auf die Tub-Oberfläche aufgebracht wird. Ein entscheidender Faktor dabei ist, dass die BIs nur eine Monoschicht von Sporen aufweisen, um den sogenannten Schatteneffekt der gepulsten Lichtstrahlung zu vermeiden und eine gleichmäßige Bestrahlung sicherzustellen.

Das Ziel der Validierung besteht darin, eine Reduktion der Sporenlast um mindestens 6 Log-Stufen zu erreichen (mit derzeitigen Technologien ist eine maximale und reproduzierbare Reduktionsrate von 4 Log-Stufen bekannt). Um die erforderliche Anzahl an Lichtblitzen zu bestimmen, werden die biologischen Indikatoren schrittweise entfernt, während die Bestrahlung im UV-C-Lichtverfahren fortgesetzt wird. Dies ermöglicht eine präzise Ermittlung der Anzahl an Blitzen, die notwendig sind, um die gewünschte Dekontaminationsrate zu erreichen.

Während des Validierungsprozesses wird die Effektivität des Verfahrens in verschiedenen Positionen innerhalb der Dekontaminationskammer getestet, um sicherzustellen, dass alle Oberflächen des Tub gleichmäßig dekontaminiert werden. Eine Validierung der Technologie mit konventionellen BIs erreicht eine maximale Log-Reduktionsrate von 4 Log-Stufen.

5. Übersicht und Gegenüberstellung der Transfermethoden

Die Tab. 1 bietet eine kompakte Übersicht über verschiedene Transfermethoden für RTU-Packmittel. Die dargestellten Informationen beleuchten die Funktionsweise, das Sterilitätsprinzip sowie die Validierung der jeweiligen Verfahren und sollen dabei helfen, die Eigenschaften und Anwendungsmöglichkeiten dieser Methoden besser zu verstehen.

Es ist jedoch wichtig zu beachten, dass diese Tabelle keine umfassende Darstellung aller verfügbaren Technologien oder Details zu jedem Verfahren darstellt. Die Übersicht dient als Orientierungshilfe und erhebt keinen Anspruch auf Vollständigkeit. Unterschiedliche Produktionsumgebungen, regulatorische Anforderungen und technologische Fortschritte können die Wahl und Implementierung der passenden Transfermethode beeinflussen.

Tab. 1. Vor- und Nachteile der unterschiedlichen Transfermethoden.

NTT		E-Beam	
Keine Log-Reduzierung		> 6-Log-Reduktion	
Vorteile	Zu beachten	Vorteile	Zu beachten
weniger Betriebsmittel erforderlich	Entsorgung von Abfall (Zweifachbeutel) bei der Einführung von Komponenten geschulte Mitarbeiter bei der Vorbereitung des Einschleuseprozesses in den NTT sowie der geschulten Desinfektion des Außenbeutels	einfach validierbarer Prozess ohne Rückstände nur eine Beutelverpackung notwendig, dadurch eine reduzierte Abfallvermeidung kontinuierliche Überwachung des Prozesses	kann sich aufgrund des Gewichts des Strahlenschutzes auf die Gebäudekonstruktion auswirken
keine Rückstände aus einem Dekontaminationszyklus	risikobasierter Ansatz, da kein zusätzliches Dekontaminationsverfahren der Oberflächen während des Transfers stärkerer Fokus auf Integritätsprüfung der Verpackung notwendig.	vereinfachte CCS-Strategie durch Inline-Dekontaminationsmanagement	Strahlenschutz erforderlich, einschließlich eines eigenen Strahlenschutzbeauftragten
Hochgeschwindigkeitsverarbeitung ist möglich	möglicherweise höhere Kosten für zusätzliches Containment des zweiten Beutelauspackers	Transfer von Reinraumklasse C oder D nach A möglich	
	stark abhängig von der Qualität des Verpackungsmaterials (Faltung der Beutel) [8]	Hochgeschwindigkeitsverarbeitung ist möglich	
H_2O_2		UV-C-Licht	
6-Log-Reduktion (Möglichkeit bis zu 10-Log-Reduktion)		4-Log-Reduktion (reproduzierbar)	
Vorteile	Zu beachten	Vorteile	zu beachten
einfach validierbarer Prozess	Gefahr von H_2O_2-Rückständen und Ausgasung von Polymeren	keine Rückstände	4-Log-Reduktion mit konventionellen BIs
vereinfachte CCS-Strategie durch Inline-Dekontaminationsmanagement	Schutz des Bedienpersonals vor H_2O_2 (Grenzwert: 0,5 ppm Exposition)	einfache Technologie im Vergleich zu anderen Dekontaminationsverfahren	Hochgeschwindigkeitsverarbeitung noch nicht möglich

Forts. Tab. 1.

<table>
<tr><th colspan="2">H_2O_2</th><th colspan="2">UV-C-Licht</th></tr>
<tr><td colspan="2">6-Log-Reduktion (Möglichkeit bis zu 10-Log-Reduktion)</td><td colspan="2">4-Log-Reduktion (reproduzierbar)</td></tr>
<tr><td>Vorteile</td><td>Zu beachten</td><td>Vorteile</td><td>zu beachten</td></tr>
<tr><td>Transfer von Reinraumklasse C oder D nach A möglich</td><td></td><td>geringer Platzbedarf, besonders geeignet für kleine Batches</td><td>Der Effekt der Schattenbildung muss berücksichtigt werden.</td></tr>
<tr><td>ideal für kleine Batches</td><td></td><td>Transfer von Reinraumklasse C nach A möglich</td><td></td></tr>
<tr><td colspan="4">Für alle als RTU bezogenen Packmittel gilt, dass die Lieferantenqualifizierung sowie die Qualifizierung der gesamten Lieferkette einen zentralen Bestandteil des CCS darstellen. Darüber hinaus ist vor dem Transfer in Reinräume der Klassen A/B eine Prüfung auf Unversehrtheit und Integrität zwingend erforderlich. Ebenso ist sicherzustellen, dass die Oberflächen dieser Packmittel frei von Verunreinigungen sind, da solche Kontaminationen trotz Transferdekontaminationsverfahren zur Verschleppung von Mikroorganismen führen können.
Hinweis: Die Tabelle ist eine vereinfachte Zusammenfassung und sollte nicht als vollständige Übersicht oder als alleinige Entscheidungsgrundlage verwendet werden. Es ist zwingend notwendig, spezifische Anforderungen, regulatorische Rahmenbedingungen und validierte Daten in der eigenen Produktionsumgebung zu berücksichtigen.</td></tr>
</table>

6. Schlussfolgerung

Für die Einführung von RTU-Primärpackmitteln in die aseptische Prozesszone (Reinraumklasse A) stehen verschiedene Methoden zur Verfügung, darunter NTT, E-Beam, H_2O_2-Dekontamination und UV-C-Licht-Pulsdekontamination. Mit dem Inkrafttreten des neuen Annex 1 wurden die Anforderungen an diesen Prozessschritt erweitert und präzisiert. Der Annex 1 beschreibt detailliert, wie Packmittel in die Reinraumklasse A eingebracht werden sollen, mit einem besonderen Fokus auf die Minimierung des Kontaminationsrisikos.

Alle genannten Methoden sind gültige Verfahren, sofern sie in der Qualitätsrisikoanalyse berücksichtigt und in die Kontaminationskontrollstrategie (CCS) integriert wurden. Da Annex 1 einen robusten, automatisierten und validierten Transfer in die Klasse A fordert, ist eine 6-Log-Reduktion als Mindestanforderung einzuhalten oder ein gleichwertiges Verfahren, um dasselbe Ziel zu erreichen.

Zusammenfassend muss die Eignung der Transfermethode im Kontext des gesamten Prozesses und der spezifischen Anforderungen für RTU-Packmaterialien mit geringer Keimbelastung bewertet werden.

Literatur

[1] European Commission. The Rules Governing Medicinal Products in the European Union, Volume 4, EU Guidelines for Good Manufacturing Practice for Medicinal Products for Human and Veterinary Use, Annex 1 Manufacture of Sterile Medicinal Products [Internet]. Brüssel: European Commission; 22.8.2022. Abrufbar unter: https://health.ec.europa.eu/system/files/2022-08/20220825_gmp-an1_en_0.pdf

[2] Essex C. et al. Contamination Control Strategy Development in Pharmaceutical Manufacturing, Technical Report No. 90. Bethesda, MD: Parenteral Drug Association Inc.; 2023

[3] Food and Drug Administration. Guidance for Industry. Sterile Drug Products Produced by Aseptic Processing — Current Good Manufacturing Practice [Internet]. Silver Spring, MD: FDA; September 2004. Abrufbar unter: https://www.fda.gov/media/71026/download

[4] Deutsches Institut für Normung e. V. DIN EN ISO 11137-1:2020-04, Sterilisation von Produkten für die Gesundheitsfürsorge - Strahlen - Teil 1: Anforderungen an die Entwicklung, Validierung und Lenkung der Anwendung eines Sterilisationsverfahrens für Medizinprodukte (ISO 11137-1:2006, einschließlich Amd.1:2013 + Amd.2:2018); Deutsche Fassung EN ISO 11137-1:2015 + A2:2019. Berlin: DIN Media GmbH; 2020 (unter https://www.dinmedia.de/de/norm/din-en-iso-11137-1/293991901 auch als Download beziehbar)

[5] Deutsches Institut für Normung e. V. DIN EN ISO 11137-2:2023-08, Sterilisation von Produkten für die Gesundheitsfürsorge - Strahlen - Teil 2: Festlegung der Sterilisationsdosis (ISO 11137-2:2013 + Amd 1:2022); Deutsche Fassung EN ISO 11137-2:2015 + A1:2023 Berlin: DIN Media GmbH; 2020 (unter https://www.dinmedia.de/de/norm/din-en-iso-11137-2/352301634 auch als Download beziehbar)

[6] Bachmann, D. and Harper, I (2007). PDA Letter October 2007 (Science and Technology)

[7] Tallentire, A., Miller, A., Helt-Hansen, J. (2010). A comparison of the microbicidal effectiveness of gamma rays and high and low energy electron radiations. Rad. Phys. Chem. (79), 701–704.

[8] Roedle T. Challenges of variations in tub packaging [Internet]. Ravensburg: Vetter Pharma-Fertigung GmbH & Co. KG; 2021. Abrufbar unter: https://www.vetter-pharma.com/en/cdmo-insights/double-bagged-tubs/

Die Links wurden zuletzt abgerufen am 14. Jan. 2026.

Korrespondenz: Julian Petersen, groninger & co. gmbh, Hofäckerstr. 9, 74564 Crailsheim, E-Mail: j.petersen@groninger.de

Mikrobiologische Aspekte bei der Qualifizierung einer Fertigspritzenlinie mit E-Beam-Tunnel in Isolatorbauweise

Alexandra Stärk
Novartis Pharma AG,
Stein (Schweiz)

Zusammenfassung

Die Definition der einzelnen Schritte zur mikrobiologischen Erstqualifizierung einer Fertigspritzenlinie in Isolatorbauweise mit angrenzendem E-Beam-Tunnel zur Dekontamination der mit Ethylenoxid sterilisierten Fertigspritzenkörper in Tubs setzt zunächst die genaue Anlagen- und Prozesskenntnis voraus. Das Qualifizierungsvorgehen muss in Absprache mit dem Betrieb, der Qualitätssicherung und der mikrobiologischen Qualitätskontrolle erfolgen und beinhaltet im Wesentlichen die Qualifizierung des E-Beam-Tunnels und des Isolators bezüglich Dekontaminationseffizienz, die Definition eines geeigneten mikrobiologischen Umgebungskontrollprogramms, v. a. die Festlegung von Prüfpunkten für das mikrobiologische Umgebungsmonitoring, und die anschließende Durchführung von Aseptic Process Simulations zur Validierung der aseptischen Abfüllung von Sterilprodukten auf der Fertigspritzenlinie. Des Weiteren wird empfohlen, vor der Erstqualifizierung eine Vorstudie zur Überprüfung der Materialen durchzuführen, die im E-Beam-Tunnel und im Isolator eingesetzt werden und der Dekontamination mit gasförmigem Wasserstoffperoxid (H_2O_2) ausgesetzt sind. Materialien, die sich nicht bzw. nur schwer mit H_2O_2 dekontaminieren lassen, sollten durch Alternativmaterialien ersetzt werden. Im anschließenden Routinebetrieb müssen die einzelnen Anlagen und Prozesse im Rahmen der regelmäßig durchzuführenden Requalifizierungen/Revalidierungen bezüglich mikrobiologischer Qualität überprüft werden.

Abstract

Microbiological Aspects of the Qualification of a Filling Line for Prefilled Syringes with E-Beam Tunnel in Isolator Design

The definition of the individual steps for a microbiological initial qualification of a filling line for prefilled syringes with isolator technology and E-beam tunnel for the decontamination of syringes sterilized with ethylene oxide in tubs requires a detailed knowledge of the respective systems and the processes. The qualification procedure has to be agreed upon by production, quality assurance and microbiological quality control department, focusing in particular on the qualification of the E-beam tunnel and isolator. Here the main issues are decontamination efficacy, definition of an adequate environmental monitoring program, in particular the specification of test points for microbiological environmental monitoring, and validation of the aseptic filling by aseptic process simulations. Furthermore, it is recommended to perform preliminary "material studies" in order to guarantee the decontamination ability of all the materials in the isolator and the E-beam tunnel which are exposed to the H_2O_2 decontamination. Materials which are not or are hardly decontaminated with H_2O_2 should be removed from the system and should be replaced by suitable alternative materials. To ensure the microbiological quality, single systems and processes have to be requalified/revalidated on a regular basis during routine production.

Key words E-Beam-Tunnel · Fertigspritzenlinie · Isolator · Aseptic Process Simulations · mikrobiologische Qualifizierung · Umgebungsmonitoring

1. Einleitung

Fertigspritzenlinien in Isolatorbauweise stellen sowohl die Anbieter dieser Linien, die Pharmaindustrie, als auch die Behörden vor neue Herausforderungen. Neben der zwischenzeitlich etablierten Isolatortechnologie für die aseptische Abfüllung von Fertigspritzen werden neue Technologien zum kontaminationsfreien Einschleusen der Fertigspritzen angewandt, für die in der Pharmaindustrie bisher noch keine langfristigen Erfahrungen bestehen. Die Qualifizierung und Etablierung dieser neuen Technologien fordern vom Betreiber neben der genauen Anlagen- und Prozesskenntnis einiges an „Kreativität“, da die regulatorischen Vorgaben diesbezüglich wenig Konkretes bieten.

Nachfolgend werden die mikrobiologischen Aspekte der Qualifizierung einer Fertigspritzenlinie mit E-Beam-Tunnel zur Dekontamination der einzuschleusenden Fertigspritzen beschrieben. Besonderer Fokus liegt dabei auf dem mikrobiologischen Qualifizierungsansatz für den E-Beam-Tunnel.

Grundsätzlich können die wichtigsten mikrobiologischen Schritte zur Qualifizierung einer Fertigspritzenlinie mit E-Beam-Tunnel folgendermaßen zusammengefasst werden:

- mikrobiologische Qualifizierung des Einschleusens der Fertigspritzen
- Materialauswahl für den Isolator und den E-Beam-Tunnel bezüglich Ethylenoxid(H_2O_2)-Dekontaminierbarkeit
- mikrobiologische Qualifizierung der H_2O_2-Dekontamination des Isolators und des E-Beam-Tunnels
- Definition eines Prüfprogramms für mikrobiologische Umgebungskontrollen
- Qualifizierung der aseptischen Abfüllung von Fertigspritzen mittels Aseptic Process Simulations

2. Prozess- und Anlagenvorstellung

2.1 Prozess

Die zugekauften Fertigspritzen sind in Tubs verpackt; die Tubs mit Fertigspritzen sind H_2O_2-sterilisiert. Um sicherzustellen, dass die Fertigspritzen im Tub von H_2O_2 dekontaminiert werden, ist dieses mit einer gasdurchlässigen Tyvek®-Folie verschlossen; zum Schutz des Tub vor Kontaminationen nach der Ethylenoxidsterilisation ist dieses nochmals in eine H_2O_2-durchlässige Folie verpackt, den sog. Tub-Außenbeutel.

Die Fertigspritzenlinie ist derzeit noch in einer Zone D lokalisiert (das Upgrade zu Zone C wird gerade realisiert). In dieser Zone findet das Entfernen der Tub-Außenbeutel statt. Um die dabei möglicherweise erfolgten Kontaminationen auf der Tub-Außenseite vor dem Einbringen in den Isolator zu entfernen/abzutöten, erfolgt eine Dekontamination der Tub-Außenseite im E-Beam-Tunnel mit Elektronenstrahlen. Direkt anschließend werden die Tubs in den Isolator eingebracht. Dort wird durch einen Roboterarm die Tyvek-Folie abgezogen, sodass nun im Isolator die sterilen Fertigspritzen verarbeitet, d. h. befüllt und mit Stopfen versehen werden können. Die mit Stopfen verschlossenen Fertigspritzen verlassen anschließend – gelagert in dem Tub – den Isolator über eine kleine Öffnung, das sog. Mousehole, zurück in die derzeitige Zone D.

2.2 Anlagenkomponenten

E-Beam-Tunnel

- horizontaler S-Shape
- 3 Elektronenstrahlkanonen, angeordnet im 120°-Winkel
- E-Beam mit Scanningfunktion
- H_2O_2-Dekontamination des Tunnels via Isolator
- Isolator
- 12 m^3 zu dekontaminierendes Volumen (Isolator mit E-Beam-Tunnel)
- Integriertes Dekontaminationssystem: SIS 700 mit 2 H_2O_2-Verdampferplatten
- 2,5 h Dekontaminationszyklus mit 600 g H_2O_2
- 2 h Spülzyklus nach H_2O_2-Dekontamination
- Restkonzentration: 1 ppm H_2O_2

Abfülllinie

- Nestfiller (Hypak SCF-Tubs)
- Abfüllung mittels Pumpen
- 5 Abfüllnadeln
- 280 Spritzen/min
- 100 % Gewichtskontrolle
- Cleaning in Place (CIP)/Sterilizing in Place (SIP) produktberührender Oberflächen

Transfersysteme

- Double Door Transfer Port (DPTE) für Beutel mit gammasterilisierten Stopfen; diese gelangen nach dem Einschleusen direkt in den Stopfentopf
- Rapid Transfer Port (RTP) für autoklavierbare Materialien (z. B. Ersatznadeln, Pinzetten)

Beide Transfersysteme ermöglichen das kontaminationsfreie Einschleusen steriler Materialien in einen dekontaminierten Isolator durch ein sogenanntes Doppeltürsystem.

Die Fertigspritzenlinie inkl. Tub-Außenbeutelentferner und Roboter zur Tyvek-Folien-Entfernung wurde von Inova (Crailsheim) geliefert; der Isolator sowie das Dekontaminationssystem für den Isolator und den E-Beam-Tunnel stammen von Skan (Basel, Schweiz). Der Hersteller des E-Beam-Tunnels ist Linac (Orsay, Frankreich).

3. Leistungsqualifizierung des E-Beam-Tunnels

3.1 Vorgehensweise

3.1.1 Physikalische Leistungsqualifizierung

Im Rahmen der Leistungsqualifizierung des E-Beam-Tunnels erfolgte vor der mikrobiologischen Qualifizierung die physikalische Qualifizierung (Dosimetrie), welche die Evaluierung der Worst-Case-Positionen (Positionen mit niedrigerer Strahlendosis) auf dem Tub beinhaltete. Gefordert war eine minimale Dosis von 25 kGy an den Worst-Case-Positionen.

Auf die physikalische Qualifizierung wird nicht näher eingegangen.

3.1.2 Vorstudie zur mikrobiologischen Qualifizierung: Materialstudie

Als Vorstudie zur mikrobiologischen Qualifizierung des E-Beam-Tunnels wurde zunächst ein Vergleich des Abtötungsverhaltens von Bakteriensporen auf dem Tub-Material Polystyrol (Schale des Tub) und auf Edelstahl, dem Material, aus dem Bioindikatoren üblicherweise hergestellt werden, durchgeführt. Es sollte überprüft werden, ob zwischen beiden Materialien ein Unterschied im Abtötungsverhalten feststellbar ist. Der Einsatz der einfach zu beschaffenden, handelsüblichen Edelstahl-Bioindikatoren für zukünftige mikrobiologische Qualifizierungen von E-Beam-Tunneln ist nur dann zulässig, wenn das Abtötungsverhalten vergleichbar oder schlechter als auf dem Tub-Material Polystyrol ist.

Tyvek, ebenfalls ein Tub-Material (Abdeckung der Tub-Schale), wurde aufgrund des überwiegenden Anteils an Polystyrol an einem Tub in die Materialstudie nicht aufgenommen.

Das Abtötungsverhalten wurde durch Ermittlung des „Survival-Kill Window“ für die Bioindikatoren aus beiden Materialien bestimmt. Das Survival-Kill Window gibt die Zeiten an, bei der Bioindikatoren in einem nach der Dekontamination durchgeführten Wachstumstest in Nährmedium noch Keimwachstum zeigen (Survival Time) bzw. kein Keimwachstum mehr zeigen (Kill Time). Je später dieses Zeitfenster liegt, desto schwerer lassen sich die Sporen auf dem entsprechenden Material abtöten.

Des Weiteren wurde im Rahmen dieser Materialstudie verglichen, welche minimale Strahlendosis bei beiden Bioindikatoren zu sterilen Resultaten führt. Diese Grundlage sollte die bereits gestellte Forderung von 25 kGy als minimal erforderliche Strahlendosis verifizieren.

3.1.3 Mikrobiologische Qualifizierung: Nachweis der Dekontaminationseffizienz

Im Anschluss an die Materialstudie erfolgte der Nachweis der Dekontaminationseffizienz in dem B-Beam-Tunnel durch Exposition von Bioindikatoren.

Die regulatorischen Vorgaben (USP <1211> [1], Ph. Eur. 5.1.2 [2], EN/ISO 11137 [3]) fordern den Einsatz von Sporen von *Bacillus pumilus* mit einer Population von 107 Sporen/Träger für die Qualifizierung von Strahlensterilisationen. Das Trägermaterial des Bioindikators ist dabei nicht definiert, d. h., die Rationale für die Auswahl eines adäquaten Trägermaterials obliegt dem Anwender.

Bei Exposition von Bioindikatoren mit 107 Sporen in einem Dekontaminationsverfahren ist beim Erhalt von sterilen Resultaten im Wachstumstest eine 11-log-

Reduktion sichergestellt (Berechnung gemäß Survival-Kill Window). Dies führt auf der dekontaminierten Oberfläche zu einem Sterility Assurance Level (SAL) von 10^{-4}. Da die firmeninterne Anforderung an eine dekontaminierte Oberfläche bei 10^{-6} liegt, muss gewährleistet sein, dass die zu dekontaminierende Oberfläche, d. h. das Tub, eine Bioload von 105 KBE nicht überschreitet. Eine 11-log-Dekontamination einer Oberfläche mit Bioload von 105 KBE führt zu einem SAL von 10^{-6}.

3.2 Durchführung

3.2.1 Eingangskontrolle Bioindikator

Für die mikrobiologischen Qualifizierungstätigkeiten kamen der handelsübliche Bioindikator *Bacillus pumilus* ATCC 27142 auf Edelstahlstreifen und der speziell für die Materialstudie hergestellte Bioindikator *Bacillus pumilus* ATCC 27142 auf Polystyrolstreifen zur Anwendung. Die Ausgangspopulation sollte jeweils min. 1 x 107 Sporen/Träger betragen.

Als Eingangskontrolle erfolgte neben der Zertifikatsüberprüfung eine Identifizierung der spezifizierten Sporen von *Bacillus pumilus* und die Überprüfung der angegebenen Sporenzahl. Die Sporenzahl musste eine Recovery von 50–300 % aufweisen.

3.2.2 Materialstudie

3 Bioindikatoren pro Material wurden jeweils zentral auf der Tub-Oberfläche positioniert und pro Lauf mit unterschiedlichen Dosen bestrahlt: ca. 5, 10, 15, 20, 25, 30 und 35 kGy. Diese Strahlendosen galten als Orientierung, da die Einstellung der Strahlendosis an der Anlage nur mit der Berechnung über die Stromstärke und Bandgeschwindigkeit möglich ist. Die tatsächlich angewandte Strahlendosis wurde pro Lauf mit Dosimetern bestimmt. Pro Material und Dosis wurden zur Überprüfung der Reproduzierbarkeit 3 Läufe durchgeführt. Die so bestrahlten Bioindikatoren wurden im Wachstumstest (Inkubation in Tryptose-Soja-Bouillon (TSB)-Nährmedium für 7 Tage bei 30–25 °C) überprüft.

Folgendes war bei dieser Versuchsdurchführung zu beachten: Bedingt durch das Herstellverfahren der Bioindikatoren kann nicht ausgeschlossen werden, dass neben der sporenbeladenen Vorderseite auch die Rückseite des Trägers mit einigen Sporen beaufschlagt ist.

Da die Dekontamination im E-Beam-Tunnel nur auf die Oberfläche wirkt, würden selbst Bioindikatoren mit abgetöteten Sporen auf der exponierten Vorderseite im Wachstumstest als kontaminiert erscheinen und somit zu einer Resultatsverfälschung (Resultatsverschlechterung) führen. Aus diesem Grund ist es erforderlich, vor Einsatz der Bioindikatoren zum Nachweis der Dekontaminationseffizienz im E-Beam-Tunnel zunächst die Rückseite der Bioindikatoren zu dekontaminieren.

Die Idee, die Bioindikatoren zunächst auf der Rückseite zu bestrahlen, bevor diese mit der sporenbeladenen Vorderseite für Qualifizierungszwecke eingesetzt werden, scheiterte daran, dass die rückseitige Bestrahlung die Sporenzahl auf der Vorderseite in unterschiedlichem Ausmaß beeinträchtigte. Bei Ausgangspopulationen von 2,9 × 107 bzw. 2,4 × 107 Sporen/Träger lag nach rückseitiger Bestrahlung der tiefste Wert der Population bei 2,4 × 104 Sporen/Träger. Auf der Vorderseite wurden Recovery-Werte der Population von 0,2–102 % nach rückseitiger Bestrahlung erzielt.

Als Ursache für die unterschiedlich starke Abnahme der Population auf der Vorderseite nach rückseitiger Bestrahlung konnte ein Durchdringen der Strahlung durch beide Trägermaterialien, bedingt durch die hohe Dichte, ausgeschlossen werden.

Da die Bioindikatorstreifen jedoch nicht eben auf der Tub-Oberfläche aufliegen – v. a. die Bioindikatoren aus Edelstahl lassen sich sehr leicht verbiegen – gelangt Strahlung unter die Bioindikatoren, d. h. an die sporenbeladene Vorderseite, und führt dort zu einer Populationsabnahme.

Die Dekontamination auf der Rückseite erfolgte daraufhin durch das Auflegen der Rückseite der Bioindikatoren auf ein Vlies, welches mit einem sporiziden Desinfektionsmittel getränkt war. Nachweislich hatte diese Behandlung der Rückseite keinen Einfluss auf die sporenbeladene Vorderseite der Bioindikatoren.

Eine weitere Schwierigkeit bei der Materialstudie war das Transferieren der im E-Beam-Tunnel behandelten Bioindikatoren in das Nährmedium für den Wachstumstest. Zur Vermeidung von Sekundärkontaminationen sollte dieses Überführen in dem zuvor mit H_2O_2 dekontaminierten Isolator stattfinden. Dies gestaltete sich allerdings aufgrund fehlender Auflage- bzw. Arbeitsflächen und des filigranen Handlings über die Isolatorhandschuhe als unmöglich, sodass schließlich diese Tätigkeiten nicht im Isolator selber, sondern unter dem an das Mousehole angrenzenden Laminar Flow mit zuvor desinfizierten Handschuhen erfolgten. Das Restrisiko einer Sekundärkontamination musste dazu in Kauf genommen werden.

3.2.3 Nachweis der Dekontaminationseffizienz

Die Bioindikatoren wurden in 3 Läufen an den Worst-Case-Positionen der E-Beam-Dekontamination exponiert. Als Worst-Case-Positionen wurden die gewählt, die bei der physikalischen Qualifizierung die niedrigste Strahlendosis aufwiesen.

An diesen Positionen wurde zusätzlich noch mit GEX-Filmdosimetern (GEX, Centennial, CO, USA) die Strahlendosis verifiziert.

Anlässlich dieser Qualifizierungsläufe wurde festgestellt, dass die gemessene Strahlendosis stark abhängig von der Position ist; eine geringe Verschiebung der GEX-Dosimeter um Millimeter führt bereits zu unterschiedlichen Dosen. Aus diesem Grund konnte die Positionierung der GEX-Dosimeter nicht neben den Bioindikatoren erfolgen, sondern musste in einem weiteren Lauf genau an derselben Stelle wie der Bioindikator positioniert werden. Dies führte zu folgendem Qualifizierungsschema pro Lauf: Dekontamination eines Tubs mit Dosimeter, Dekontamination eines Tubs mit Bioindikator, Dekontamination eines Tubs mit Dosimeter.

Zur Überprüfung der Ausgangsbioload wurden die ausgepackten Tubs in der D-Zone bezüglich Oberflächenkeimzahl mittels Abklatschverfahren und geeigneten Nährbodenplatten für die Gesamtkeimzahl bemustert.

3.3 Resultate

3.3.1 Bioindikator

Die ausgewählten Bioindikatoren zeigten sich in der Eingangskontrolle als geeignet; diese konnten für Qualifizierungszwecke eingesetzt werden.

3.3.2 Materialstudie

Die Materialstudie ergab für Edelstahl ein Survival-Kill Window bei 5,7–15,6 kGy (Tab. 1) und für Polystyrol bei 5,7–20,7 kGy (Tab. 2).

Tab. 1. Resultat der Materialstudie mit Edelstahl.

	BI Nr.	5,7 kGy	11,1 KGy	15,6 KGy	20,7 KGy	26,2 KGy	30,4 KGy	35,4 KGy	50,3 KGy
Tub 1	1	+	+	–	–	–	–	–	–
	2	+	–	–	–	–	–	–	–
	3	+	–	–	–	–	+* (SK)	–	–
Tub 2	4	+	–	–	–	–	–	–	–
	5	+	+	–	–	–	–	–	–
	6	+	+	–	–	–	–	–	–
Tub 3	7	+	+	–	–	–	–	–	–
	8	+	–	–	+* (SK)	–	–	–	–
	9	+	–	–	–	–	+* (SK)	–	–

* *Bacillus pumilus.*

SK: Sekundärkontamination aufgrund des Handlings außerhalb des Isolators.

Tab. 2. Resultat der Materialstudie mit Polystyrol.

	BI Nr.	5,7 kGy	11,1 KGy	15,6 KGy	20,7 KGy	26,2 KGy	30,4 KGy	35,4 KGy	50,3 KGy
Tub 1	1	+	–	–	–	–	–	–	–
	2	+	+	+*	–	–	–	–	–
	3	+	+	–	–	–	–	–	–
Tub 2	4	+	+	–	–	–	–	–	–
	5	+	+	–	–	–	+* (SK)	–	–
	6	+	+	+*	–	–	–	–	–
Tub 3	7	+	+	–	–	–	–	–	–
	8	+	+	–	–	–	–	–	–
	9	+	+	+** (SK)	–	–	–	–	–

* *Bacillus pumilus.*

** *Staphylococcus epidermidis.*

SK: Sekundärkontamination aufgrund des Handlings außerhalb des Isolators.

Die Sporen auf dem Tub-Material Polystyrol lassen sich gemäß dieser Studie schlechter abtöten als Sporen auf dem handelsüblichen Bioindikatormaterial Edelstahl. Aufgrund dieser Erkenntnis ist es für zukünftige Qualifizierungen von Dekontaminationen von Polystyrol-Tubs mittels E-Beam nicht zulässig, das handelsübliche Bioindikatormaterial Edelstahl einzusetzen; diese Qualifizierung muss – aufgrund der schlechteren Abtötungseigenschaften – mit dem Tub-Material Polystyrol erfolgen.

Durch die Bestrahlung mit unterschiedlichen Dosen konnte gezeigt werden, dass eine minimale Strahlendosis von 15–20 KGy ausreicht, um eine Sporenpopulation von 107 auf einem Träger sicher abzutöten. Somit ist eine zusätzliche Sicherheit bei der Anwendung einer Mindestdosis von 25 kGy gewährleistet.

3.3.3 Nachweis der Dekontaminationseffizienz

Die exponierten Bioindikatoren wiesen in allen 3 Läufen an allen Positionen im Wachstumstest nach der Dekontamination im E-Beam-Tunnel ein steriles Resultat auf, d. h., die Dekontaminationseffizienz an den Worst-Case-Positionen (Positionen mit niedriger Strahlendosis) von 11 log war sichergestellt.

Aufgrund der Schwierigkeit der genauen Positionierung von GEX-Dosimetern und Bioindikatoren werden zukünftige Requalifizierungen nur noch mit den genauer zu positionierenden Filmdosimetern durchgeführt. Mit diesen können Worst-Case-Positionen tatsächlich erfasst und die Strahlendosis an diesen Stellen kann überprüft werden.

Da die minimale Strahlendosis von 25 kGy gemäß den Resultaten aus der Materialstudie für die gewünschte Dekontaminationseffizienz ausreicht, kann auf den Einsatz von Bioindikatoren bei Requalifizierungen verzichtet werden.

Die Ausgangsbioload auf dem Tub überschritt bei keiner Überprüfung 10 KBE pro Prüfung. Somit ist der SAL von 10^{-} auf dem Tub nach durchgeführter Dekontamination im E-Beam-Tunnel mit einer 11-log-Reduktion sichergestellt.

4. Materialauswahl für Isolator und E-Beam-Tunnel

Im Rahmen der Qualifizierung des Isolators und E-Beam-Tunnels für die Dekontamination mit verdampftem H_2O_2 muss die Eignung der verbauten/eingesetzten Isolatormaterialien bezüglich der H_2O_2-Dekontaminierbarkeit nachgewiesen werden; dies ist gemäß FDA-Guide „Sterile Drug Products produced by aseptic Processing" [4] gefordert.

Grundlage dieser Forderung ist die Tatsache, dass sich verschiedene Materialien unterschiedlich „gut" mit H_2O_2 dekontaminieren lassen, d. h. Mikroorganismen auf diesen Materialien weisen ein unterschiedliches Absterbe- bzw. Dekontaminationsverhalten auf. Dieses Verhalten kann als D-Wert ausgedrückt und überprüft werden (D-Wert: Zeitspanne in min, die erforderlich ist, eine Population um 90 % zu reduzieren, d. h. 1 log-Stufe).

Für diese Überprüfung mussten zunächst alle verbauten Materialien im Isolator und E-Beam-Tunnel, die im anschließenden Prozess der H_2O_2-Dekontamination ausgesetzt waren, mit Fläche, Ort und Funktion aufgenommen werden. Basierend auf einer Risikoabschätzung wurden „kritische" Materialien definiert. Als „kritisch" wurden Materialien mit großem Oberflächenverhältnis, Materialien in der Nähe des offenen Produkts, Materialien mit denen häufig Tätigkeiten durchgeführt werden (z. B. Handschuhmaterial), Materialien, die in Bewegung sind (Abgabe von Mikroorganismen bei nicht ausreichender Dekontamination) evaluiert.

Diese Materialien wurden hinsichtlich der Dekontaminierbarkeit durch Inokulation mit 107 Sporen von *Geobacillus stearothermophilus*, einem üblicherweise für die Qualifizierung von H_2O_2-Dekontaminationssystemen eingesetzten Testkeim, überprüft.

Die Dekontaminierbarkeit, als D-Wert-Abschätzung ermittelt, erfolgte mittels Limited-Spearman-Karber-Methode, bei welcher Gruppen einer bestimmten Anzahl an Bioindikatoren dem Dekontaminationsverfahren in verschiedenen Zeitintervallen exponiert und anschließend im Wachstumstest überprüft werden.

Da für sehr viele Materialien bereits intern ermittelte Daten vorlagen [5], war nur noch die mikrobiologische Überprüfung der kritischen Materialien erforderlich, für die noch keine internen Daten vorlagen.

Materialien, die sich als nicht bzw. als schwer mit H_2O_2 dekontaminierbar zeigten, wurden durch alternative Materialien ersetzt oder mit entsprechend geeigneter Lackierung überdeckt.

Als „nicht dekontaminierbar" wurden Materialien eingestuft, die innerhalb des überprüften Zeitintervalls kein Abtötungsverhalten zeigten, als schwer dekontaminierbar solche, die einen D-Wert von über 4,2 min aufwiesen.

Material-D-Werte von 4,2 min stehen dem D-Wert des für Qualifizierungszwecke eingesetzten Bioindikators gegenüber, der gemäß firmeninternen Anforderungen zwischen 1,5 und 3 min liegt. Materialien mit höheren D-Werten als dem des für Qualifizierungszwecke eingesetzten Bioindikators müssen hinsichtlich Bioload vor der Dekontamination überprüft werden bzw. die Bioload vor der Dekontamination darf einen bestimmten Wert nicht überschreiten, um den gewünschten SAL trotz Vorliegen eines höheren D-Wertes (schlechteres Abtötungsverhalten) zu erreichen.

5. Mikrobiologische Qualifizierung der H_2O_2-Dekontamination

5.1 Vorgehensweise

Die mikrobiologische Qualifizierung der H_2O_2-Dekontamination sowohl im Isolator selber als auch im angrenzenden E-Beam-Tunnel erfolgte in 2 Schritten.

Zunächst wurde die Zyklusentwicklung durchgeführt, bei der durch den Isolatorhersteller ein adäquater H_2O_2-Dekontaminationszyklus definiert und gleichzeitig die Worst-Case-Positionen ermittelt wurden. Die Zyklusentwicklung erfolgte gemäß [6].

Anschließend erfolgte die Qualifizierung dieses Dekontaminationszyklus durch die Abtötung von Bioindikatoren mit *Geobacillus stearothermophilus* mit einer Population von 10^6 pro Träger an den aus der Zyklusentwicklung bekannten Worst-Case-Positionen. Basierend auf dem Survival-Kill Window ist mit dem Nachweis von sterilen Bioindikatoren im Wachstumstest nach der Dekontamination mindestens eine 10-log-Reduktion sichergestellt, d. h. ausgehend von einer theoretischen Ausgangspopulation von 106 KBE und einer 10-log-Reduktion wird ein SAL von 10^{-4} erreicht. Um jedoch den gewünschten SAL von 10^{-6} zu erzielen, darf die Ausgangsbioload der zu dekontaminierenden Oberflächen 104 KBE nicht überschreiten.

Sowohl die Zyklusentwicklung als auch die Zyklusqualifizierung und die Bestimmung der Ausgangsbioload des Isolators fanden im „beladenen" Zustand statt. Die Beladung des Isolators (z. B. mit Nährbodenplatten für das mikrobiologische Umgebungsmonitoring), die anschließend in der Routine angewandt wird, wurde zuvor exakt definiert.

5.2 Durchführung

5.2.1 Eingangskontrolle Bioindikator

Für die mikrobiologischen Qualifizierungstätigkeiten (Zyklusentwicklung und Zyklusqualifizierung) kam der handelsübliche Bioindikator *Geobacillus stearothermophilus* ATCC 7953 auf Edelstahlplättchen zur Anwendung. Die Ausgangspopulation sollte jeweils min. 1 × 106 Sporen/Träger betragen.

Als Eingangskontrolle wurde neben der Zertifikatsüberprüfung eine Identifizierung der spezifizierten Sporen von *Geobacillus stearothermophilus* und die Überprüfung der angegebenen Sporenzahl durchgeführt. Die Sporenzahl musste eine Recovery von 50 bis 300 % aufweisen. Des Weiteren erfolgte in einem unabhängigen Referenzisolator eine D-Wert-Bestimmung sowie eine Überprüfung des Modellverhaltens (Verhalten gemäß Survival-Kill Window).

Der D-Wert musste gemäß der firmeninternen Vorgabe im Bereich von 1,5–3 min liegen. Diese Vorgabe gewährleistet, dass alle firmeninternen H_2O_2-Dekontaminationssysteme eine vergleichbare Dekontaminationseffizienz aufweisen.

5.2.2 Zyklusqualifizierung

Zur Qualifizierung des in der Zyklusentwicklung definierten H_2O_2-Dekontaminationszyklus wurde je ein Bioindikator an den Worst-Case-Positionen exponiert.

Als Worst-Case-Positionen wurden eingestuft:

- Positionen mit erhöhter Temperatur beim Temperaturmapping
- Positionen mit tieferer rel. Feuchte beim Feuchtemapping
- Positionen mit unsterilen Bioindikatoren bei der Zyklusentwicklung
- Positionen auf Materialien, die bei der Materialstudie höhere D-Werte aufwiesen (schlechtere Dekontaminierbarkeit)
- Positionen, die visuell als kritisch (schlechter zugänglich für das verdampfte H_2O_2) bewertet wurden

Insgesamt wurden 3 Qualifizierungsläufe mit Bioindikatoren durchgeführt.

Zum Nachweis der Einhaltung einer Bioload auf den zu dekontaminierenden Oberflächen von max. 104 KBE wurden nach der Beladung des Isolators Oberflächenkontrollen mittels Abklatschverfahren und geeigneten Nährbodenplatten für die Gesamtkeimzahl durchgeführt.

5.3 Resultate

5.3.1 Bioindikator

Der ausgewählte Bioindikator mit den geforderten Kriterien zeigte sich in der Eingangskontrolle als geeignet; dieser konnte für Qualifizierungszwecke eingesetzt werden.

5.3.2 Zyklusqualifizierung

Alle 3 Qualifizierungszyklen mit exponierten Bioindikatoren an den definierten Worst-Case-Positionen führten zu sterilen Resultaten und wiesen somit den angewandten H_2O_2-Dekontaminationszyklus als valide nach. Der angewandte Zyklus führt somit nachweislich zu einer 10-log-Reduktion der eingesetzten Bioindikatoren.

Zu Requalifizierungszwecken wird einmal jährlich durch erneute Exposition von Bioindikatoren an den ausgewählten Worst-Case-Positionen eine Zyklusüberprüfung durchgeführt.

Als Ausgangsbioload wurden Keimzahlen unter 30 KBE nachgewiesen. Somit ist der SAL von 10^{-6} nach Ablauf des qualifizierten H_2O_2-Dekontaminationszyklus mit einer 10-log-Reduktion sichergestellt.

6. Mikrobiologische Umgebungskontrollen

Generell muss immer vor der ersten Produktion in einem Abfüllisolator das mikrobiologische Umgebungskontrollprogramm festgelegt sein. Es besteht aus adäquat durchgeführten Luft- und Oberflächenkeimzahlbestimmungen.

„Adäquat durchgeführt" bedeutet in diesem Fall:

- an ausgewählten/sinnvollen Positionen
- in definierter/sinnvoller Prüffrequenz
- mit definierten/sinnvollen Anforderungen

Da die Prüffrequenzen und Anforderungen in den einschlägigen Richtlinien (z. B. FDA Guide „Sterile Drug Products produced by Aseptic Processing") vorgegeben sind, beschränken sich die nachfolgenden Kapitel auf die Festlegung der Positionen für das Umgebungsmonitoring.

Wesentlich für die Auswahl dieser Positionen ist, dass für jede einzelne Position eine schriftliche Auswahlbegründung/Rationale vorliegt; die Prüfpunkte neben der schriftlichen Darstellung auch grafisch in einem Dokument erfasst sind und natürlich, dass alle Mitarbeiter, die Umgebungskontrollen durchführen, bezüglich der Prüfpunktpositionen ausgebildet sind.

6.1 Luftkeimzahlbestimmungen

Hierbei wird zwischen festinstallierten Probenahmesystemen für die quantitative Luftkeimzahlbestimmung und variablen Probenahmesystemen wie Sedimentationsplatten für die semiquantitative Luftkeimzahlbestimmung unterschieden.

Die Positionen für festinstallierte Probenahmesysteme müssen bereits beim Design des Isolators ausgewählt werden.

Als Kriterien für die Auswahl dieser Positionen gelten:

- Nähe zum offenen Produkt
- Nähe Mousehole
- Nähe Transfersysteme
- häufige Eingriffe

Aus diesen Bereichen sollte dem Anlagenbetreiber eine Information über den Luftkeimgehalt vorliegen (z. B. beim offenen Produkt) bzw. in diesen Bereichen besteht ein erhöhtes Risiko, dass Luftkeime vorkommen/eingebracht werden (z. B. Mouseholes, Transfersysteme, Bereich mit häufigen Eingriffen).

Positionen für variable Probenahmesysteme wie Sedimentationsplatten können zu einem späteren Zeitpunkt, z. B. nach dem Abschluss der Zyklusqualifizierungstätigkeiten, definiert werden.

Die Kriterien für festinstallierte und variable Probenahmesysteme sind identisch. Variable Probenahmesysteme sollten in Ergänzung zu den festinstallierten angewandt werden.

6.2 Oberflächenkeimzahlbestimmungen

Oberflächenkeimzahlbestimmungen werden mit Abklatschplatten oder mit Swabs durchgeführt. Die zu bemusternden Positionen entsprechen den Auswahlkriterien wie für Positionen der Luftkeimzahlbestimmung: Positionen, bei denen eine generelle Information über den Keimgehalt gewünscht wird, oder Positionen, bei denen ein erhöhtes Risiko besteht, dass eine Kontamination vorliegt. Daraus ergeben sich folgende Positionen:

- Nähe zum offenen Produkt
- Nähe Mouseholes
- Nähe Transfersysteme
- häufige Eingriffe
- Handschuhe
- Armstulpen
- schlecht dekontaminierbare Materialien
- Oberflächen mit hoher Bioload vor der Dekontamination
- generelle Isolatorüberprüfung

7. Aseptic Process Simulations

Am Ende der Kette zur mikrobiologischen Qualifizierung einer Fertigspritzenlinie mit E-Beam-Tunnel steht die Durchführung von Aseptic Process Simulations zur Qualifizierung des Gesamtsystems für die aseptische Abfüllung von Sterilprodukten.

Die Durchführung, Auswertung und Beurteilung von Aseptic Process Simulations für dieses System erfolgt gemäß den Vorgaben des FDA-Guide Sterile Drug Products Produced by Aseptic Processing sowie des Annex 1 im EU-GMP-Leitfaden [7].

Besonderheiten wurden lediglich bezüglich der Inkubation der mit Nährmedium befüllten Fertigspritzen festgestellt. Bei „stehender“ Inkubation, d. h., die Fertigspritzen befinden sich in aufrechter Position in den Tubs, kann es – je nach Fertigspritzenformat – sein, dass eine Detektion v. a. von sedimentierenden Mikroorganismen nicht möglich ist (Sedimentation in den unteren Konus der Fertigspritzen). In diesem Fall muss eine liegende Inkubation z. B. nach dem Umpositionieren der Fertigspritzen von Tubs in Trays gewählt werden.

8. Schlussfolgerung

Die mikrobiologische Qualifizierung einer Fertigspritzenlinie in Isolatorbauweise mit angrenzendem E-Beam-Tunnel umfasst – wie in den vorhergehenden Kapiteln beschrieben – einen großen und wichtigen Teil der Gesamtqualifizierung solch eines Systems. Eine konsequente Planung und Vorbereitung der mikrobiologischen Qualifizierungstätigkeiten sowie die genaue Kenntnis der Anlage und der Prozesse sind eine wichtige Voraussetzung für das erfolgreiche Resultat dieser Qualifizierungen. Eine detaillierte Ausbildung aller Mitarbeiter, die in die mikrobiologischen Qualifizierungstätigkeiten involviert sind, gilt ebenfalls als essenzielle Voraussetzung für die erfolgreiche Durchführung der Qualifizierung. Abschließend ist ein gutes Zusammenspiel zwischen Betrieb, Qualitätskontrolle und Mikrobiologie erforderlich, um einen erfolgreichen Qualifizierungsabschluss zu erzielen.

Literatur

[1] United States Pharmacopeial Convention. USP <1211>. Sterilization and sterility assurance of compendial articles. [Internet]. North Bethesda, MA: pharmacopeia online: 2024. Abrufbar unter: http://ftp.uspbpep.com/v29240/usp29nf24s0_c1211.html

[2] BfArM. Europäisches Arzneibuch (Ph. Eur. 11.5), Amtliche deutsche Ausgabe. 11. Ausg. Kap. 5.1.2 Bioindikatoren und verwandte mikrobiologische Zubereitungen zur Herstellung steriler Produkte. Stuttgart: Deutscher Apotheker Verlag; 2025

[3] Deutsches Institut für Normung e. V. DIN EN ISO 11137-1:2020-04 Sterilisation von Produkten für die Gesundheitsfürsorge - Strahlen - Teil 1: Anforderungen an die Entwicklung, Validierung und Lenkung der Anwendung eines Sterilisationsverfahrens für Medizinprodukte (ISO 11137-1:2006, einschließlich Amd.1:2013 + Amd.2:2018); Deutsche Fassung EN ISO 11137-1:2015 + A2:2019 Berlin: DIN Media GmbH; 2025 (unter https://www.dinmedia.de/de/norm/din-iso-11040-4/385974417 auch als Download beziehbar).

[4] Food and Drug Administration. Guidance for Industry. Sterile Drug Products Produced by Aseptic Processing — Current Good Manufacturing Practice [Internet]. Silver Spring, MD: FDA; September 2004. Abrufbar unter: https://www.fda.gov/media/71026/download

[5] Sigwarth V, Stärk A. Effect of carrier materials on the resistance of spores of *Bacillus stearothermophilus* to gaseous hydrogen peroxid. PDA Journal of Pharmaceutical Science and Technology. 2003(57);1:3–11.

[6] Sigwarth V, Moirandat C. Development and qualification of H_2O_2 decontamination cycles. PDA Journal of Pharmaceutical Science and Technology. 2000(54);4:286–304.

[7] European Commission. The Rules Governing Medicinal Products in the European Union, Volume 4, EU Guidelines for Good Manufacturing Practice for Medicinal Products for Human and Veterinary Use, Annex 1 Manufacture of Sterile Medicinal Products [Internet]. Brüssel: European Commission; 22.8.2022. Abrufbar unter: https://health.ec.europa.eu/system/files/2022-08/20220825_gmp-an1_en_0.pdf

Die Links wurden zuletzt abgerufen am 18. Nov. 2025.

Korrespondenz: Alexandra Stärk, Novartis Pharma AG, Schaffhauserstrasse, 4332 Stein (Schweiz), E-Mail: alexandra.staerk@novartis.com

Kombinationsprodukte/Devices

- *Kombinationsprodukte*
- *Anforderungen an Elastomere für Fertigspritzen*
- *40 Jahre Selbstinjektionsgeräte: historische Entwicklung, aktuelle Trends und zukünftige Perspektiven*

Kombinationsprodukte

Bettine Boltres
West Pharmaceutical
Services, Eschweiler

Zusammenfassung

Vorgefüllte Spritzen bilden als sogenannte Kombinationsprodukte eine Kombination aus einem Medizinprodukt und einem Arzneimittel. Aufgrund dieser Zusammenführung zweier unterschiedlicher regulatorischer Welten stellen sie eine besondere Herausforderung sowohl in der Entwicklung als auch in der Zulassung dar. Zwar werden vorgefüllte Spritzen final von der Europäischen Arzneimittel-Agentur (EMA) reguliert, allerdings müssen sie zuvor die Sicherheits- und Leistungsanforderungen der Benannten Stellen (Notified Bodies), die Medizinprodukte prüfen, erfüllen, was in Teilen zu einer doppelten Begutachtung führt. Dies spiegelt sich auch in der Entwicklung wider, wo Kombinationsprodukte sowohl die für Medizinprodukte als auch die für Arzneimittel relevanten regulatorischen Anforderungen erfüllen müssen.

Abstract

Combination Products

Prefilled syringes are combination products which reflect a combination of medical devices and medicinal products. Based on this blend of 2 sets of regulatory requirements they pose a special challenge both in development and in the registration process. Although the final approval of the registration for a medicinal product including a prefilled syringe is performed by the European Medicinal Agency (EMA), they still need to fulfill the general safety and performance requirements (GSPRs) as assessed by the Notified Bodies who are responsible for the medical device part. This can result in redundant assessments and certification/regulatory inspection. This is also mirrored in the development where combination products need to fulfill both requirements for medical devices and medicinal products.

Key words Kombinationsprodukt · Medizinprodukte · Arzneimittel · MDR · GSPRs · Allgemeine Sicherheits- und Leistungsanforderungen · Benannte Stelle · Quality by Design

Um zu verstehen, was Kombinationsprodukte sind, muss man einen Schritt zurückgehen und sich die beiden Komponenten anschauen, aus denen sie kombiniert sind: Sie bestehen nämlich aus einem Teil Medizinprodukt kombiniert mit einem Teil Arzneimittel. Medizinprodukte sind ein sehr weites Feld und beschreiben Produkte wie Dialysegeräte, medizinische Einmalhandschuhe, Rollstühle, Implantate, medizinische Software usw. Laut Art. 2 der europäischen Medizinproduktverordnung (Medical Device Regulation, MDR) [1] wird die bestimmungsgemäße Hauptwirkung bei Medizinprodukten primär auf physikalischem Weg erreicht, also nicht pharmakologisch, immunologisch oder metabolisch. Sie werden von den sogenannten Benannten Stellen (Notified Bodies, NBs) auf ihre Sicherheit und Leistungsfähigkeit geprüft und zertifiziert, bevor sie auf den Markt gebracht werden dürfen. Ist diese Begutachtung erfolgreich, dann bekommen sie ein Konformitätssiegel (das CE-Zeichen). Die Prüfkriterien waren in der Medizinprodukterichtlinie (93/42/EWG) [2], die seit 1993 bestand, im Anhang I „Grundlegende Anforderungen“ dargelegt. Details dieser Anforderungen werden in Standards der Internationalen Organisation für Standardisierung (ISO) beschrieben, wobei je nach Medizinprodukt und Zertifizierungsorganisation spezifische Anforderungen zu erfüllen sind.

Aufgrund vieler neuer Entwicklungen auf dem Medizinproduktemarkt wurde die Richtlinie 93/42/EWG (engl. Directive) überarbeitet und in eine Verordnung (engl. Regulation) überführt. Ein wesentlicher Unterschied ist, dass eine Richtlinie erst in nationales Recht übersetzt werden muss, bevor sie gültig ist, während eine Verordnung direkt europaweit gültig ist, aber auch in alle Sprachen der EU übersetzt werden muss. Die europäische Medizinprodukteverordnung [1] trat 2017 in Kraft, mit einem schrittweisen Geltungsbeginn seit 2021.

Arzneimittel gehen einen gänzlich anderen Weg: Sie wirken pharmakologisch, immunologisch oder metabolisch und werden je nach gewähltem Zulassungsverfahren von den nationalen Behörden eines jeden Landes oder von der Europäischen Arzneimittel-Agentur (EMA) zentral für Europa zugelassen. Dies erfolgt auf Basis der Arzneimittelrichtlinie 2001/83/EG.

Eine Fertigspritze erfüllt sowohl die Kriterien für ein Medizinprodukt als auch die für ein Arzneimittel: Nach Art. 2(1) MDR ist sie ein Instrument zum Zwecke der *„Verhütung, …, Behandlung oder Linderung von Krankheiten“*, dessen *„bestimmungsgemäße Hauptwirkung im oder am menschlichen Körper weder durch pharmakologisch oder immunologisch wirkende Mittel noch durch Metabolismus erreicht wird, deren Wirkungsweise aber durch solche Mittel unterstützt werden kann.“*

Weiter in Artikel 1(8) MDR heißt es dann: Kommt dem Arzneimittel *„jedoch eine hauptsächliche … Funktion im Rahmen des Produkts zu, so gilt für das Gesamtprodukt die Richtlinie 2001/83/EG … In diesem Fall gelten für die Sicherheit und Leistung des Medizinprodukt-Teils die in Anhang I der vorliegenden Verordnung aufgeführten einschlägigen grundlegenden Sicherheits- und Leistungsanforderungen.“*

Und weiter in Artikel 1(9) MDR: *„Werden das Produkt, das zur Abgabe eines Arzneimittels bestimmt ist, und das Arzneimittel jedoch so in Verkehr gebracht, dass sie ein einziges untrennbares Gesamtprodukt bilden, das ausschließlich zur Verwendung in dieser Verbindung bestimmt und nicht wiederverwendbar ist, so unterliegt dieses einzige untrennbare Gesamtprodukt der Richtlinie 2001/83/EG … In diesem Fall gelten für die Sicherheit und Leistung des Medizinprodukt-Teils des einzigen untrennbaren Gesamtprodukts die in Anhang I der vorliegenden Verordnung aufgeführten einschlägigen grundlegenden Sicherheits- und Leistungsanforderungen.“*

Und noch ein weiterer wichtiger Artikel, nämlich Art. 117 MDR, beschreibt eine Anpassung in der Arzneimittelrichtlinie: *„… verlangt die Behörde vom Antragstel-*

ler eine Stellungnahme zur Konformität des Produkt-Teils mit den grundlegenden Sicherheits- und Leistungsanforderungen gemäß Anhang I der genannten Verordnung, die von der Benannten Stelle ausgestellt ist, die gemäß der genannten Verordnung für die betreffende Art von Produkt benannt wurde."

Zusammengefasst bedeutet das also, dass die Fertigspritze

- ein einziges untrennbares, nicht wiederverwendbares Gesamtprodukt ist,
- bestehend aus einem Medizinprodukteteil (der leere Spritzenkörper mit allen Accessoires) und einem Arzneimittel,
- die unter dem Arzneimittelgesetz reguliert wird,
- wobei aber der Medizinprodukteteil durch die Benannten Stellen,
  - auf die grundlegenden Sicherheits- und Leistungsanforderungen (General Safety and Performance Requirements, GSPRs; Anhang I der MDR))
- geprüft werden muss.

Abbildung 1 zeigt den Zusammenhang zwischen den einzelnen Komponenten und dem fertigen Kombinationsprodukt. Das entsprechende Vokabular lässt sich auch in den ISO-Normen 11040-4 [3] und 11040-8 [4] finden.

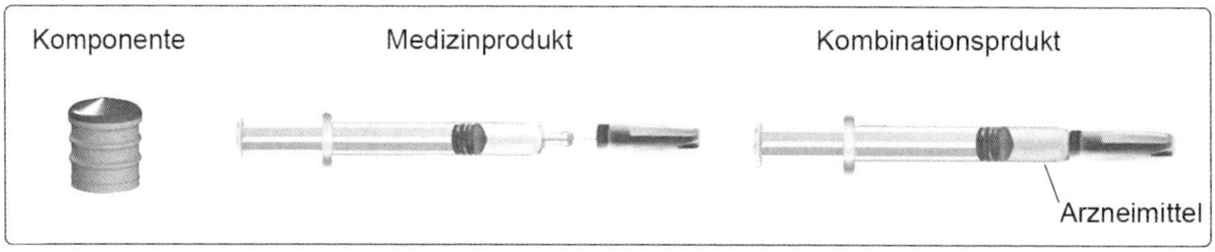

Abb. 1. Zusammenhang zwischen Komponenten, dem Medizinprodukt und dem Kombinationsprodukt Fertigspritze (Quelle aller Abbildungen: West Pharmaceutical Services).

Bisher ist es leider nicht gelungen, im europäischen Raum eine einheitliche Bezeichnung auf Englisch zu finden. Was im Deutschen einheitlich und einfach als „Kombinationsprodukt" gilt, wird in regulatorischen Dokumenten im europäischen Raum als „medicinal product when used with a medical device" [5], „drug-device combination" [6], „medical device that forms an integral product with a medicinal product" [7], oder auch als „medicines used in combination with a medical device" [8] bezeichnet.

Im amerikanischen Raum hingegen ist es entweder einfach das „combination product" oder das „drug-device combination product" (DDC). In den USA ist die Definition eines Kombinationsprodukts im Code of Federal Regulation 21 CFR Part 3.2(e) niedergeschrieben: *"A product comprised of two or more regulated components, i.e., drug/device, biologic/device, drug/biologic, or drug/device/biologic, that are physically, chemically, or otherwise combined or mixed and produced as a single entity;* [...]". Dabei werden die einzelnen Komponenten als „constituent parts" bezeichnet [9]. Auch in den USA wird das Endprodukt Fertigspritze als Arzneimittel gehandhabt und entweder durch das Center for Drug Evaluation and Research (CDER) oder das Center for Biologics Evaluation and Research (CBER) geregelt. Dabei existiert ein eigener Code of Federal Regulation 810 CFR [10], der die genauen Anforderungen regelt.

Zurück zu den GSPRs der MDR: Da die Welt der Medizinprodukte eine sehr breit gefächerte ist, müssen die GSPRs auch entsprechend allgemein geschrieben sein und dennoch detailliert genug, dass sie aussagekräftig sind. Hier kann es mitunter eine Herausforderung sein, in dem 15-seitigen Anhang I der MDR herauszufinden, welche GSPRs auf das eigene Produkt zutreffen und welche nicht. Zur Hilfe kann hier ein Technical Report der Parenteral Drug Association (PDA TR 73-2 „*Application of Medical Device Regulation Annex 1 Requirements for Staked Needle Syringes*“) herangezogen werden, der sich explizit auf die relevanten GSPRs für Fertigspritzen bezieht [11].

Der regulatorische Weg für eine Fertigspritze ist wie folgt: Der Zulassungsinhaber adressiert alle relevanten GSPRs in einem Technischen Dossier, welches von einer akkreditierten Benannten Stelle auf Konformität geprüft wird. Ist dies erfolgreich geschehen, legt er die Konformitätsbewertung dem elektronischen Registrierungsdossier (Electronic Common Technical Document, eCTD, (ICH M4 Guideline)) an die EMA bei (siehe Abb. 2) [13]. Eine Liste der akkreditierten Benannten Stellen findet sich in der NANDO-Datenbank der Europäischen Kommission [13].

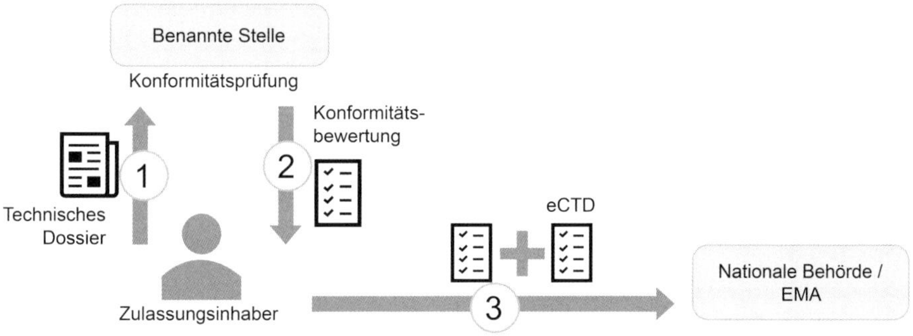

Abb. 2. Regulatorischer Weg für eine Fertigspritze: 1: Zulassungsinhaber reicht ein Technisches Dossier bei den Benannten Stellen ein; 2: Benannte Stellen verfassen eine Konformitätsbewertung; 3: Zulassungsinhaber reicht Konformitätsbewertung und eCTD bei den nationalen Behörden bzw. der EMA ein.

Als Entwickler eines Kombinationsprodukts muss man also sicherstellen, dass alle Einzelteile am Ende ein funktionierendes Ganzes ergeben. Der Quality-by-Design(QbD)-Ansatz besagt, dass man dabei idealerweise das Endergebnis bereits bei Beginn der Entwicklung im Kopf hat und die Qualität des Endprodukts von Anfang an in das Design einfügt [5,15,16). Es ist mittlerweile allgemeines Verständnis, dass die Qualität nicht in das Produkt „hineingetestet“ werden sollte.

Und hier zeigt sich die nächste Herausforderung: Nicht nur, dass die regulatorischen Wege der einzelnen Bestandteile unterschiedlich sind, auch in der Entwicklung benutzt die Medizinprodukte- und die Arzneimittelwelt unterschiedliches Vokabular, wenn auch die Idee dahinter dieselbe ist. Während die Medizinproduktehersteller von Design Inputs, Design Outputs, Design Controls usw. reden, lauten die Begriffe in der Arzneimittelentwicklung eher Quality Target Product Profile (QTPP), Critical Quality Attributes (CQA) usw. Tabelle 1 listet einige dieser Begriffe und regulatorischen Dokumente auf. Denn auch die regulatorischen Anforderungen sind in unterschiedlichen Dokumenten zusammengefasst [16].

Tab. 1. Beispiele für Begriffe aus der Entwicklung von Medizinprodukten und Arzneimitteln.

Beispiele für Begriffe aus der Entwicklung von Medizinprodukten	Beispiele für Begriffe aus der Entwicklung von Arzneimitteln
Design Inputs Design Outputs Design Reviews Design Verification Design Validation Design Transfer Design Change 510(k) clearance 21 CFR 820, MDR, ISO 13485, ISO 14971 ...	User Needs Critical Material Attributes (CMAs) Quality Target Product Profile (QTPP) Critical Quality Attributes (CQAs) CMC Stage Critical Process Parameters (CPPs) Klinische Phasen 1, 2 und 3 Drug Master File (DMF) Product Dossier ICH Q8, Q9, Q10

Die ICH Q8 Guideline liefert eine sehr übersichtliche und detaillierte Anleitung für eine erfolgreiche Entwicklung: Zunächst sollte ein Qualitätsanforderungsprofil (QTPP) des Endprodukts erstellt werden, welches alle relevanten Anforderungen bzgl. Qualität, Sicherheit und Wirksamkeit enthält und sich aus den Ergebnissen der klinischen Studien ableitet. Zu diesen gehören Dosierung, Applikationsweg, Bioverfügbarkeit, Stabilität, aber auch relevante Patientenaspekte (z. B. eingeschränkte Beweglichkeit aufgrund von rheumatischer Arthritis) und Nutzeranforderungen (User Requirements) sowie die klinische Umgebung, in der das Kombinationsprodukt verwendet werden soll (Krankenhaus, Arztpraxis, zuhause). Von diesen Anforderungen ausgehend werden die kritischen Qualitätsattribute (CQAs) identifiziert. Diese stellen die Aspekte eines Produkts dar, die charakterisiert und kontrolliert werden können, z. B. die verabreichte Dosis (Delivery Dose). Das sind auch gleichzeitig die Design Inputs. Sowohl das Produkt als auch dessen Herstellprozess sollten so gestaltet werden, dass eine konstante Qualität gewährleistet werden kann.

Aus den QTPPs werden u. a. die CQAs abgeleitet. CQAs sind diejenigen Eigenschaften einer Komponente, die zuverlässig kontrolliert werden müssen, um die Qualitätsanforderungen (also die QTPPs) des Endprodukts, der Fertigspritze, sicherzustellen. Diese können auch kritische Materialkomponenten (CMAs) genannt werden. Sie werden in Risikomanagementprozessen identifiziert und sollten mit neueren Erkenntnissen weiterentwickelt und optimiert werden, um eine konstante Qualität zu gewährleisten. Um die CQAs wiederum konstant zu halten, werden diese an die entsprechenden Prozessparameter (Process Controls) gekoppelt, die mit ihnen zusammen den QbD-Ansatz ausmachen. Eine Wechselbeziehung zwischen Testparametern und Prozesseinstellungen ermöglicht ggf. die Einführung von Real Time Release Testing (RTRT), was die Prozessüberwachung zeitnaher gestalten und eine höhere Ausbeute und konstantere Qualität liefern kann [14].

In diesem Sinne kaskadiert man die Anforderungen für die einzelnen Komponenten bis hinunter auf die Materialien, um sie abschließend auch mit den erforderlichen Prozessparametern zu verknüpfen. Abbildung 3 gibt eine Übersicht über die Zusammenhänge.

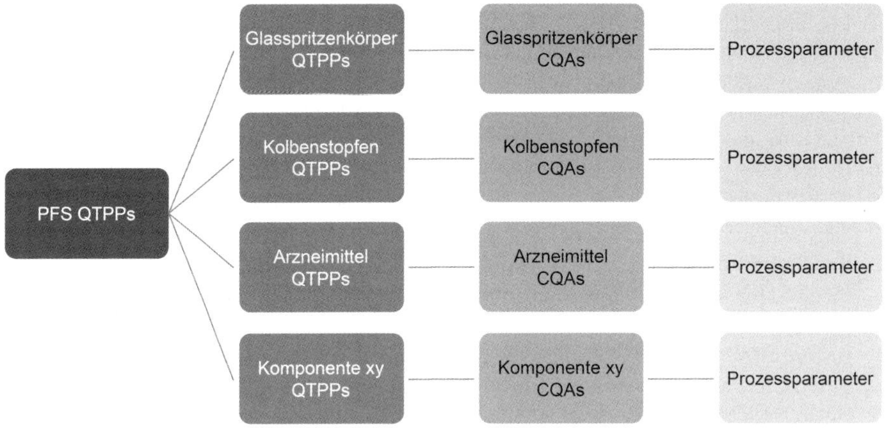

Abb. 3. Übersicht über die Zusammenhänge von Fertigspritzen-QTPPs (PFS = Prefilled Syringe), Komponenten-QTPPs, Komponenten-CQAs und Prozessparametern.

Um ein Beispiel zu geben: Dichtigkeit (Container Closure Integrity, CCI) ist ein QTPP der Fertigspritze. Sie sollte bis zum Ende der Haltbarkeit dicht sein. Das QTPP „CCI" wird nun auf die einzelnen beteiligten Komponenten heruntergebrochen. Hier ein Auszug der möglichen Parameter:

- Spritzenkörper aus Glas:
  - QTPP: Dimensionale Konsistenz → CQA: innerer Durchmesser inkl. Toleranz → Prozessparameter: Ziehverfahreneinstellung bei der Glasröhrenproduktion
- Kolbenstopfen aus Elastomer:
  - QTPP: Dimensionale Konsistenz → CQA: äußerer Durchmesser inkl. Toleranz → Prozessparameter: Dimensionen der äußeren Kavität der Gussform

Aus den QTPPs werden sowohl die Spezifikationen für die Fertigspritze als auch die für die Komponentenhersteller erarbeitet, die den Design Outputs entsprechen.

Die Informationen, die während der Entwicklung und Produktion gesammelt werden, sollten ein solides wissenschaftliches Verständnis liefern, um den Gestaltungsspielraum (Design Space), Spezifikationen und relevante Kontrollen zu etablieren. Sie dienen auch als Eintrag für das Qualitätsrisikomanagement.

Falls geplant sein sollte, die Fertigspritze in einen Autoinjektor zu integrieren, sollte dieser natürlich auch von Anfang an mit in die Entwicklung eingeschlossen werden.

Literatur

[1] Europäische Kommission. Verordnung (EU) 2017/745 des Europäischen Parlaments und des Rates vom 5. April 2017 über Medizinprodukte, zur Änderung der Richtlinie 2001/83/EG, der Verordnung (EG) Nr. 178/2002 und der Verordnung (EG) Nr. 1223/2009 und zur Aufhebung der Richtlinien 90/385/EWG und 93/42/EWG des Rates [Internet]. Luxemburg: EUR-OP; ABl. L 117/1; 5.5.2017. Abrufbar unter: https://eur-lex.europa.eu/legal-content/DE/TXT/PDF/?uri=CELEX:32017R0745

[2] Richtlinie 93/42/EWG des Rates vom 14. Juni 1993 über Medizinprodukte [Internet]. Luxemburg: EUR-OP; ABl. L 247; 12.7.1993. Abrufbar unter: https://eur-lex.europa.eu/legal-content/DE/TXT/PDF/?uri=CELEX:01993L0042-20071011

[3] Deutsches Institut für Normung e. V. DIN ISO 11040-4:2025 Vorgefüllte Spritzen – Teil 4: Spritzenzylinder aus Glas für Injektionspräparate und sterilisierte und vormontierte Spritzen zur Abfüllung (ISO 11040-4:2024). Berlin: DIN Media GmbH; 2020 (unter auch als Download beziehbarhttps://www.dinmedia.de/de/norm/din-en-iso-11137-1/293991901)

[4] Deutsches Institut für Normung e. V. DIN ISO 11040-8:2020-11 Vorgefüllte Spritzen - Teil 8: Anforderungen und Prüfverfahren für vorgefüllte Spritzen (ISO 11040-8:2016). Berlin: DIN Media GmbH; 2020 (unter https://www.dinmedia.de/de/norm/din-iso-11040-8/327452207 auch als Download beziehbar)

[5] EMA/CHMP/QWP/BWP. Guideline on quality documentation for medicinal products when used with a medical device [Internet]. Amsterdam: EMA; 2022. Abrufbar unter: https://www.ema.europa.eu/en/documents/scientific-guideline/guideline-quality-documentation-medicinal-products-when-used-medical-device-first-version_en.pdf

[6] EMA/CHMP/QWP/BWP. Guideline on the quality requirements for drug-device combinations, Draft [Internet]. Amsterdam: EMA; 2019. Abrufbar unter: https://www.ema.europa.eu/en/documents/scientific-guideline/draft-guideline-quality-requirements-drug-device-combinations-first-version_en.pdf

[7] EMA. Questions & Answers for applicants, marketing authorisation holders of medicinal products and notified bodies with respect to the implementation of the Regulations on medical devices and in vitro diagnostic medical devices (Regulations (EU) 2017/745 and (EU) 2017/746), Rev. 5 [Internet]. Amsterdam: EMA; 2025. Abrufbar unter: https://www.ema.europa.eu/en/documents/regulatory-procedural-guideline/questions-answers-implementation-medical-devices-vitro-diagnostic-medical-devices-regulations-eu-2017-745-eu-2017-746_en.pdf

[8] EMA. Medical Devices. [Internet]. Amsterdam: EMA; 2025. Abrufbar unter: www.ema.europa.eu/en/human-regulatory/overview/medical-devices

[9] Executive Departments and Agencies of the Federal Government. Code of Federal Regulations, Title 21 Chapter I Subchapter A Part 3 [Internet]. National Archives and Records Administration's; 9/25/2025. Abrufbar unter: https://www.ecfr.gov/current/title-21/chapter-I/subchapter-A/part-3/subpart-A/section-3.2

[10] Executive Departments and Agencies of the Federal Government. Code of Federal Regulations, Title 10 Chapter III Part 810 [Internet]. National Archives and Records Administration's; 9/26/2025. Abrufbar unter: https://www.ecfr.gov/current/title-10/chapter-III/part-810

[11] Bacelle F, Boltres B, Breunig A, Dalal R, Durand W, Emmendoerffer A et al. PDA Technical Report No. 73-2: Application of Medical Device Regulation Annex 1 Requirements for Staked Needle Syringes. Bethesda, MD: PDA; Feb 2024. Als PDF-Dokument beziehbar unter: https://www.pda.org/bookstore/product-detail/7686-technical-report-no-73-2

[12] ICH. ICH Harmonised Guideline: Guideline for Residual Solvents Organisation of the Common Technical Document for the Registration of Pharmaceuticals for Human Use M4, Current *Step 4* version [Internet]. Genf: ICH; June 15, 2016. Abrufbar unter: https://database.ich.org/sites/default/files/M4_R4__Guideline.pdf

[13] EMA. Single Market Compliance Space [Internet]. Amsterdam: EMA. Abrufbar unter: https://webgate.ec.europa.eu/single-market-compliance-space/#/notified-bodies/free-search?filter=notificationStatusId:1,notificationLegislationId:34,choice:3

[14] ICH. ICH Harmonised Tripartite Guideline: Pharmaceutical Development Q8(R2), Current *Step 4* version [Internet]. Genf: ICH; Aug 2009. Abrufbar unter: https://database.ich.org/sites/default/files/Q8_R2_Guideline.pdf

[15] ICH. ICH Harmonised Tripartite Guideline: Development and Manufacture of Drug Substances (Chemical Entities and Biotechnical/Biological Entities) Q11, Current *Step 4* version [Internet]. Genf: ICH; May 2012. Abrufbar unter: https://database.ich.org/sites/default/files/Q11%20Guideline.pdf

[16] DeGrazio F, Paskiet D. Injectable Combination Product Development: Facilitating Risk-Based Assessments for Efficiency and Patient Centric Outcomes. J. Pharm. Sci. 2020; 109(7):1–15. DOI: https://doi.org/10.1016/j.xphs.2020.03.020

Die Links wurden zuletzt abgerufen am 16. Jan. 2026.

Korrespondenz: Dr. Bettine Boltres, West Pharmaceutical Services, Stolberger Str. 21–41, 52249 Eschweiler, E-Mail: bettine.boltres@westpharma.com

Anforderungen an Elastomere für Fertigspritzen

Christa Jansen-Otten
West Pharmaceutical
Services Deutschland
GmbH & Co. KG,
Eschweiler

Zusammenfassung

Packmittelkomponenten, die in direkten Kontakt mit dem Arzneimittel kommen, sind ausschlaggebend für den Erfolg bei der Entwicklung und Markteinführung eines neuen Arzneimittels. Insbesondere Komponenten und Systeme für Fertigspritzen müssen besondere Eigenschaften aufweisen, um sowohl die chemischen als auch die funktionellen Ansprüche des Verabreichungssystems erfüllen zu können. Es gibt reine und moderne Elastomere sowie beschichtete und/oder laminierte Elastomere für empfindliche Arzneimittel wie z. B. Biopharmazeutika, die dazu beitragen, das Risiko chemischer Wechselwirkungen, von Adsorption und Absorption zwischen Arzneimitteln und dem Verschlusssystem des Behältnisses zu vermindern. Diese Komponenten und Verschlusssysteme der Behältnisse liegen in verschiedenen Formen vor, einschließlich „ready to sterilize" und „ready to use" (sterilisier- und gebrauchsfertig), je nach Anforderungen oder Vorlieben des Kunden. Die speziellen Anforderungen jeder Arzneimittelapplikation und jeglicher Kundenwünsche können mit einer Palette hochentwickelter technischer Lösungen für Fertigspritzen erfüllt werden.

Abstract

Packaging components that come into direct contact with the drug are crucial for the success of the development and market launch of a new drug. In particular, components and systems for prefilled syringes have unique characteristics of having to meet both the chemical and functional requirements of the delivery system. There are pure and modern elastomers as well as coated and/or laminated elastomers for sensitive drugs such as biopharmaceuticals, which help reduce risk of chemical interaction, adsorption and absorption between drugs and the container closure system. These container components and closure systems come in various forms, including ready-to-sterilize and ready-to-use, depending on customer requirements or preferences. The specific requirements of each drug application and customer requests can be met with a range of sophisticated technical solutions for prefilled syringes.

Key words Fertigspritzen · elastomere Komponenten · Kolbenstopfen · Kolbenstange · Rigid Needle Shields · Tip Caps · Arzneimittel · Primärpackmittel

1. Einleitung

Der Weltmarkt für Fertigspritzen wächst stetig. Für parenterale Verabreichungssysteme eignen sich die vorgefüllten Spritzen sehr gut. Sie werden aufgrund ihrer Benutzerfreundlichkeit, Präzision und höheren medizinischen Sicherheit im Vergleich zur Verwendung von Fläschchen zunehmend für die parenterale Verabreichung von Arzneimitteln im Gesundheitswesen bevorzugt.

Des Weiteren setzen Pharmaunternehmen Fertigspritzen bei der Zulassung hochpreisiger, komplexer und empfindlicher Arzneimittel, insbesondere bei Biopharmazeutika, ein. Arzneimittel in vorgefüllten Spritzen werden zudem immer häufiger mithilfe von Autoinjektoren appliziert, da sie den Patienten in die Lage versetzen, sich die Arzneimitteldosis selbst zu verabreichen. Die Selbstinjektion vordosierter Arzneimittel in der häuslichen Umgebung trägt wesentlich zum Wohlbefinden von Patienten bei.

Jede Arzneimittelapplikation hat ihre eigenen Anforderungen, denen mit geeigneten Komponenten und Spritzensystemen entsprochen werden kann. So werden z. B. silikonölfreie Spritzensysteme für empfindliche Biopharmazeutika immer beliebter, um die Gefahr einer Proteinaggregation oder von ähnlichen Interaktionen zu minimieren. Ein anderes Beispiel sind Arzneimittel, welche eingefroren werden müssen. Hierbei gelten besonders hohe Ansprüche an die Aufbewahrung, um sie über die gesamte Lieferkette hinweg stabil zu halten, wie z. B. mRNA-basierte Therapien, Zell- und Gentherapien oder Arzneimittel zur Chemotherapie.

All dies hat dazu beigetragen, dass sich nicht nur die Anforderungen an die Spritze selbst, sondern auch an die Reinheit und Kompatibilität des Primärpackmittels mit dem Arzneimittel verändert haben.

Als Primärpackmittel bezeichnet man in der Pharmazie die Verpackungsbestandteile, welche in direktem Kontakt mit dem Arzneimittel stehen. Das Primärpackmittel ist wichtig hinsichtlich der Lagerstabilität und der Qualität des Arzneimittels. Da das Primärpackmittel produktberührend ist, gelten hier besonders strenge Anforderungen. Primärpackmittel dürfen keine gesundheitsschädlichen Stoffe an das Arzneimittel abgeben und müssen es vor Feuchtigkeit, Luftsauerstoff, mikrobieller Kontamination und ggf. Licht schützen.

Die verwendeten Primärpackmittel wie der Spritzenkörper, die eingeklebte Nadel sowie die Verschlüsse und die Elastomerkomponenten wie Kolbenstopfen, Nadelschutzkappen oder Tip Caps (Dichtkappen) sollten deshalb einer sorgfältigen Bewertung unterzogen werden, um den Anforderungen der pharmazeutischen Industrie zu entsprechen.

2. Elastomere Komponenten für Fertigspritzen

Die Anforderungen der Pharmaindustrie und der Gesetzgeber hinsichtlich der Eigenschaften von Elastomerkomponenten für parenterale Arzneimittelverpackungen steigen kontinuierlich im Hinblick auf die Reduzierung von Partikeln und extrahierbaren und auswaschbaren (Extractables und Leachables) Substanzen. Die elastomeren Komponenten wie Kolbenstopfen, Nadelschutzkappen und Tip Caps, welche bei den vorgefüllten Spritzen zum Einsatz kommen (Abb. 1), gewährleisten die u. a. so wichtige Dichtigkeit des Spritzensystems.

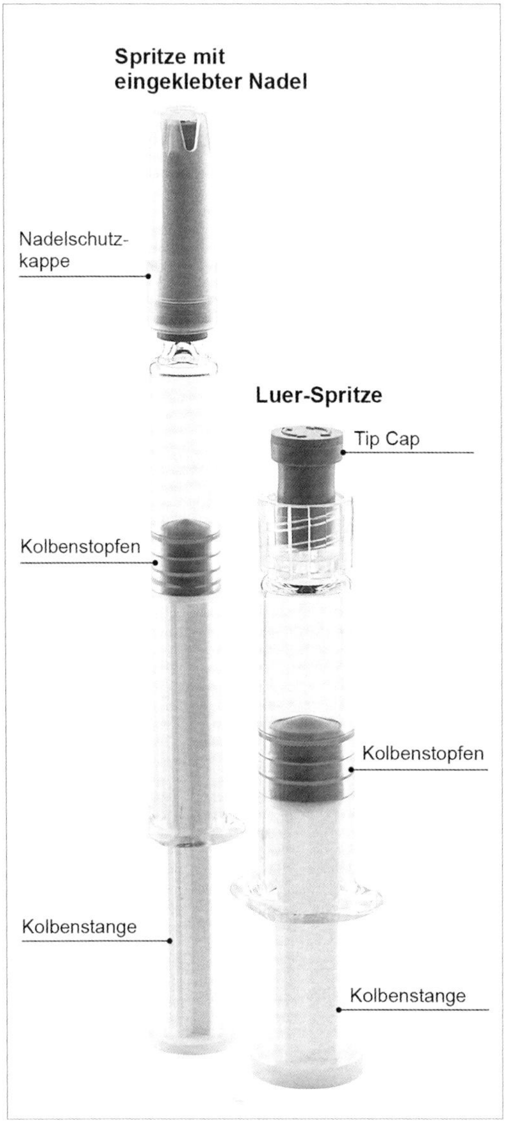

Abb. 1. Komponenten für Fertigspritzen: Kolbenstopfen, Tip Cap, Nadelschutzkappe und Kolbenstange (Quelle aller Abbildungen: West Pharmaceutical Service, Inc.).

Bei der Identifizierung der richtigen Elastomerkomponente für ein Arzneimittel ist es nicht nur wichtig, die physikalischen und chemischen Eigenschaften des Elastomers zu verstehen und zu kontrollieren, sondern auch das Design und die Funktion der Komponenten, da diese die Verarbeitbarkeit und Kompatibilität während der gesamten Lebensdauer des Arzneimittels beeinflussen können.

2.1 Physikalische und chemische Eigenschaften von Elastomeren

Für pharmazeutische Anwendungen werden Elastomere (d. h. Gummi) verwendet und in den meisten Fällen handelt es sich um ein amorphes Polymer mit viskoelastischen Eigenschaften, die oberhalb seiner Glasübergangstemperatur liegen. Die Vernetzungen zwischen den Polymerketten tragen dazu bei, physikalische Eigenschaften wie Härte, Zugmodul und Zugfestigkeit, Dehnung und

Druckverformung zu bestimmen. Diese Eigenschaften spielen eine wichtige Rolle bei der Leistung von Elastomerbauteilen wie Kolbenstopfen, Nadelschutzkappen oder Tip Caps. Die Härte (Durometerwert) wirkt sich z. B. auf den Widerstand der Durchstechbarkeit wie auch die Fragmentation aus, welche bei der Selektion des Materials von Nadelschutzkappen im vorgefüllten Spritzenbereich bedeutsam ist. Darüber hinaus wirkt sich die Härte auf die Losbrechkraft des Kolbenstopfens und die Integrität des Behälterverschlusses aus. Der Härtebereich für Kolbenstopfen liegt in etwa zwischen 45 und 60 Shore A. Eine höhere Härte kann die Funktionalität des Kolbenstopfens begünstigen. Allerdings wird die Funktionalität nicht ausschließlich durch die Härte bestimmt. Vielmehr handelt es sich typischerweise um ein Zusammenspiel mehrerer Faktoren, wodurch kein linearer Zusammenhang zwischen Härte und Funktionalität erkennbar ist.

Die viskoelastischen Eigenschaften ermöglichen es einer Elastomerkomponente wie dem Kolbenstopfen, mit der Oberfläche im Inneren des Spritzenzylinders in Kontakt zu kommen, darüber zu gleiten und einen kontinuierlichen Druck auszuüben, um eine integrale Dichtung zu bilden. Des Weiteren bestimmt die Elastomerformulierung weitere kritische Eigenschaften, wie das Profil der extrahierbaren und herauslösbaren/auswaschbaren Bestandteile (Extractables und Leachables) sowie die Durchlässigkeit für Sauerstoff und Wasser.

Aufgrund der verschiedenen Anwendungen von Kolbenstopfen, Nadelschutzkappen und Tip Caps werden unterschiedliche Elastomerformulierungen basierend auf ihren chemisch-physikalischen Eigenschaften eingesetzt. Elastomerformulierungen sind eine Mischung aus einem Basispolymer mit verschiedenen Zusatzstoffen, welche die Eigenschaften der Elastomerformulierung beeinflussen. Die sog. Thermoset-Elastomere, die für sterile injizierbare Arzneimittel üblicherweise angewendet werden, bestehen aus 6–10 Rohmaterialien. Elastomere sind ein Polymerverbund aus verschiedenen Substanzklassen (Tab. 1).

Tab. 1. Substanzklassen mit Beispielen typischer Materialien und deren Funktion in einer Elastomerformulierung für pharmazeutische Primärpackmittel, modifiziert nach White und Kim [1].

Substanzklasse	Typische Materialien – Beispiele	Funktion als Komponente der Elastomermischung
Elastomer	Butylkautschuk, Isoprenkautschuk	Polymer als Basismaterial
Füllstoff	Talk, Kieselsäure, Ruß	physikalische Eigenschaften
Vernetzungsarten	basierend auf Schwefel, Harzen oder Peroxiden	Teil des Vulkanisationssystems
Antioxidans	Butylhydroxytoluol (BHT), Irgonox, Phenole	Alterungsschutz
Weichmacher	Öl, Glykol, Wachs	physikalische Eigenschaften
Pigment	Ruß, Titanoxid, organische Pigmente	Farbe

Die relativen Anteile und die Beschaffenheit der Substanzen hängen von der gewünschten Anwendung ab. Ziel ist es, reine Elastomerformulierungen mit möglichst wenigen Inhaltsstoffen herzustellen, die den Anforderungen der jeweiligen Applikation entsprechen.

Unter der Einwirkung von Druck und Temperatur findet die Ausformung der Elastomermischung in Formen für Kolbenstopfen, Nadelschutzkappen und Tip Caps verschiedener Designs und Größen statt. Hierbei entstehen neben dem polymeren Netzwerk auch Nebenprodukte. Zudem enthalten diese Elastomermischungen auch Zusätze wie z. B. Stearate als Produktionshilfsmittel. Die Berücksichtigung all dieser Substanzen ist von Bedeutung, da sie möglicherweise während der Lagerung der vorgefüllten Spritze durch den Kontakt mit dem Arzneimittel anteilig aus den Verschlüssen extrahiert werden könnten. Diese Substanzen könnten zu einer Interaktion mit den Bestandteilen der Arzneimittelformulierung führen. Solche Interaktionen können zur Beeinträchtigung der Stabilität, Wirksamkeit oder zu einer möglichen Nebenwirkung eines Arzneimittels führen. Dies sollte im Sinne der Sicherheit der Patienten vermieden werden.

Basispolymere unterscheiden sich in ihren chemischen und physikalischen Eigenschaften. Einige ausgewählte, häufig verwendete Basispolymere für die pharmazeutische Anwendung werden im Folgenden erläutert. Zu den Basispolymeren zählt man die Butyle (IIR), Halobutyle (XIIR) und synthetisches Polyisopren (IR), Naturkautschuk (NR), Silikon (VMQ), Ethylen-Propylen-Terpolymer (EPDM) und Nitril (NBR).

Butyle und halogenierte Butyle (Chlorobutyl und Bromobutyl) erfüllen hohe Anforderungen bzgl. Reinheit und Kompatibilität mit vielen Arzneimitteln und haben gute Barriereeigenschaften gegen Wasserdampf und Sauerstoff. Neben der Verwendung für Stopfen für Fläschchen finden sie ihren Einsatz für Kolbenstopfen.

Der Begriff „Polyisopren“ umfasst Naturkautschuk und synthetisches Polyisopren. Synthetisches Polyisopren aus petrochemischer Herstellung ist der Ersatz für Naturkautschuk, da dieser aufgrund der möglichen allergischen Reaktionen, die das Latex auslösen kann, nicht mehr empfehlenswert ist. Wiederabdichtung und eine geringe Fragmentationsneigung bei mehrfacher Durchstechbarkeit sind die hervorragenden funktionellen Eigenschaften von Polyisopren. Allerdings gehen diese Vorzüge zulasten der chemischen Reinheit. Daher ist bei Anwendungen, bei denen die Kompatibilität im Vordergrund steht, Butylen und Halobutylen der Vorzug zu geben. Mit ihrer guten Gas- und Wasserdampfdurchlässigkeit finden Polyisoprenformulierungen eine bevorzugte Anwendung für Nadelschutzkappen und Tip Caps, die man einer Sterilisierung mit Dampf oder Ethylenoxid (EtO) unterzieht.

2.2 Design und Funktion von Spritzenkomponenten

2.2.1 Kolbenstopfen

Kolbenstopfen sorgen neben der Dichtigkeit gleichzeitig für eine gute Funktionalität während der Lagerung bzw. Injektion des Arzneimittels. Sie müssen einwandfrei im Spritzenzylinder gleiten und auch noch nach mehrjähriger Lagerung eine sichere, sterile und konsistente Verabreichung des Arzneimittels gewährleisten. Die ISO-Norm 11040-5 „Kolbenstopfen für Injektionspräparate“ [2] legt die Geometrie und die Leistungsanforderungen an die Kolbenstopfen fest. Kolbenstopfen für Fertigspritzen sind standardmäßig in den Größen 0,5 ml, 1 ml Long, 1–3 ml (1 ml Standard), 5 ml, 10 ml und 20 ml verfügbar. Sie sind i. d. R. mit 2 oder 3 Lamellen ausgestattet. Der Lamellendurchmesser orientiert sich an dem Innendurchmesser des Spritzenzylinders, welcher in ISO 11040-4 „Fertigspritzen – Spritzenzylinder aus Glas für Injektionspräparate und sterilisierte und vormontierte Spritzen zur Abfüllung“ [3] festgelegt ist. Der überwiegende Teil der Kolbenstopfen wird im sog. Kompressionsverfahren hergestellt, bei dem die Kolbenstopfen in einem Gummifell aus der Form entnommen und anschließend durch Ausstanzen vereinzelt werden. Hierbei entsteht ein Stanzrand, welcher je nach Design an der Glaswand anliegt und eine Dichtlamelle bildet oder nicht anliegt. Oftmals sind Kolbenstopfen konisch geformt, um sich der Form des inneren Kopfdesigns des Spritzenzylinders anzupassen und somit ein geringeres Restvolumen nach der Applikation des Arzneimittels zu erreichen.

Kolbenstopfen verfügen über einen Gewindegang zum Eindrehen der Kolbenstange oder eine Schnapplippe zum Einklicken der Kolbenstange. Letzteres ist für die meisten 0,5-ml-Kolbenstopfen der Fall. Die Kolbenstangen werden in der ISO-Norm 11040-4 erwähnt, jedoch nicht beschrieben. Sie gelten als Sekundärpackmittel, da sie nicht im direkten Kontakt mit dem Arzneimittel stehen. Für Kolbenstangen sind je nach Bedarf verschiedene Kunststoffe wie Polypropylen (PP), Polystyrol (PS) oder Polycarbonat (PC) im Einsatz. So können z. B. Kolbenstangen aus PC autoklaviert werden, PP ist eher flexibler und nicht transparent und PC tendenziell etwas stabiler. Die Länge der Kolbenstange ist der Länge des Glaszylinders angepasst.

2.2.2 Nadelschutzkappen

Verschlusskappen wie die Nadelschutzkappen und Tip Caps verschließen das Spritzensystem am vorderen Ende der vorgefüllten Spritze. In den meisten Fällen erlauben sie die Sterilisation der noch leeren vorfüllbaren Spritze mit EtO, basierend auf ihrer ausreichenden Gaspermeabilität, und erhalten die Sterilität des Arzneimittels bis zum Zeitpunkt der Injektion. Verschlusskappen sind entsprechend der ISO 11040-4 für die 3 unterschiedlichen Kopfausführungen der Spritze gestaltet. Die Norm bezieht sich auf Spritzen mit fest eingesetzter Nadel, Spritzen mit Luer-Lock-Verbindungen und Luer-Spritzen.

Verschlusskappen wie Nadelschutzkappen und Tip Caps werden während der Herstellung bei den Glasherstellern vor der Sterilisationsbehandlung auf die vorfüllbaren Spritzen montiert. Sie sind primäre Verpackungskomponenten, da sie in direktem Kontakt mit dem flüssigen Arzneimittel stehen. Bei Verwendung eines Tip Cap kommt das flüssige Arzneimittel durch die Luer-Kegel-Öffnung mit dem Elastomermaterial in Kontakt. Bei der Verwendung eines weichen oder starren Nadelschutzes kann das flüssige Arzneimittel durch die Nadelspitze, die in den inneren weichen Elastomernadelschutz eindringt, in Kontakt kommen.

Bei den Nadelschutzkappen unterscheidet man die starren Nadelschutzkappen, die sog. Rigid Needle Shields (RNS), und die weichen Nadelschutzkappen, die sog. Soft Needle Shields. Nadelschutzkappen sind an die Länge der eingeklebten Nadel angepasst. Der überwiegende Teil des Marktes verwendet die beiden Größen halb Zoll (1/2" = 12,7 mm) oder fünf achtel Zoll (5/8" = 15,8 mm). Die 1/2"-Nadellänge wird für die subkutane Injektion verwendet. Heparin oder auch die meisten Biopharmazeutika werden z. B. subkutan verabreicht. Die 5/8"-Nadellänge wird für die intramuskuläre Injektion verwendet, wie sie z. B. bei Impfstoffen zum Einsatz kommt. Darüber hinaus gibt es auch längere Nadeln bzw. Nadelschutzkappen, von 1 Zoll (1" = 25,4 mm) sowie Lösungen für intradermale Injektionen mit recht kurzen Nadeln bzw. Nadelschutzkappen.

Heute ist das RNS das bevorzugte Verschlusssystem für Fertigspritzen mit einer eingeklebten Nadel. Um die Effizienz weicher Nadelschutzkappen zu optimieren und die Unversehrtheit des Arzneimittels zu gewährleisten, kombiniert das RNS die Dichtungseigenschaften einer inneren weichen Nadelschutzkappe aus pharmazeutischem Elastomer-Polyisopren mit der Steifigkeit einer Polypropylenkappe. RNS bieten Sicherheit, schützen die Injektionsnadel und erleichtern durch ihr optimiertes, benutzerfreundliches Design ein ordnungsgemäßes und sicheres Abziehen von der Spritze. Die Abzugskräfte sind von Bedeutung, da sie ein einfaches Abziehen von der Spritze auch nach Lagerung gewährleisten, aber gleichzeitig auch ein Abfallen oder Verrutschen der Nadelschutzkappen während der EtO-Sterilisation vermeiden sollen.

2.2.3 Tip Caps

Tip Caps gibt es in den verschiedensten Modellen und Ausführungen. Neben den reinen elastomeren Tip Caps, sind hier noch die Spritzenverschlüsse für Luer-Lock-Spritzen, die sog. Abdrehverschlusssysteme (Twist-off-Mechanismus) zu erwähnen. Diese bestehen aus mehreren Komponenten. Das starre Kunststoffgehäuse beinhaltet ein elastomeres Tip Cap und wird auf einen Luer-Lock-Adapter aufgeschraubt, um anschließend auf die vorfüllbaren Spritzen vormontiert zu werden. Dieser Twist-off-Mechanismus lässt sich leicht öffnen, mit Injektionsnadeln, IV-Konnektoren oder Fläschchenadaptern verbinden und verringert das Risiko einer Kontamination. Diese Verschlüsse haben gegenüber den aufgesteckten Tip Caps den Vorteil, dass sie weniger verrutschen oder abfallen können.

2.3 Beschichtung von Kolbenstopfen

Die elastomeren Komponenten stehen in permanentem Kontakt mit dem flüssigen Arzneimittel und dürfen daher auf keinen Fall zu Verunreinigungen oder chemischen Reaktionen führen. Von entscheidender Wichtigkeit sind daher innovative Beschichtungstechnologien und die Herstellung im Reinraum, um die notwendige hohe Qualität sicherzustellen.

Trotz aller Verbesserungen hinsichtlich reiner Formulierungen sind bestimmte Arzneimittel, insbesondere Biopharmazeutika, so empfindlich, dass die herkömmlichen elastomeren Verschlüsse nicht kompatibel genug mit dem Arzneimittel sind.

In diesen Fällen können beschichtete oder laminierte Kolbenstopfen verwendet werden, um die Stabilität zu gewährleisten sowie das Risiko chemischer Wechselwirkungen mit dem Arzneimittel während der gesamten Haltbarkeitsdauer zu verringern. Auf dem globalen Markt werden unterschiedliche Beschichtungen und Laminierungen verwendet, die die chemischen und funktionalen Eigenschaften von Kolbenstopfen verbessern. Es werden sowohl folienlaminierte als auch sprühbeschichtete Kolbenstopfen angeboten, die voneinander zu unterscheiden sind.

Häufig werden bei Kolbenstopfen sog. transparente fluorierte Polymerfolien, wie z. B. Ethylen-Tetrafluorethelen (ETFE), eingesetzt. Diese Filme sind gammasterilisierbar. Gammasterilisierung kommt neben der Dampfsterilisierung bei Kolbenstopfen am häufigsten zum Einsatz. ETFE-Folien werden während des Vulkanisierungsprozesses auf die produktberührende Seite des Kolbenstopfens aufgebracht. Die Integrität des Spritzensystems, bestehend aus Glas- oder Kunststoffzylinder und Kolbenstopfen, wird über die nicht laminierten Lamellen erreicht.

Die unter dem Warenzeichen FluroTec® eingetragenen Komponenten sind z. B. solche, bei denen die aufgebrachte fluorierte Polymerschicht das Risiko chemischer Wechselwirkungen und das Risiko der Adsorption und Absorption verringert. Das verringerte Risiko chemischer Wechselwirkungen könnte auch Auswirkungen auf Substanzen wie z. B. Konservierungsmittel, Stabilisatoren, Pufferzusätze sowie andere Hilfsstoffe umfassen, wenn diese aus der Elastomermischung freigesetzt werden und in das Arzneimittel übergehen.

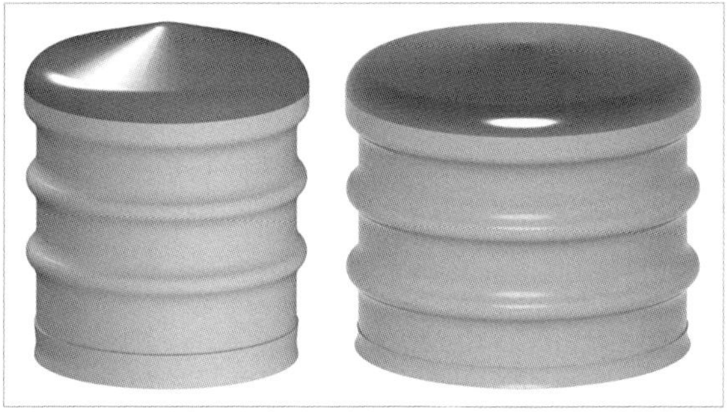

Abb. 2. NovaPure® 1-ml-Long- und 1–3-ml-Kolbenstopfen mit FluroTec-Laminierung, hier zum besseren Verständnis dunkelgrau dargestellt.

Hierdurch wird eine größere Bandbreite an kompatiblen Kombinationsmöglichkeiten der Verschlüsse mit Arzneiformulierungen erreicht. Bei gelösten Proteinen wären im ungünstigsten Fall eine Aggregation bis hin zur Proteininhibition und Denaturierung durch Proteinkettenentfaltung denkbare Folgen einer Wechselwirkung mit möglichen, sich aus dem Elastomer herauslösenden Substanzen. Ein klinisches Beispiel, welches die Wirksamkeit der schützenden Barriereeigenschaften von Laminaten demonstriert, ist die Verwendung eines FluroTec-laminierten Stopfens (Abb. 2) für das Medikament Eprex®. Bei der Verwendung von beschichteten Kolbenstopfen wurde das Auftreten der Aplasie der roten Blutkörperchen (PRCA) reduziert. Das wurde erreicht, indem eine Barriere gegen den im Elastomer befindlichen Beschleuniger, welcher aus dem Elastomer austritt, geschaffen wurde.

Des Weiteren können durch den Laminatfilm die Ad- und Absorption des Arzneimittelprodukts an und in den Kolbenstopfen reduziert werden. Die Fluorpolymerfolie verleiht den Packmittelkomponenten eine erhöhte Gleitfähigkeit, die den Transport über die Abfülllinie erleichtern kann.

Neben den eingesetzten Fluorpolymerfilmen sind auch Sprühbeschichtungen mit Fluorpolymerverbindungen bekannt. Bei der Sprühbeschichtung wird die gesamte Kolbenstopfenoberfläche nach dem Stanzprozess besprüht. Diese Beschichtungen können ebenfalls eine Barrierefunktion haben und geben dem Kolbenstopfen die nötige Lubrizität. Diese ist wichtig für eine gute Funktionalität des Spritzensystems, sowohl um das Verkleben im Beutel zu verhindern als auch für die Förderung auf der Spritzenabfülllinie.

2.4 Elastomere Ready-to-sterilize- und Ready-to-use-Komponenten für vorfüllbare Spritzen

Schon lange geht der Trend in der Pharma- und Biopharmaindustrie in Richtung Outsourcing der Komponentenverarbeitung an die Hersteller. So kann z. B. ein validiertes und cGMP-konformes zusätzliches Waschverfahren beim Komponentenhersteller Ready-to-sterilize-Verschlüsse in unterschiedlichen Qualitäten mit spezifizierten Werten für den Bioburden, Endotoxine, Partikeln und die Silikonölmenge liefern. Eine Möglichkeit hierbei wäre, die elastomeren Komponenten in einer ISO-Klasse-8-Umgebung in einer Waschmaschine mithilfe von gereinigtem Wasser nach USP (Purified Water) oder Wasser für Injektionszwecke (WfI) zu waschen und zuletzt mit der gewünschten Silikonölmenge und WfI zu spülen und anschließend zu t trocknen. Die meisten Artikel erfordern eine an das Design, die Anwendung und die Gummiformulierung angepasste Silikonölmenge. Die Komponenten werden unter ISO-5-Reinraumbedingungen entladen, auf ein Förderband transferiert und danach in entsprechende Beutel wie etwa hitzeversiegelte PE- oder Tyvek®-Beutel oder sog. Transfer Portbags verpackt. Abschließend werden die Komponenten auf den Bioburden, Endotoxine, Partikeln und die Silikonölmenge getestet und zertifiziert. Die Auswahl an Verpackungen ist vielfältig und wird entsprechend dem Einschleusungsprozess der Komponenten an der Abfülllinie des Abfüllers (z. B. des Pharmaunternehmens oder des Auftragsabfüllers) bestimmt.

Optional kann nach dem Waschprozess noch eine zusätzliche visuelle Kamerainspektion unter ISO-5-Reinraumbedingungen durchgeführt werden. Diese Inspektion erlaubt eine weitere Reduzierung visueller und funktioneller Defekte, was eine Herabsetzung der Ausschussrate am späteren Endprodukt der abgefüllten Spritze zur Folge haben sollte.

Für diese Verfahren existiert häufig ein Typ V Drug Master File (DMF) bei der United States Food and Drug Administration (FDA) und bei Health Canada. Das DMF erleichtert den Kunden die Zulassungsverfahren. Zusätzlich trägt das gleichbleibend hohe Niveau dieser in einem cGMP-konformen Verfahren hergestellten Komponenten dazu bei, das Ausschussrisiko gering zu halten und Verluste beim pharmazeutischen und biopharmazeutischen Kunden zu reduzieren. Es bietet dem Kunden ebenso den Vorteil gleichmäßiger Qualität bei der Vorbereitung der Komponenten von präklinischen Testungen über klinische Studien bis hin zur Produktion.

Es werden auch gebrauchsfertige Packmittelkomponenten angeboten, die dem Pharmahersteller viele Vorteile bieten. Die Ready-to-use-Qualität der elastomeren Komponenten ermöglicht ein vollständiges Outsourcing der Komponentenverarbeitung vom pharmazeutischen und biopharmazeutischen Unternehmen an den Komponentenhersteller.

Die beiden für den Sterilisationsprozess von Kolbenstopfen etablierten Verfahren sind die Gammasterilisation und die Dampfsterilisation. Werden die Komponenten direkt vom Hersteller sterilisiert bezogen, so ist die Integrität der gewählten Verpackung unter Berücksichtigung des Transportprozesses nachzuweisen. Beschrieben wird dies in der ISO 11607-1 „Verpackungen für in der Endverpackung zu sterilisierende Medizinprodukte - Teil 1: Anforderungen an Materialien, Sterilbarrieresysteme und Verpackungssysteme“ [4].

Die Komponenten haben vorher einen vollständig validierten cGMP-konformen Waschprozess durchlaufen.

2.5 Regulatorische Anforderung

Global anerkannte regulatorische Anforderungen zu elastomeren Primärpackmitteln finden sich in den Arzneibüchern sowie ISO-Standards. Dabei sind das amerikanische Arzneibuch (United States Pharmacopeia, USP) [5] und das Europäische Arzneibuch (Pharmacopoeia Europaea, Ph. Eur.) [6] die beiden am weitesten verbreiteten. In der USP beschreibt das Kapitel <381> „Elastomeric Closures for Injections“ [7] die allgemeinen und chemisch-physikalischen Anforderungen, während das neue Kapitel <382> „Elastomeric Component Functional Suitability in Parenteral Product Packaging/Delivery Systems“ [8] die Funktionsprüfungen am gesamten finalen System beschreibt. Seit Dez. 2025 sind diese verpflichtend. USP <382> beschreibt die funktionalen Anforderungen im Hinblick auf den vorgesehenen Verwendungszweck von elastomeren Verpackungs-/Applikationssystemen, die für injizierbare Darreichungsformen vorgesehen sind. Passgenaue Verschlüsse sollen sicherstellen, dass das Verpackungs-/Applikationssystem das enthaltene Produkt schützt und einen sicheren und effektiven Produktzugriff gewährleistet. Diese Anforderungen an elastomere Verschlüsse sind abhängig vom jeweiligen Verpackungs-/Applikationssystem und können mehr als einen Funktionsparameter betreffen (Safety by Design). Dabei werden auch explizit die Komponenten für die vorgefüllten Spritzen behandelt.

Zu den beiden Kapiteln <381> und <382> existieren auch 2 entsprechende informative Kapitel: USP <1381> [9] und USP <1382> [10]. Grundlegende Informationen zu Beurteilungen finden sich in USP <1382> „Assessment of Elastomeric Closure Functionality in Injectable Pharmaceutical Packaging/Delivery Systems", um Anwender bei der Funktionalitätsprüfung von elastomeren Verschlüssen als Teil eines Verpackungs-/Applikationssystems für injizierbare Darreichungsformen zu unterstützen. Die richtige Auswahl und Auslegung von Funktionalitätsstudien basiert auf wissenschaftlichen Grundsätzen und ist konsistent mit

- der Art des Verpackungssystems und des verpackten Arzneimittels,
- der klinischen Anwendung des verpackten Arzneimittels und
- dem wahrgenommenen Sicherheitsrisiko im Zusammenhang mit dem Verpackungssystem und dem Arzneimittel.

Ein Vergleich der Arzneibücher zeigt Unterschiede, aber auch viele Gemeinsamkeiten (Tab. 2).

Tab. 2. Vergleich der Arzneibücher: USP = United States Pharmacopoeia; Ph. Eur. = European Pharmacopoeia; JP = Japanese Pharmacopoeia: ChP = Chinese Pharmacopoeia.

Verwendungszweck	Paragraf	USP <381>	Ph. Eur. 3.2.9 [11]	JP 7.03 [12]	ChP [13]
Einleitung	Definition von Elastomertypen	✓	✓	–	✓
Identifikation	z. B. IR, Aschetest	✓	✓	✓	✓
Physikalisch-chemische Tests	Aussehen der Lösung, Absorption usw.	✓	✓	✓	✓
Potenziell extrahierbare Stoffe	Ammonium, flüchtige Sulfide	✓	✓	✓	✓
Funktionelle Tests	Fragmentation, Selbstabdichtung, Penetrierbarkeit (nur Fläschchen)	✓*	✓	–	✓

* Die Funktionstests werden seit Dez. 2025 nach USP <382> durchgeführt; nur der Fragmentationstest bleibt in der USP <381>, bis eine Einigung über die Prüfmethode erzielt ist.

An dieser Stelle sei noch auf den Beitrag „Kombinationsprodukte" in vorliegendem Buch verwiesen, der auf die europäische Medizinprodukteverordnung (EU) 2017/745 (Medical Device Regulation) [14] hinsichtlich vorgefüllter Spritzen und somit auch der elastomeren Komponenten eingeht.

Literatur

[1] White JL, Kim K-J. Thermoplastic and Rubber Compounds: Technology and Physical Chemistry. München: Hanser: 2008

[2] Deutsches Institut für Normung e. V. DIN ISO 11040-5:2013-12 Vorgefüllte Spritzen - Teil 5: Kolbenstopfen für Injektionspräparate (ISO 11040-5:2012). Berlin: DIN Media GmbH; 2023 (unter https://www.dinmedia.de/de/norm/din-iso-11040-5/192269857 auch als Download beziehbar)

[3] Deutsches Institut für Normung e. V. ISO 11040-4:2024-06 Vorgefüllte Spritzen - Teil 4: Spritzenzylinder aus Glas für Injektionspräparate und sterilisierte und vormontierte Spritzen zur Abfüllung. Berlin: DIN Media GmbH; 2024 (unter https://www.dinmedia.de/de/norm/iso-11040-4/381429588 auch als Download beziehbar)

[4] Deutsches Institut für Normung e. V. DIN EN ISO 11607-1:2024-02 Verpackungen für in der Endverpackung zu sterilisierende Medizinprodukte - Teil 1: Anforderungen an Materialien, Sterilbarrieresysteme und Verpackungssysteme (ISO 11607-1:2019 + Amd 1:2023); Deutsche Fassung EN ISO 11607-1:2020 + A1:2023. Berlin: DIN Media GmbH; 2024 (unter https://www.dinmedia.de/de/norm/din-en-iso-11607-1/373867011 auch als Download beziehbar)

[5] United States Pharmacopeial Convention. United States Pharmacopeia (USP) and the National Formulary (NF), USP–NF 2024, Issue 1: Online-Version. North Bethesda, MA, United States: USP: May 1, 2024

[6] BfArM. Europäisches Arzneibuch (Ph. Eur. 11.5), Amtliche deutsche Ausgabe. 11. Ausg., 5. Nachtrag. Stuttgart: Deutscher Apotheker Verlag; 2025

[7] United States Pharmacopeial Convention. USP <381>. Elastomeric Closures for Injections. North Bethesda, MA

[8] United States Pharmacopeial Convention. USP <382>. Elastomeric Component Functional Suitability in Parenteral Product Packaging/Delivery Systems. North Bethesda, MA

[9] United States Pharmacopeial Convention. USP <1381>. Assessment of Elastomeric Components Used in Injectable Pharmaceutical Product Packaging/Delivery Systems. North Bethesda, MA

[10] United States Pharmacopeial Convention. USP <1382>. Assessment of Elastomeric Closure Functionality in Injectable Pharmaceutical Packaging/Delivery Systems. North Bethesda, MA

[11] EDQM. European Pharmacopoeia (Ph. Eur.) 9.0. Chapter 3.2.9: Rubber closures for containers for aqueous parenteral preparations, for powders and for freeze-dried powders. Stuttgart: Deutscher Apotheker Verlag; 2016

[12] Ministry of Health, Labour and Welfare. Japanese Pharmacopoeia. 18th Edition. Chapter 7.03 Test for Rubber Closures for Aqueous Infusions. Tokyo: Yakuji Nippo-sha; 2021

[13] Pharmacopoeia Commission of the Ministry of Health of the People's Republic of China. Chinese Pharmacopoeia (ChP) 2025 Edition. Beijing: Chinese Pharmacopoeia Commission; 2025

[14] Europäische Kommission. Verordnung (EU) 2017/745 des Europäischen Parlaments und des Rates vom 5. April 2017 über Medizinprodukte, zur Änderung der Richtlinie 2001/83/EG, der Verordnung (EG) Nr. 178/2002 und der Verordnung (EG) Nr. 1223/

2009 und zur Aufhebung der Richtlinien 90/385/EWG und 93/42/EWG des Rates [Internet]. Luxemburg: EUR-OP; ABl. L 117/1; 5.5.2017. Abrufbar unter: https://eur-lex.europa.eu/legal-content/DE/TXT/PDF/?uri=CELEX:32017R0745

Die Links wurden zuletzt abgerufen am 19. Nov. 2025.

Korrespondenz: Christa Jansen-Otten, West Pharmaceutical Services Deutschland GmbH & Co. KG, Stolberger Str. 21–41, 52249 Eschweiler, E-Mail: christa.jansen-otten@westpharma.com

40 Jahre Selbstinjektionsgeräte: historische Entwicklung, aktuelle Trends und zukünftige Perspektiven

Andreas Schneider-Kind
Ypsomed AG, Burgdorf (Schweiz)
Jakob Lange
Ypsomed AG, Burgdorf (Schweiz)
Ian Thompson
Consulting Business Owner Pi Biomedical GmbH, Bern (Schweiz)

Zusammenfassung

In den vergangenen 4 Jahrzehnten haben Selbstinjektionsgeräte die subkutane Verabreichung von Biologika und anderen injizierbaren Arzneimitteln maßgeblich mitgestaltet. Getrieben durch den gestiegenen medizinischen Bedarf bei chronischen Erkrankungen wie Diabetes, Adipositas und Autoimmunerkrankungen sowie durch bedeutende Fortschritte in der biotechnologischen Forschung und Entwicklung sind Innovationen wie Insulinpens, vorgefüllte Spritzen, Nadelschutzsysteme und Autoinjektoren bis hin zu modernen, tragbaren Injektoren für großvolumige Anwendungen entstanden. Diese Entwicklungen haben neuartige Modelle der Gesundheitsversorgung ermöglicht und die Selbstmedikation nachhaltig verändert.

Der vorliegende Beitrag zeichnet diese historischen Entwicklungspfade nach, identifiziert aktuelle Innovationsfelder und beleuchtet das Potenzial für die kommenden Jahre. Besonderes Augenmerk gilt Plattformtechnologien und Ready-to-fill-Systemen, die die Markteinführung neuer Geräte erheblich beschleunigen und die Zugänglichkeit für unterschiedliche Pharmaunternehmen verbessern. Die Autoren bieten zudem einen umfassenden Überblick über die steigende Nachfrage nach Geräten für größere Injektionsvolumina, nachhaltige Lösungen und digital integrierte Systeme. Abschließend wird dargelegt, dass die Zukunft der Selbstinjektionssysteme in der erfolgreichen Balance zwischen Benutzerfreundlichkeit, Nachhaltigkeit, digitaler Integration und der sicheren Verabreichung größerer Volumina liegt.

Abstract

40 Years of Self-Injection Devices: Historical Development, Current Trends, and Future Perspectives

Over the past 4 decades, self-injection devices have transformed the subcutaneous administration of biologics and other injectable medicines. Spurred by the rising prevalence of chronic diseases such as diabetes, obesity, and autoimmune disorders, alongside significant advances in biotechnology, the field has witnessed the emergence of innovations ranging from insulin pens and prefilled syringes to needle safety systems, autoinjectors, and modern wearable injectors for large-volume applications. These advances have enabled new models of healthcare delivery and have reshaped self-medication practices.

This article traces the evolutionary pathways of self-injection technologies, delineates current areas of innovation, and highlights promising directions for future development. It discusses platform technologies and ready-to-fill systems, which have accelerated the market introduction of new devices and expanded access to advanced drug delivery solutions for pharmaceutical companies. The authors provide an overview of prevailing trends, including the increasing demand for devices capable of administering larger injection volumes, the pursuit of sustainable solutions, and the integration of digital technologies. The article concludes by emphasizing the need for future self-injection systems to achieve a balance between usability, sustainability, digital integration, and the safe, effective administration of larger drug volumes.

Keywords Selbstinjektionsgeräte · Biologika · Autoinjektoren · Insulinpens · tragbare On-Body-Injektoren · subkutane Verabreichung · Plattformtechnologien · Ready-to-fill-Systeme · Nachhaltigkeit · digitale Gesundheit · chronische Erkrankungen · Therapietreue

1. Injizierbare Therapien und ihre Bedeutung

Biologika sind für das Wachstum der pharmazeutischen Industrie von großer Bedeutung, da sie die Gesundheitsversorgung in vielen Bereichen der chronischen Krankheiten verbessern [1]. Monoklonale Antikörper (mAbs), Oligonukleotide und andere proteinbasierte Arzneimittel decken einen großen medizinischen Bedarf in den Bereichen Stoffwechsel- und Herz-Kreislauf-Erkrankungen, Neurologie, Immunologie und Autoimmunerkrankungen sowie Onkologie ab [2–5]. So sind die meisten der weltweit umsatzstärksten Arzneimittel proteinbasiert [6] und mehr als 20 % aller von der US-amerikanischen Food and Drug Administration (FDA) zugelassenen Arzneimittel (2019–2023) sind Biologika [7].

Biologische Arzneimittel sind i. d. R. nicht mit einer oralen Verabreichung vereinbar. Um einen Abbau im Magen-Darm-Trakt zu vermeiden, werden sie i. d. R. durch intravenöse (i. v.) Infusionen oder subkutane (s. c.) Injektionen verabreicht [1]. Die jüngsten klinischen Pipelines zeigen, dass das Interesse der pharmazeutischen Industrie an i. v. und s. c. verabreichten Biologika stark zugenommen hat [8]. Die i. v. und s. c. Verabreichung von Arzneimitteln macht mehr als ein Drittel aller klinischen Arzneimittelkandidaten aus und übertrifft sogar die Zahl der oral verfügbaren kleinen Moleküle (siehe Abb. 1).

Das Aufkommen der s. c. Dosierungsoptionen hat zu tiefgreifenden Veränderungen in den Gesundheitssystemen geführt, die verschiedene Therapiebereiche betreffen. Während die i. v. Verabreichung höchst effektiver moderner Therapien in der Onkologie regelmäßige Besuche in Krankenhäusern oder Infusionszentren erfordert, ist die s. c. Verabreichung eine praktikable und oft bevorzugte Alternative zu langwierigen und komplexen i. v. Infusionen. Subkutane Injektionen haben die Behandlung verschiedener chronischer Erkrankungen wie Entzündungs-, Autoimmun- und neurologischer Erkrankungen noch grundlegender verändert. Als neue Verabreichungsoption hat die s. c. Injektion dazu beigetragen, die Behandlung vom Krankenhaus in die häusliche Umgebung zu verlagern und den Patienten die Möglichkeit zu geben, sich ihre Medikamente selbst zu verabreichen [8–10]. Moderne Selbstmedikationsgeräte wie Pens, vorgefüllte Spritzen, Nadel-

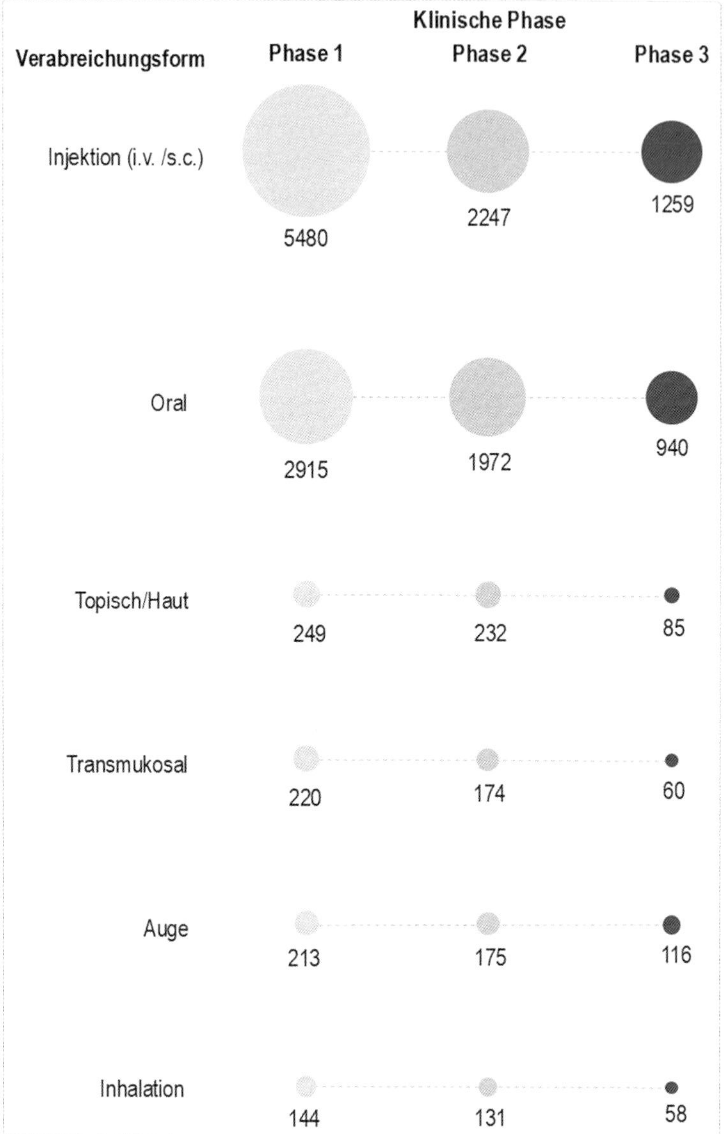

Abb. 1. Anzahl Arzneimittelkandidaten in den klinischen Studien der Phasen I–III, aufgeschlüsselt nach Verabreichungsformen (Quelle: PharmaCircle; pharmacircle.com, abgerufen am 22. Apr. 2026).

schutzsysteme, Autoinjektoren und tragbare Injektoren für großvolumige Injektionen haben diese neuen patientenzentrierten Ansätze für die s. c. Verabreichung von Medikamenten maßgeblich geprägt. Diese 5 Kategorien von Injektionsgeräten bieten spezifische Vorteile und Funktionalitäten, die sie für unterschiedliche therapeutische Anwendungen geeignet machen:

1. *Injektionspens* ermöglichen eine präzise und variable Dosierung kleiner Inkremente nach dem Dial-and-Dose-Prinzip, bei dem die gewünschte Dosis eingestellt wird. Die Injektion erfolgt manuell oder mit Federunterstützung. Diese Pens sind besonders nützlich bei der Behandlung von Diabetes, Fettleibigkeit,

Hormontherapien und seltenen Krankheiten und werden in der Regel mit vorgefüllten Karpulen geliefert, die für mehrere Dosen verwendet werden können. Bekannte Beispiele sind Insulin Glargin (Lantus®) und Semaglutid (Wegovy®).

2. *Vorgefüllte Spritzen* bieten eine einfache Handhabung durch manuelle Injektion und reduzieren das Risiko von Kontaminationen durch die Reduktion notwendiger Handhabungsschritte. Diese Spritzen sind direkt einsatzbereit und werden zur Verabreichung einer Einzeldosis in der Behandlung von Diabetes, Immunologie, neurologischen Erkrankungen und Onkologie eingesetzt. Beispiele für diese Produktkategorie sind Lanadelumab (Takzyro®) und Pegolcertolizumab (Cimzia®).
3. *Nadelschutzsysteme* in Kombination mit vorgefüllten Spritzen bieten zusätzlichen Schutz vor Nadelstichverletzungen nach der Injektion. Diese Geräte verfügen über eine automatische Nadelrückzugsfunktion, bei der die Nadel nach der Injektion verborgen wird. Dadurch sind sie besonders sicher und für die gleichen therapeutischen Bereiche geeignet wie vorgefüllte Spritzen. Bekannte Beispiele sind Dupilumab (Dupixent®) und Omalizumab (Xolair®).
4. *Autoinjektoren* ermöglichen eine automatische und schnelle Injektion, die durch einen Knopfdruck oder durch Druck auf die Haut ausgelöst wird. Diese Geräte bieten ein erweitertes visuelles und akustisches Feedback und verbergen die Nadel während des gesamten Vorgangs. Dies macht sie benutzerfreundlich und sicher, insbesondere in Notfallsituationen oder für Patienten mit eingeschränkter Fingerfertigkeit. Sie werden in ähnlichen Bereichen eingesetzt wie die anderen Geräte, einschließlich der Behandlung von Diabetes, Immunologie und neurologischen Erkrankungen. Beispiele sind Tezepelumab (Tezspire®) und Mepolizumab (Nucala®).
5. *Tragbare Injektoren* ermöglichen die Verabreichung großer Volumina über einen längeren Zeitraum. Diese Systeme können entweder vom Benutzer befüllt und geladen werden oder als vorgefüllte Geräte geliefert werden. Sie werden auf die Haut aufgeklebt und bleiben während der Injektion durch ein Klebepflaster an Ort und Stelle. Solche Systeme sind besonders nützlich in der Immunologie und Onkologie, wo die Verabreichung großer Wirkstoffmengen erforderlich ist. Beispiele sind Ravulizumab (Ultomiris®) oder Risankizumab (Skyrizi®).

Im Jahr 2025 wurde die kommerzielle Nutzung von Selbstinjektionssystemen für die Verabreichung therapeutischer Proteine wie Insulin 40 Jahre alt [11]. Die steigende Nachfrage nach ambulanter Dosierung und Selbstverabreichung hat zu einem wachsenden Interesse an der Entwicklung und Vermarktung patientenzentrierter Injektionssysteme geführt, die die Selbstinjektion von Arzneimitteln erleichtern [12]. Innovative Technologien für die Verabreichung von Arzneimitteln spielen weiterhin eine entscheidende Rolle, wenn es darum geht, verschiedenen Nutzergruppen mit unterschiedlichen Einschränkungen eine effektive Selbstinjektion zu Hause zu ermöglichen, den Zugang zu innovativen biologischen Therapien zu erweitern und die Therapietreue der Patienten sowie die langfristigen Behandlungsergebnisse zu verbessern [13].

2. Historische Entwicklung von Selbstinjektionsgeräten

Die Entwicklung neuartiger Injektionssysteme ist eng mit den Fortschritten bei biotechnologischen Therapeutika auf der Basis rekombinanter DNA-Technologien verbunden. In den 1970er- und 1980er-Jahren wurden Hormone wie Insulin und das menschliche Wachstumshormon (hGH) entwickelt, die mit einem präzisen Mechanismus für häufige, i. d. R. tägliche, Injektionen dosiert werden mussten [14–16]. In den 1990er- und 2000er-Jahren führte die Entwicklung von Interferonen und monoklonalen Antikörpern zur Einführung von federbetriebenen automatischen Autoinjektoren für weniger häufige Injektionen fixer Dosen [17]. Tab. 1 gibt einen Überblick über ausgewählte Meilensteine bei der Innovation von Selbstinjektionsgeräten.

Tab. 1. Ausgewählte Meilensteine in der Entwicklung von Selbstinjektionssystemen für die s. c. Verabreichung von Arzneimitteln.

Jahr	Injektionssystem	Produktname	Medikament	Pharma- oder ODM*-Firma
1985	Reusable	NovoPen	Humaninsuline	Novo Nordisk
1989	vorgefüllter Insulin-Pen	NovoLet	Humaninsuline	Novo Nordisk
1989	wiederverwendbarer hGH-Pen	KabiPen	Genotropin/Somatropin	Kabi Pharmacia
2002	passives Nadelschutzsystem	UltraSafe	verschiedene	Safety Syringes/ heute BD*
2006	vorgefüllter Autoinjektor	Humira Pen	Humira/Adalimumab	AbbVie
2006	vorgefüllter Autoinjektor	Sureclick	Enbrel/Etanercept	Amgen/SHL*
2007	motorgetriebener Autoinjektor	Easypod	Saizen/Somatropin	Merck Serono
2008	federgetriebener vorgefüllter Insulin-Pen	FlexTouch	Analoginsuline	Novo Nordisk
2010	2-Schritt-Plattform-Autoinjektoren	Molly YpsoMate	verschiedene verschiedene	SHL* Ypsomed*
2016	erster vermarkteter 2-Schritt-Plattform-Autoinjektor	Benepali Pen	Benepali/Etenercept (Biosimilar)	Biogen
2016	erster vermarkteter OBDS-Injektor	Pushtronex	Repatha/Evolocumab	Amgen
2017	drahtlos verbundener wiederverwendbarer Insulin-Pen	InPen	Analoginsuline	Companion/Medtronic
2020	erster vermarkteter 2-Schritt-Plattform-Autoinjektor mit vorgefüllter 2,25-mL-Spritze	Ajovy	Ajovy/Fremanezumab	Teva/Ypsomed*

* ODM: Original Design and Manufacturing.

Die injizierbare Verabreichung von Arzneimitteln entwickelte sich mit der Verwendung von Fertigspritzen für die Injektion von Heparinen und Impfstoffen sowie von Karpulen für Insulin und Lidocain in der Zahnmedizin. Viele dieser Innovationen wurden parallel zur Entwicklung und zum Wachstum der Märkte für diese Moleküle in den 1980er-Jahren eingeführt. In den 1980er-Jahren entwickelte sich der Markt für Selbstinjektionssysteme mit maßgeschneiderten Spezialgeräten, da Insulin und hGH entwickelt wurden, die mit einem präzisen Penmechanismus für häufige, meist tägliche Injektionen dosiert werden mussten.

Im Jahr 1985 wurde von Novo Nordisk der NovoPen® eingeführt, der erste wiederverwendbare Insulin-Pen auf Karpulenbasis, der auf die Unzulänglichkeiten der herkömmlichen Spritze und den Bedarf an einer diskreteren und genaueren Dosierung in kleinen Schritten reagierte [11,18]. Die Entwicklung von Insulin und hGH trieb die Entwicklung von Selbstinjektionssystemen weitere 2 Jahrzehnte lang voran, einschließlich der Einführung neuer Funktionalitäten wie des Dial-and-Dose-Handhabungsprinzips, der federbetriebenen Antriebstechnologie, der gebrauchsfertigen, vorgefüllten Pens und des via drahtlose Kommunikationstechnologie verbundenen Injektionspens. Die großen Insulinhersteller Novo Nordisk, Eli Lilly und Sanofi haben eine wesentliche und führende Rolle bei der Entwicklung von Pen-Injektor-Technologien und der Etablierung der Herstellung durch Contract Manufacturers (CMs) und durch eine begrenzte Anzahl von Original Design & Manufacturing Companies (ODMs) gespielt [19–21].

Obwohl Autoinjektoren bereits seit den 1970er-Jahren für intramuskuläre Injektionen im militärischen Bereich und in der Notfallmedizin verwendet werden, wurden sie bis zur Einführung wiederverwendbarer Autoinjektoren in den 1990er-Jahren für die Behandlung von Migräne mit Sumatriptan und Multipler Sklerose mit Interferonen nicht für die s. c. Selbstinjektion eingesetzt. Im Jahr 2006 wurden die ersten vorgefüllten Autoinjektoren für die Verabreichung von Biologika zur Behandlung von Autoimmunerkrankungen wie Schuppenflechte, Asthma oder Colitis ulcerosa eingeführt. Die Einführung der beiden Anti-Tumor-Nekrose-Faktor(TNF)-Antikörper Adalimumab (Humira®) und Etanercept (Enbrel®) in Autoinjektoren war ein Meilenstein in der Entwicklung fortschrittlicher injizierbarer Kombinationspräparate für Biologika [10]. Beide werden nach wie vor in federbetriebenen Autoinjektoren mit Knopfdruck vermarktet, die im Vergleich zu den früher eingeführten vorgefüllten Spritzen erhebliche Vorteile bieten [22,23]. In den 2010er-Jahren haben sich vorgefüllte Autoinjektoren zu technisch weniger komplexen und einfacher zu bedienenden Geräten entwickelt, bei denen die Nadel manuell statt automatisch eingestochen wird und die Aktivierung durch Druck auf die Haut („Push-on-Skin“) anstelle eines Auslösemechanismus per Knopfdruck erfolgt [13].

Die Entwicklung von Selbstinjektionsgeräten erhielt in den 1990er-Jahren einen Schub, als Fertigspritzen und -karpulen durch die Entwicklung von Funktionsstandards sowie der entsprechenden Technologie für die aseptische Abfüllung kommerziell verfügbar wurden. Die vorherrschende Bulk-Verarbeitung und Abfüllung von Spritzen und Karpulen wurde von einigen großen Pharmaunternehmen und spezialisierten Contract Development and Manufacturing Organizations (CDMOs)/Contract Manufacturing Organizations (CMOs) dominiert. Mit der Einführung der Ready-to-fill(RTF)-Technologie verlagerte die pharmazeutische Industrie kritische Produktionsschritte auf die Hersteller von Primärbehältern, d. h. die Silikonisierung, das Verkleben der Nadeln, die Montage mit Gummikomponenten zum RTF-Behälter und dessen Sekundärverpackung, die Sterilisierung und den Versand. Diese RTF-Technologie ermöglichte die GMP-konforme Entwicklung von Selbstinjektionsgeräten für zahlreiche kleinere Biotech- und Pharmaunternehmen, die sonst keinen Zugang zu Selbstinjektionssystemen hatten. Die RTF-Technologie hat die Kompatibilität und Zuverlässigkeit von Pen- und Autoinjektor-Plattformen erheblich verbessert.

Die Einführung plattformbasierter Geschäftsmodelle durch ODMs in den 2010er-Jahren hat die Landschaft der Pens und Autoinjektoren grundlegend verändert. Dieser Begriff bezieht sich auf Technologien für Selbstinjektionsgeräte, die über eine standardisierte Design- und Fertigungsinfrastruktur verfügen, die für die Verwendung durch breite Nutzergruppen getestet wurde [13,24]. Eine Plattform ist dabei ein modular aufgebautes Gerätesystem, das als Basis für verschiedene Produktvarianten dient und flexibel an unterschiedliche Anforderungen angepasst werden kann. Sie umfasst standardisierte Komponenten, Schnittstellen, Dokumentation und Herstellinfrastruktur, die es ermöglichen, neue Geräte schnell und effizient zu entwickeln, ohne jedes Mal von Grund auf neu beginnen zu müssen. Plattformen verringern das Entwicklungsrisiko und beschleunigen die Entwicklung und Herstellung einer Vielzahl von kundenspezifischen Produktvarianten. Im Gegensatz zu Einzweckgeräten, die auf ein einzelnes Arzneimittel zugeschnitten sind – wie der Humira-Autoinjektor – bieten Plattformen die Möglichkeit, unterschiedliche Anforderungen an das Medikament zu erfüllen, wie z. B. die Konfiguration der Primärverpackung, das Dosiervolumen oder die Viskosität des Medikaments. Eine Vielzahl von biopharmazeutischen Kundensegmenten, darunter kleine innovative Biotechnologieunternehmen, aufstrebende Hersteller von Biosimilars und globale Pharmaunternehmen, wählt i. d. R. maßgeschneiderte Plattformen, um ihren Bedarf an Selbstinjektionssystemen zu decken. Weltweit sind mehr als 80 verschiedene Medikamente in vorgefüllten Autoinjektoren erhältlich und seit 2016 wurden über 30 neue Geräte auf den Markt gebracht.

Die Entwicklung der bahnbrechenden TNF-Blocker hat auch zu einer Erweiterung der auf dem Markt angebotenen Darreichungsformen von Arzneimitteln geführt, von vorgefüllten Spritzen und Nadelsicherheitsvorrichtungen bis hin zu vorgefüllten Autoinjektoren [10,25]. Die Verwendung passiver Nadelsicherheitsvorrichtungen, die ursprünglich in den 1990er-Jahren für Heparine entwickelt wurden, wurde nach der Einführung von Gesetzen wie dem Needlestick Safety and Prevention Act, der in den USA unterzeichnet wurde und im April 2001 in Kraft trat, auf die Verwendung durch Angehörige der Gesundheitsberufe und Patienten/Pflegepersonal ausgeweitet [26]. Passive Nadelsicherheitsvorrichtungen (NSD) werden weiterhin für die Verabreichung hochwertiger biologischer Arzneimittel eingesetzt [10]. Heute gibt es mehr als 50 biologische Arzneimittel, von Erythropoietin bis Adalimumab, die mit Nadelsicherheitsvorrichtungen angeboten werden, insbesondere die UltraSafe®-Produktfamilie von Becton Dickinson [10].

Die pharmazeutische Industrie hat ihre umsatzstärksten biologischen Arzneimittel im Bereich der Selbstinjektion durch innovative und neuartige Produktkombinationen von Medikamenten und Geräten weiterentwickelt. Wie im Fall von Etanercept (Enbrel®) führten die Innovationsbemühungen der Hersteller nicht nur zu Fortschritten bei der Nadelsicherheit und den Autoinjektoren, sondern umfassten auch die Vermarktung von ergänzendem Zubehör für den vorgefüllten Autoinjektor [27,28]. Amgen führte auch einen wiederverwendbaren elektromechanischen Autoinjektor ein, der eine vorgefüllte Einwegspritzenkassette und eine elektromechanische Antriebseinheit als zusätzliche Dosierungsalternative enthält: Während der herkömmliche vorgefüllte Autoinjektor aufgrund seiner Einfachheit und des geringeren Unbehagens an der Injektionsstelle weiterhin bevorzugt wurde, schätzten die Patienten die wiederverwendbare Dosierungsalternative aufgrund der verbesserten auditiven und visuellen Unterstützung während des Injektionsvorgangs [29] – eine Produkteigenschaft, die auch als Hauptvorteil anderer wiederverwendbarer, mit drahtloser Kommunikationstechnologie ausgestatteter Autoinjektoren und Zubehörteile hervorgehoben wurde [30,31]. Diese Bemühungen unterstreichen das Engagement der pharmazeutischen Industrie für die Bereitstellung mehrerer Produktvarianten, die es den verschreibenden Ärzten ermöglichen, die Produktpräsentation auf die individuellen Bedürfnisse der Patienten abzustimmen und damit die Therapietreue und die Behandlungsergebnisse zu verbessern. Diese Bemühungen machen deutlich, dass durch Geräteinnovationen, Arzneimittelentwicklung, klinische Forschung und Marketing eine koordinierte Produktplanung für die Entwicklung und Vermarktung von Injektionssystemen vorangetrieben werden muss, um die effiziente und effektive Markteinführung verschiedener Darreichungsformen von Arzneimitteln zu erleichtern.

Die Notwendigkeit, mehr als 1,0 ml s. c. zu injizieren, hat zu großvolumigen Autoinjektoren [9] und einer neuen Klasse von Geräten geführt, die als tragbare großvolumige Injektoren oder On-Body-Delivery-Systeme (OBDS) bekannt sind. OBDS stellen eine Weiterentwicklung herkömmlicher Spritzen- und Peristaltikpumpen dar, die seit langem in Krankenhäusern und Kliniken für die großvolumige Verabreichung von s. c. Dosen in Therapiebereichen wie der Parkinson-Krankheit (z. B. Apomorphin) [32] oder Palliativmedizin (z. B. Morphin) [33] eingesetzt werden [34]. Während herkömmliche Pumpen i. d. R. mit einem s. c. Infusionsset getragen werden, werden OBDS-Geräte für eine kurze Injektionszeit, i. d. R. im Bereich von 5–30 min, auf die Haut aufgeklebt. F. Hoffmann-La Roche leistete Pionierarbeit mit dem OBDS-Injektor MyDose für die s. c. Verabreichung von Trastuzumab (Herceptin Hylecta®) [35], der bis 2015 vollständig entwickelt, aber nie auf den Markt gebracht wurde. Mit der Markteinführung des Pushtronex®-Systems für Evolocumab (Repatha®) im Jahr 2016 [36], hat Amgen einen wichtigen Meilenstein erreicht, auch wenn das System später vom Markt genommen wurde. Ein weiterer bemerkenswerter Erfolg war die Anpassung der Insulinpflasterpumpe von Insulet für die verzögerte Injektion eines kleinen Volumens von Pegfilgrastim, die Amgen 2017 als Pegfilgrastim Onpro® auf den Markt brachte. In jüngster Zeit hat die pharmazeutische Industrie eine neuere OBDS-Plattform für die Kommerzialisierung ausgewählter Biologika wie Risankizumab (Skyrizi) von AbbVie und Ravulizumab (Ultomiris) von Astrazeneca genutzt.

Die Entwicklung großvolumiger tragbarer Autoinjektoren, die mit vorfüllbaren 2,25-ml-Standardspritzen kompatibel sind, fiel mit dem Aufkommen der OBDS-Injektoren zusammen. Seit 2020 wurden mehrere 2,25-ml-Autoinjektoren eingeführt [10,37], darunter Fremanezumab (Ajovy®) von Teva und Dupilumab (Dupixent) von Sanofi [38].

Der Trend zu großvolumigen Injektionen ist auf den Trend zurückzuführen, die Injektionshäufigkeit zu verringern und die Patientenpräferenz, die Therapietreue und die Behandlungsergebnisse zu verbessern [39–41]. Denselben Zweck soll die Integration vernetzter und intelligenter Erweiterungen von Injektoren erfüllen [42]. Diese digitalen Technologien haben das Potenzial, Behandlungsregime zu optimieren und die Patientenbindung zu erhöhen [43]. Im Bereich des Diabetesmanagements wurden mit umfassenden Lösungen, die digitale Anwendungen für Patienten und medizinisches Fachpersonal sowie Systeme zur kontinuierlichen Blutzuckermessung und vernetzte Selbstinjektionssysteme umfassen, erhebliche Fortschritte erzielt [44]. Erste klinische Nachweise zeigen verbesserte Behandlungsergebnisse und Kosteneinsparungen für die Gesundheitssysteme [45]. Die breite Einführung dieser Systeme über Diabetes hinaus ist jedoch begrenzt, mit Ausnahme bestimmter Nischen wie Interferonen mit Geräten wie Betaconnect® und Rebismart® [46,47].

Obwohl Selbstinjektionssysteme bei vielen chronischen Krankheiten eingesetzt werden und in den letzten 40 Jahren ausgereift wurden, gibt es erhebliche Innovationsanstrengungen im Bereich der Device- und Formulierungstechnologie [9,39,40], die eine Umstellung von i. v. auf s. c. Verabreichung ermöglichen – und das Marktwachstum für Selbstinjektionssysteme beibehalten, wenn nicht gar beschleunigen werden. Tab. 2 veranschaulicht die erwartete Marktentwicklung und gibt einen Überblick über die derzeit kommerziell erhältlichen Selbstinjektionssysteme nach Therapiebereichen.

Tab. 2. Erwartete Marktgröße der wichtigsten s. c. (selbst) verabreichten Arzneimittel (kumulierter Arzneimittelumsatz pro Jahr für 2025 und 2030 pro Therapiefeld) mit zugehörigen Produkttypen von Selbstinjektionssystemen im Jahr 2026.

Therapiefeld	Marktgröße 2025 [Mrd. US-Dollar]	Marktgröße 2030 [Mrd. US-Dollar]	2026 eingesetzte Injektionssysteme				
			Pens	Vorgefüllte Spritzen	Nadelschutzsysteme	Autoinjektoren	Tragbare Injektoren
Autoimmun- und Entzündungserkrankungen Beispiele: Rheumatoide Arthritis (RA), Psoriasis, Asthma	95–105	135–145	–	X	X	X	X
Metabolische Erkrankungen/Inkretine (z. B. GLP1s-Agonisten) Beispiel: Adipositas	70–75	125–135	X	X	–	X	–
Diabetes/Insuline Beispiel: Typ-1/2-Diabetes	12–15	12–15	X	–	–	–	–
Neurologie Beispiele: Migräne, Parkinson, Alzheimer	4–5	8–10	X	X	X	X	X
Hormontherapien Beispiele: Wachstums- und Fruchtbarkeitstörungen, Osteoporose	18–20	21–24	X	–	X	X	X
Seltene Erkrankungen Beispiele: Myasthenia gravis, Hämophilie	27–29	55–65	X	X	X	X	X

3. Künftige Perspektiven für Selbstinjektionssysteme

Seit den 1980er-Jahren haben die injizierbaren Kombinationspräparate bemerkenswerte technische Fortschritte gemacht. Die Reise geht weiter, angetrieben durch die dynamischen Anforderungen der klinischen Pipelines der Pharmaindustrie. Im Zuge dieser Entwicklung haben sich 4 Schlüsselthemen herauskristallisiert, die die weitere Entwicklung prägen werden: beispielloses Wachstum von Adipositas und Stoffwechselerkrankungen, großvolumige Verabreichung, Nachhaltigkeit und digitale Integration. Diese Themen sind insbesondere von Relevanz, da sie widersprüchliche Anforderungen enthalten, die ausbalanciert werden müssen, um den Bedürfnissen der Pharmaunternehmen und Patienten gerecht zu werden.

3.1 Die wachsende Bedeutung von Adipositas

Die Zunahme von Adipositas und der damit verbundenen Folgeerkrankungen ist eine globale Gesundheitskrise [48]. Die Prävalenz der Adipositas hat seit den 1980er-Jahren in allen Regionen und Bevölkerungsgruppen zugenommen und stellt eine große Herausforderung für die öffentliche Gesundheit dar. Bis zum Jahr 2022 hatte der Teil der Weltbevölkerung, der mit Adipositas lebt, 1 Mrd. Menschen überschritten, und zwar nicht nur Erwachsene, sondern auch Kinder und Jugendliche [49]. Die Anwendung von GLP-1-Rezeptor-Agonisten, die ursprünglich zur Behandlung von Typ-2-Diabetes (T2D) entwickelt wurden, hat sich auf Adipositas verlagert, und zwar i. d. R. in höheren Dosen [50,51]. Seit der bahnbrechenden Markteinführung von Exenatid [52] bis zur Einführung von Semaglutid [53] und Tirzepatid [51] revolutionieren injizierbare Arzneimittel die Behandlung von T2D und Adipositas. Die enorme Nachfrage belastet die pharmazeutischen Lieferketten in einem noch nie dagewesenen Ausmaß und erfordert Produktmengen, die noch vor 10 Jahren unvorstellbar waren. 2025 wurden etwa 25 Mio. Menschen mit T2D und Adipositas mit Inkretinen behandelt, eine Zahl, die innerhalb des nächsten Jahrzehnts gegen 100 Mio. Menschen ansteigen dürfte.

Das Wachstum des Marktes Adipositas-Selbstinjektionssysteme hängt vom Erfolg der injizierbaren Inkretin-Medikamente ab. Obwohl Autoinjektoren bei wöchentlichen Injektionen mehr Komfort bieten, ist die Anzahl der benötigten Geräte pro Patienten und Jahr bei Pen-Injektoren wesentlich geringer. Wird z. B. ein vierwöchiger, mehrfach verwendbarer Pen anstelle eines Autoinjektors für eine Einzeldosis verwendet, benötigt ein Patient nur 13 Pens pro Jahr im Vergleich zu 52 Autoinjektoren.

Die fortgesetzte Entwicklung von dualen und dreifachen Inkretin-Agonisten, angeführt von Novo Nordisk und Eli Lilly, verspricht weitere Fortschritte bei der Behandlung von T2D und Adipositas [54]. Das Aufkommen von täglich oral einzunehmenden Wirkstoffen, die in den nächsten Jahren auf den Markt kommen dürften, wird eine neue Dynamik auslösen, die sich auf die Landschaft der einmal wöchentlich injizierbaren Therapien auswirken wird. Darüber hinaus wird die Entwicklung von Inkretin-Agonisten, die seltener injiziert werden, auch die relative Attraktivität von Pens im Vergleich zu Autoinjektoren beeinflussen, da die Anzahl der jährlichen Einzelinjektionen pro Patienten sinkt.

3.2 Autoinjektoren oder tragbare Injektoren für größere Volumina

Der Trend zu größeren Volumina von s. c. Injektionen spiegelt sich sowohl in den bisherigen Produktzulassungen als auch in den Prioritäten der Forschung und Entwicklung (F&E) der pharmazeutischen Industrie wider [8,9,39]. Diese Verlagerung hin zu größeren Dosen und größeren Injektionsvolumina wird von mehreren Faktoren bestimmt. Bestimmte Therapien erfordern höhere Wirkstoffmengen, um die beabsichtigte therapeutische Wirkung zu erzielen, insbesondere im Bereich der seltenen Krankheiten und der Immunonkologie. Darüber hinaus erfordert der Trend zu weniger häufigen Verabreichungen, z. B. der Wechsel von wöchentlicher zu zweiwöchentlicher Verabreichung, ebenfalls größere Dosen und Volumina. Schließlich gibt es einen starken Druck, von i. v. auf s. c. Formulierungen überzugehen, insbesondere in der Onkologie, die naturgemäß größere Mengen an Antikörpern erfordert [55].

Viele großvolumige s. c. Injektionen sind für die Selbstverabreichung durch den Patienten bestimmt und erfordern daher sichere, praktische und einfach zu handhabende Injektionsgeräte [56,57]. Im Volumenbereich über 1,0 ml stehen derzeit 2 Arten von Geräten zur Verfügung: handgehaltene Autoinjektoren und getragene OBDS-Injektoren. Während die bisherige Grenze für die Selbstinjektion mit Autoinjektoren und Pens bei 1,0 ml lag, zeigen jüngste Zulassungen für Produkte, die mit Autoinjektoren mit 2,0 ml verabreicht werden, die Machbarkeit größerer Volumina – und es gibt in der Industrie eine Debatte über die obere zulässige Grenze für autoinjektorbasierte Injektionen [9,37]. ODMs haben neuartige Systeme entwickelt, die Injektionen von bis zu 5,5 ml und in einigen Fällen sogar 10,0 ml ermöglichen. Diese Geräte werden derzeit von der Pharmaindustrie durch klinische Tests bewertet. Zu den wichtigsten Überlegungen gehören die mögliche Injektionsdauer im Hinblick auf die Bedienbarkeit und Verträglichkeit dieser großen Dosismengen [8,9]. Neuere Studien kommen zum Schluss, dass zwar keine nennenswerten Probleme bei längeren Injektionsdauern festgestellt würden [37], die Daten zur Verträglichkeit größerer Volumina, insbesondere im Hinblick auf Schmerzen in Kombination mit höheren Injektionsraten, jedoch weiterhin begrenzt seien [9].

Tragbare Injektoren (OBDS) sind in verschiedenen Konfigurationen erhältlich, von vom Benutzer befüllten und montierten bis hin zum vorgefüllten und vormontierten System [56–59]. Diese Systeme weisen eine unterschiedliche technische Komplexität auf, einschließlich mechanischer oder elektromechanischer Mechanismen, und haben unterschiedliche Volumenkapazitäten von 3,0–50 ml [56–58]. Trotz einer Reihe von Projekten und Gerätelieferanten wurde nur eine begrenzte Anzahl von OBDS durch die Behörden zugelassen und es hat sich keine bevorzugte Standardkonfiguration herauskristallisiert. Während OBDS die Medikamentenverabreichung mit niedrigeren Injektionsraten ermöglichen und möglicherweise die Verträglichkeit verbessern [8], muss das Gerät während der Injektion am Patienten verbleiben, was im Vergleich zu handgehaltenen Autoinjektoren zu Unannehmlichkeiten führen kann [40]. Zukünftige Innovationen werden darauf abzielen, die Präferenzen der Benutzer von großvolumigen Autoinjektoren bzw. OBDS-Lösungen besser zu verstehen, wobei Behandlungsattribute wie Injektionshäufigkeit und -dauer, Benutzerfreundlichkeit des Geräts und Patienteneigenschaften zu berücksichtigen sind, da Patienten dazu neigen, die Einfachheit und kürzere Nutzungsdauer von Autoinjektoren gegenüber OBDS zu bevorzugen [40].

3.3 Trend hin zu nachhaltigeren Injektionssystemen

Die heutigen vorgefüllten Injektionssysteme für biologische Arzneimittel sind für den Anwender ein eindrucksvolles Beispiel für Kunststoffabfälle in der heutigen Gesundheitsversorgung. Die s. c. Selbstinjektion trägt im Vergleich zur Behandlung im klinischen Umfeld zwar wesentlich dazu bei, natürliche Ressourcen zu schonen und Abfall zu minimieren, aber ein erheblicher Teil der Selbstinjektionsgeräte landet letztendlich auf der Mülldeponie oder wird verbrannt. Patienten haben zwar im Allgemeinen eine positive Einstellung zur Entsorgung von Injektionssystemen, es fehlt ihnen aber oft das nötige Wissen und die Erfahrung, um diese Systeme korrekt zu entsorgen [60].

Heutzutage führen die Hersteller von Selbstinjektionssystemen detaillierte Bewertungen der CO_2-Bilanz ihrer (vorgefüllten) Geräte während ihres gesamten Lebenszyklus durch, um Problembereiche hervorzuheben und datengestützte Verbesserungen der aktuellen Designs zu ermöglichen [61]. Zu den Verbesserungsstrategien gehören die Einbeziehung alternativer Polymere, die Einrichtung geschlossener Kreislaufsysteme für Verpackungsmaterialien und die Implementierung von Design-for-Recycling-Prinzipien in den Entwicklungsprozess [62].

Darüber hinaus könnte der Bedarf an nachhaltigeren Injektionssystemen die Einführung neuer Kategorien beschleunigen. Dazu gehören insbesondere wiederverwendbare Autoinjektoren, die mit vorgefüllten Spritzenkassetten ausgestattet sind [29,31]. Von diesen Systemen wird allgemein erwartet, dass sie im Vergleich zu vorgefüllten Autoinjektoren bei häufiger, langfristiger Anwendung einen geringeren ökologischen Fußabdruck haben werden [63]. Darüber hinaus könnte es ein erneutes Interesse an (wiederverwendbaren) Pens geben, die ursprünglich für Insulin und andere Hormontherapien entwickelt wurden [14,16,64].

Insbesondere im Bereich der neuen Adipositas-Behandlungen, bei denen sowohl Autoinjektoren als auch Pens als praktikable Optionen für die gleichen Medikamente dienen [65], könnte es zu einer Verlagerung hin zu wiederverwendbaren Pens kommen, da deren Mehrfachverwendung und Haltbarkeit gut mit den Nachhaltigkeitszielen vereinbar sind. Dieser Übergang erfordert jedoch eine sorgfältige Prüfung der Benutzerakzeptanz und der Schulungs- und Markteinführungsprozesse. Im Vergleich zu vorgefüllten Autoinjektoren sind zusätzliche Schritte für den Anwender erforderlich und die Reaktionen an der Injektionsstelle können sich aufgrund der Formulierung für Mehrfachdosen verändern [65].

Schließlich stellt die Einführung und Skalierung von Rücknahme- und Recyclinginitiativen eine transformative Chance für die Schaffung eines geschlossenen Kreislaufs dar. Eine effektive Rücknahme von Injektionssystemen bei Endbenutzern erfordert jedoch eine grundlegende Verhaltensänderung sowie erhebliche Investitionen in die Schulung rund um die Produktentsorgung [60], den Aufbau einer Logistikinfrastruktur und die Bewältigung regulatorischer und technischer Herausforderungen. Trotz dieser Hindernisse und unklarer Ergebnisse im Hinblick auf die derzeitigen Vorteile für die Umwelt haben einige führende pharmazeutische Firmen erste Pilot-Recyclingsysteme initiiert, um die Prinzipien der Kreislaufwirtschaft für Selbstinjektionssysteme voranzutreiben [66,67]. Letztendlich wird der Aufbau einer branchenweiten, spezialisierten, kosteneffizienten Recyclinginfrastruktur von entscheidender Bedeutung für die erfolgreiche Handhabung und Bewirtschaftung medizinischer Abfälle, einschließlich Injektionssysteme, sein.

Unabhängig vom Ausmaß der erforderlichen Veränderungen erfordert die Entwicklung eines Selbstinjektionssystems mit einem netto CO_2-freien Fußabdruck das aktive Engagement und die Koordination aller Beteiligten entlang der pharmazeutischen Lieferkette.

3.4 Vernetzte Selbstmedikationssysteme und digitale Interventionen

Die Integration von Kommunikationstechnologien und digitalen Elementen in Injektionssysteme verspricht die Bereitstellung personalisierter Behandlungsansätze und die Verbesserung der Therapieergebnisse [68]. Digitale Elemente für die Selbstmedikation umfassen eine Reihe von Interventionen durch medizinisches Fachpersonal und Diagnostik zur Überwachung und Bewertung des Wohlbefindens der Patienten. In einigen Fällen wurden diese digitalen Ansätze von den Gesundheitssystemen erstattet [69,70]. Aufgrund der Herausforderungen im Zusammenhang mit dem umfassenderen Management der Patientenversorgung durch medizinisches Fachpersonal, der fragmentierten und manchmal widersprüchlichen Gesetzgebung und der unklaren Priorität des Themas auf der Agenda der pharmazeutischen Unternehmen ist ihre weit verbreitete Einführung und Umsetzung in Selbstinjektionssystemen jedoch bisher begrenzt [42].

Bahnbrechende Fortschritte im digitalen Diabetesmanagement bieten wertvolle Erkenntnisse für Interventionen, die auf die breitere Landschaft der s. c. Arzneimittelverabreichung abzielen. Die Bemühungen im digitalen Diabetesmanagement konzentrierten sich auf die Gestaltung, Entwicklung und klinische Validierung von Interventionen, die dem gesamten Gesundheitsökosystem zugutekommen – was zu einer breiten Akzeptanz und zu grundlegenden Veränderungen in der Gesundheitsversorgung geführt hat. Innovationen wie die kontinuierliche Glukoseüberwachung, Insulinpumpen, Smart Pens und Closed-Loop-Lösungen haben die Versorgung von Typ-1-Diabetikern revolutioniert. KI-gestützte Closed-Loop-Lösungen stellen einen Paradigmenwechsel im Diabetesmanagement dar. Sie ermöglichen eine kontinuierliche Analyse von Glukosedaten und eine Echtzeitanpassung der Insulinabgabe, wodurch die Notwendigkeit externer Eingriffe reduziert wird [71]. Dieses Beispiel veranschaulicht, wie Selbstinjektionssysteme und digitale Interventionen zusammenarbeiten können, um klinisch relevante und personalisierte Interventionen zur Verbesserung der Therapieergebnisse bereitzustellen.

Wenn diese Grundsätze befolgt werden, könnte die Kombination von Arzneimitteln und digitalen Technologien über das Diabetesmanagement hinausgehen. Zum Beispiel haben digitale Technologien bei neurodegenerativen Krankheiten das Potenzial, die Krankheitsprognose durch Symptomüberwachung, Verbesserung der kognitiven Funktionen und Pflegekoordination mit Pflegekräften und medizinischem Fachpersonal zu verbessern. Dies kann zur Entwicklung digitaler Interventionen zur Verbesserung der Wirksamkeit von Biologika führen [68], was zu spezifischen digitalen Ergänzungen zu verschreibungspflichtigen Medikamenten führt [42]. Eine erfolgreiche Umsetzung erfordert jedoch Interventionen, die auf krankheitsspezifische Aspekte abzielen, und eine strenge klinische Validierung durch randomisierte, kontrollierte klinische Studien. Damit werden Schwachstellen vieler digitaler Gesundheitslösungen behoben, die die Erstattung und Einführung in die routinemäßige klinische Praxis einschränken [72]. Das Ausmaß der Integration vernetzter Selbstinjektionssysteme und Arzneimittel-Digital-Kombinationen – wie sie zunehmend in der Diabetesversorgung zu beobachten sind [44] – hängt von krankheitsspezifischen Attributen wie der Komplexität von Dosierungsschemata und der Rolle von Injektionen im gesamten Therapiemanagement ab, um einen ausreichenden Mehrwert und eine breite Akzeptanz in allen Indikationen zu gewährleisten. Vernetzte Geräte und digitale Lösungen, die arzneimittelbezogene Anwendungsfälle abdecken, werden nur dann einen ausreichenden Mehrwert bieten, wenn sie sorgfältig auf die patientenspezifischen Bedürfnisse und Anforderungen spezifischer Therapien zugeschnitten sind.

Die Zukunft der Entwicklung neuartiger Selbstinjektionssysteme bleibt vielversprechend. Insbesondere dann, wenn es gelingt, die divergierenden Anforderungen zwischen dem Bedürfnis nach nachhaltigen Lösungen, der Verabreichung größerer Volumina und der Integration mit digitaler Integration erfolgreich auszubalancieren. Unter diesen Voraussetzungen ist es weiterhin möglich, die Zukunft der Gesundheitsversorgung mitzubestimmen und mitzugestalten.

Literatur

[1] Jones GB, Collins DS, Harrison MW, Thyagarajapuram NR, Wright JM. Subcutaneous drug delivery: An evolving enterprise. Sci Transl Med. 2017 Aug 30;9 (405). doi:10.1126/scitranslmed.aaf9166

[2] Dumontet C, Reichert JM, Senter PD, Lambert JM, Beck A. Antibody–drug conjugates come of age in oncology. Nat Rev Drug Discov. 2023 Aug;22(8):641–661. doi.org/10.1038/s41573-023-00709-2

[3] Swain SM, Shastry M, Hamilton E. Targeting HER2-positive breast cancer: advances and future directions. Nat Rev Drug Discov. 2023 Feb;22(2):101–126. doi.org/10.1038/s41573-022-00579-0

[4] Deshaies RJ. Multispecific drugs herald a new era of biopharmaceutical innovation. Nature. 2020 Apr;580(7803):329–338. doi.org/10.1038/s41586-020-2168-1

[5] Labrijn AF, Janmaat ML, Reichert JM, Parren PW. Bispecific antibodies: a mechanistic review of the pipeline. Nat Rev Drug Discov. 2019 Aug;18(8):585–608. doi.org/10.1038/s41573-019-0028-1

[6] Strickley RG, Lambert WJ. A review of Formulations of Commercially Available Antibodies [Internet]. J. Pharm. Sci. 2021 July;110(7):2590–2608.e56. doi.org/10.1016/j.xphs.2021.03.017

[7] Mullard A. 2023 FDA approvals. Nat Rev Drug Discov. 2024 Feb;23(2):88–95. doi:10.1038/d41573-024-00001-x

[8] Mathias N, Huille S, Picci M, et al. Towards more tolerable subcutaneous administration: Review of contributing factors for improving combination product design. Advanced Drug Delivery Reviews. 2024 Jun:115301. doi.org/10.1016/j.addr.2024.115301

[9] Schneider A, Jost R, Jordi C, Lange J. Autoinjectors for large-volume subcutaneous drug delivery: a review of current research and future directions [Internet]. Expert Opin Drug Deliv. 2023 04 Jun;20(6):815–830. doi.org/10.1080/17425247.2023.2219891

[10] Guo J, Weng J, Zhu Q, et al. A review of recent FDA-approved biologic-device combination products. J Pharm Sci. 2024 Apr;113(4):866–879. doi: 10.1016/j.xphs.2023.12.022

[11] Walters DP, Smith PA, Marteau TM, Brimble A, Borthwick LJ. Experience With NovoPen®, an Injection Device using Cartridged Insulin, for Diabetic Patients. Diabetic Medicine. 1985 Nov;2(6):496–497. doi.org/10.1111/j.1464-5491.1985.tb00691.x

[12] Stevenson J, Poker R, Schoss J, et al. Pharmaceutical and biotech industry perspectives on optimizing patient experience and treatment adherence through subcutaneous drug delivery design. Adv. Drug Deliv. Rev. 2024 June;2009:115322. doi.org/10.1016/j.addr.2024.115322

[13] Lange J, Richard P, Bradley N. Usability of a new disposable autoinjector platform device: results of a formative study conducted with a broad user population [Internet]. Med Devices (Auckl). 2015 3 Jun;8:255-64. doi.org/10.2147/MDER.S85938

[14] Hey-Hadavi J, Pleil A, Deeb LC, et al. Ease of use and preference for a new disposable self-injection pen compared with a reusable pen for administering recombinant human growth hormone: A multicenter, 2-Month, single-arm, open-label clinical trial in patient-caregiver dyads. Clin. Ther. 2010 Nov;32(12):2036–2047. doi.org/10.1016/j.clinthera.2010.11.007

[15] Clarke A, Dain MP. Dose accuracy of a reusable insulin pen using a cartridge system with an integrated plunger mechanism. Expert Opin Drug Deliv. Sep 2006;3(5):677–83. doi.org/10.1517/17425247.3.5.677

[16] Ristic S, Bates PC, Martin JM, Llewelyn JA. Acceptability of a reusable insulin pen, HumaPen Ergo, by patients with type 1 and type 2 diabetes. Curr Med Res Opin. 2002;18(2):68–71. doi.org/10.1185/030079902125000327

[17] Lange J, Thompson I. Self-injection devices. In: Swarbrick J, ed. Encyclopedia of Pharmaceutical Science and Technology. 4 ed. Boca Raton: CRC Press; 2013:3132–3143.

[18] Berger AS, Saurbrey N, Kühl C, Villumsen J. Clinical experience with a new device that will simplify insulin injections. Diabetes Care. 1985 Jan-Feb;8(1):73–76. doi:10.2337/diacare.8.1.73

[19] Masierek M, Nabrdalik K, Janota O, Kwiendacz H, Macherski M, Gumprecht J. The review of insulin pens—past, present, and look to the future [Internet]. Front. Endocrinol. 2022 08 March;13:827484. doi.org/10.3389/fendo.2022.827484

[20] Pfutzner A, Forst T, Niemeyer M, Bailey T. Assessment for ease of use and preference of a new prefilled insulin pen (FlexTouch Degludec U100/U200) versus the SoloSTAR insulin pen by patients with diabetes and healthcare professionals. Expert Opin Drug Deliv. 2014 Sep;11(9):1381–9. doi.org/10.1517/17425247.2014.927438

[21] Adolfsson P, Hartvig NV, Kaas A, Møller JB, Hellman J. Increased Time in Range and Fewer Missed Bolus Injections After Introduction of a Smart Connected Insulin Pen [Internet]. Diabetes Technol Ther. 2020 Oct;22(10):709–718. doi:10.1089/dia.2019.0411

[22] Paul C, Stalder JF, Thaci D, et al. Patient satisfaction with injection devices: a randomized controlled study comparing two different etanercept delivery systems in moderate to severe psoriasis. J Eur Acad Dermatol Venereol. 2012 Apr;26(4):448–55. doi.org/10.1111/j.1468-3083.2011.04093.x

[23] Kivitz A, Segurado OG. HUMIRA® pen: a novel autoinjection device for subcutaneous injection of the fully human monoclonal antibody adalimumab. Expert Rev Med Devices. 2007 Mar;4(2):109–16. doi.org/10.1586/17434440.4.2.109

[24] Schneider A, Kolrep H, Jordi C, Richard P, Horn H-P, Lange J. How to prevent medication errors: a multidimensional scaling study to investigate the distinguishability between self-injection platform device variants [Internet]. Expert Opin Drug Deliv. 2019/08/03 2019 17 Jul;16(8):883–894. doi.org/10.1080/17425247.2019.1637852

[25] Hu P, Wang J, Florian J, et al. Systematic Review of Device Parameters and Design of Studies Bridging Biologic-Device Combination Products Using Prefilled Syringes and Autoinjectors. AAPS J. 2020 Feb 27;22(2):52. doi.org/10.1208/s12248-020-0433-8

[26] Foley M. Update on needlestick and sharps injuries: the Needle Stick Safety and Prevention Act of 2000. AJN The American Journal of Nursing. 2004 Aug;104(8):96. doi:10.1097/00000446-200408000-00049

[27] Rekaya N, Pickersgill A, Harvey L. Addition Of A Sleeve To The Etanercept Autoinjector (Enbrel® MyClic®) Improves Ease Of Use In Patients With Rheumatoid Arthritis [Internet]. Med Devices (Auckl). 2019 Oct 25;12:443–450. doi.org/10.2147/MDER.S216649

[28] Rekaya N, Vicik SM, Hulesch BT, McDonald LL. Enhancement of an Auto-Injector Device for Self-Administration of Etanercept in Patients With Rheumatoid Arthritis Confers Emotional and Functional Benefits [Internet]. Rheumatol Ther. 2020 Sep;7 (3):537–552. doi.org/10.1007/s40744-020-00216-5

[29] Collier DH, Bitman B, Coles A, Liu L, Kumar S, Judd C. A novel electromechanical autoinjector, AutoTouch™, for self-injection of etanercept: real-world use and benefits. Postgraduate Med. 2017 Jan;129(1):118–125. doi.org/10.1080/00325481.2017.1251291

[30] Lohmeyer Q, Schneider A, Jordi C, Lange J, Meboldt M. Toward a new age of patient centricity? The application of eye-tracking to the development of connected self-injection systems [Internet]. Expert Opinion on Drug. 2019 Dec 21;16(2):163–175. doi.org/10.1080/17425247.2019.1563070

[31] Lyseng-Williamson KA. Certolizumab pegol administration devices: a profile of their use and usability. Drugs Ther Perspect. 2017 Nov;33(11):515–522. doi.org/10.1007/s40267-017-0446-2

[32] Kukkle PL, Garg D, Merello M. Continuous subcutaneous infusion delivery of apomorphine in Parkinson's disease: a systematic review. Mov Disord Clin Pract. 2023 Jun 26;10(9):1253–1267. doi:10.1002/mdc3.13810.

[33] Thomas T, Barclay S. Continuous subcutaneous infusion in palliative care: a review of current practice. Int J Palliat Nurs. 2015 Feb;21(2):60–64. 2
doi.org/10.12968/ijpn.2015.21.2.60

[34] Walter G, Kalicinsky C, Warrington R, Miguel M, Reyes J, Rubin TS. Delivery of subcutaneous immunoglobulin by rapid "push" infusion for primary immunodeficiency patients in Manitoba: a retrospective review [Internet]. Allergy Asthma Clin Immunol. 13 May 2020;16:34. doi.org/10.1186/s13223-020-00431-3

[35] Bittner B, Schmidt J. Subcutaneous drug delivery devices—Enablers of a flexible care setting. In: Chappel E, ed. Drug delivery devices and therapeutic systems. Academic Press: New York; 2020:159–179. doi:10.1016/C2018-0-04221-8

[36] Wiggins BS, Senfield J, Kassahun H, Lira A, Somaratne R. Evolocumab: considerations for the management of hyperlipidemia. Curr Atheroscler Rep. 2018 Mar;20 (4):17. doi.org/10.1007/s11883-018-0720-3

[37] Schneider A, Mueller P, Jordi C, et al. Hold the device against the skin: the impact of injection duration on user's force for handheld autoinjectors [Internet]. Expert Opin. Drug Deliv. 2020 Feb;17(2):225–236. doi.org/10.1080/17425247.2020.1704730

[38] Cohen YZ, Zhang X, Xia B, et al. Pharmacokinetics of Subcutaneous Dupilumab Injection With an Autoinjector Device or Prefilled Syringe [Internet]. Clin Pharmacol Drug Dev. 2022;11(5):675–681. doi.org/10.1002/cpdd.1073

[39] Badkar AV, Gandhi RB, Davis SP, LaBarre MJ. Subcutaneous Delivery of High-Dose/Volume Biologics: Current Status and Prospect for Future Advancements [Internet]. Drug Des Devel Ther. 2021 Jan 13;15:159–170. doi:10.2147/dddt.S287323

[40] Schneider A, Kolrep H, Horn H-P, Jordi C, Gierig S, Lange J. Understanding patient preferences for handheld autoinjectors versus wearable large-volume injectors [Internet]. Expert Opin Drug Deliv. 2023 Feb;20(2):271–283. doi.org/10.1080/17425247.2022.2162037

[41] Hauber AB, Nguyen H, Posner J, Kalsekar I, Ruggles J. A discrete-choice experiment to quantify patient preferences for frequency of glucagon-like peptide-1 receptor agonist injections in the treatment of type 2 diabetes. Curr Med Res Opin. 2016;32 (2):251–262. doi.org/10.1185/03007995.2015.1117433

[42] Rafiei R, Williams C, Jiang J, et al. Digital Health Integration Assessment and Maturity of the United States Biopharmaceutical Industry: Forces Driving the Next Generation of Connected Autoinjectable Devices. JMIR mHealth and uHealth. 2021 Mar;9(3): e25406. doi:10.2196/25406

[43] Antalfy A, Berman K, Everitt C, Alten R, Latymer M, Godfrey CM. The Adherence and Outcomes Benefits of Using a Connected, Reusable Auto-Injector for Self-Injecting Biologics: A Narrative Review [Internet]. Adv Ther. 2023;40(11):4758–4776. doi.org/ 10.1007/s12325-023-02671-2

[44] Sangave NA, Aungst TD, Patel DK. Smart connected insulin pens, caps, and attachments: a review of the future of diabetes technology [Internet]. Diabetes Spectr. 2019;32(4):378–384. doi.org/10.2337/ds18-0069

[45] Jendle J, Ericsson Å, Gundgaard J, Møller JB, Valentine WJ, Hunt B. Smart insulin pens are associated with improved clinical outcomes at lower cost versus standard-of-care treatment of type 1 diabetes in Sweden: a cost-effectiveness analysis [Internet]. Diabetes Ther. 2021;12:373–388. doi.org/10.1007/s13300-020-00980-1

[46] Limmroth V, Bartzokis I, Bonmann E, Kusel P, Schreiner T, Schürks M. The BETA-CONNECT™ system: MS therapy goes digital. Neurodegener Dis Manag. 2018 Dec;8(6):399–410. doi.org/10.2217/nmt-2018-0030

[47] Vališ M, Šarláková J, Haluskova S, et al. An observational study demonstrating the adherence and ease of use of the injector device, RebiSmart®. Expert Opin Drug Deliv. 2020 May;17(5):719–724. doi.org/10.1080/17425247.2020.1742694

[48] Farag YM, Gaballa MR. Diabesity: an overview of a rising epidemic. Nephrol Dial Transplant. 2011 Jan;26(1):28–35. doi.org/10.1093/ndt/gfq576

[49] Phelps NH, Singleton RK, Zhou B, et al. Worldwide trends in underweight and obesity from 1990 to 2022: a pooled analysis of 3663 population-representative studies with 222 million children, adolescents, and adults [Internet]. Lancet. 2024;403 (10431):1027–1050. doi.org/10.1016/S0140-6736(23)02750-2

[50] Wilding JP, Batterham RL, Calanna S, et al. Once-weekly semaglutide in adults with overweight or obesity [Internet]. N Engl J Med. 2021;384(11):989–1002. doi:10.1056/ NEJMoa2032183

[51] Chavda VP, Ajabiya J, Teli D, Bojarska J, Apostolopoulos V. Tirzepatide, a new era of dual-targeted treatment for diabetes and obesity: a mini-review [Internet]. Molecules. 2022;27(13):4315. doi.org/10.3390/molecules27134315

[52] LaRue S, Malloy J. Evaluation of the Dual-Chamber Pen Design for the Injection of Exenatide Once Weekly for the Treatment of Type 2 Diabetes [Internet]. J Diabetes Sci Technol. Jul 2015;9(4):815–21. doi.org/10.1177/1932296815576186

[53] Klonoff DC, Bassock S, Dwyer A, et al. Evaluating the usability and safety of the semaglutide single-dose pen-injectors through summative (human factors) usability testing [Internet]. J Diabetes Investig. 2021;12(6):978–987. doi.org/10.1111/jdi. 13429

[54] Melson E, Ashraf U, Papamargaritis D, Davies MJ. What is the pipeline for future medications for obesity? [Internet]. Int J Obes (Lond). 2024:1–19. doi.org/10.1038/ s41366-024-01473-y

[55] Pivot X, Gligorov J, Müller V, et al. Patients' preferences for subcutaneous trastuzumab versus conventional intravenous infusion for the adjuvant treatment of HER2-positive early breast cancer: final analysis of 488 patients in the international, randomized, two-cohort PrefHer study [Internet]. Ann Oncol. 2014;25(10):1979–1987. doi:10.1093/annonc/mdu364

[56] Lange J, Schneider A, Jordi C, Lau M, Disher T. Formative Study on the Wearability and Usability of a Large-Volume Patch Injector [Internet]. Med Devices (Auckl). 2021;14:363–377. doi.org/10.2147/MDER.S337670

[57] Woodley WD, Morel DR, Sutter DE, Pettis RJ, Bolick NG. Clinical evaluation of large volume subcutaneous injection tissue effects, pain, and acceptability in healthy adults [Internet]. Clin Transl Sci. 2022;15(1):92–104. doi.org/10.1111/cts.13109

[58] Andre AD, Mohr J, Cornelius B, et al. Successful Validation of a Wearable, On-body Infusor for Subcutaneous Administration of Furoscix® in Heart Failure Patients, Caregivers, and Health Care Practitioners. J Card Fail. 2020 Oct;26(10, Supplement):S68. doi.org/10.1016/j.cardfail.2020.09.199

[59] Joshi RS, Egbuna OI, Cairns AS, et al. Performance of the pegfilgrastim on-body injector as studied with placebo buffer in healthy volunteers. Curr Med Res Opin. 2017 Feb;33(2):379–384. doi:10.1080/03007995.2016.1257980

[60] Wu J, Wang M, Yan H. Status of waste disposal of sharps outside medical institutions for patients with diabetes: A systematic review [Internet]. Plos one. 2023;18(11): e0288993. doi.org/10.1371/journal.pone.0288993

[61] Natarajan P, Bavar S, Dean C. How Lifecycle Assessment Supports Insight-Driven Sustainable Design. ONdrugDelivery. 2023;(153):16–19.

[62] Gerner S, Schneider A. Paving the Way to Zero Carbon Emission Combination Products: Insights From the Ypsomate Zero Case Study [Internet]. ONdrugDelivery. 2020;(112):56–59. Abrufbar unter: https://www.ondrugdelivery.com/wp-content/uploads/2020/10/112_Sep-Oct_2020_Ypsomed.pdf

[63] Fraenkel E, Sorensen B. Sustainability with the Aria Autoinjector: a Lifecycle Assessment [Internet]. ONdrugDelivery. 2021;(126):36–44. Abrufbar unter: https://ondrugdelivery.com/wp-content/uploads/2021/11/126_2021_OctNov_Sustainability_Phillips_Medisize.pdf

[64] Schwartz S. Correct use of a new reusable insulin injection pen by patients with diabetes: a design validation study [Internet]. J Diabetes Sci Technol. Sep 01 2010;4(5):1229–35. doi.org/10.1177/193229681000400523

[65] Snitker S, Andersen A, Lindskov PS, van Marle S, Sode BF, Sparre T. Comparison of the injection-site experience of semaglutide in a single-dose and a multidose pen-injector [Internet]. Diabetes Obes Metab. 2022;24:1643–1646. doi.org/10.1111/dom.14718

[66] Wickware C. First ever injection pen recycling pilot launched in UK pharmacies. Pharm J. 2021;307(7955)

[67] Johnson & Johnson Health Care Systems Inc. Safe Returns - A mail-back program for your used devices [Internet]. Titusville, New Jersey: Johnson & Johnson Health Care Systems Inc; 2025. Abrufbar unter: https://janssensafereturns.com/home

[68] Biskupiak Z, Ha VV, Rohaj A, Bulaj G. Digital Therapeutics for Improving Effectiveness of Pharmaceutical Drugs and Biological Products: Preclinical and Clinical Studies Supporting Development of Drug+ Digital Combination Therapies for Chronic Diseases [Internet]. J Clin Med. 2024;13(2):403. doi.org/10.3390/jcm13020403

[69] Mantovani A, Leopaldi C, Nighswander CM, Di Bidino R. Access and reimbursement pathways for digital health solutions and *in vitro* diagnostic devices: current scenario and challenges [Internet]. Front. Med. Technol. 2023;5:1101476. doi.org/10.3389/fmedt.2023.1101476

[70] Weik L, Fehring L, Mortsiefer A, Meister S. Understanding inherent influencing factors to digital health adoption in general practices through a mixed-methods analysis [Internet]. npj Digital Medicine. 2024/02/27 2024;7(1):47. doi.org/10.1038/s41746-024-01049-0

[71] Boughton CK, Hovorka R. New closed-loop insulin systems [Internet]. Diabetologia. 2021;64(5):1007–1015. doi.org/10.1007/s00125-021-05391-w

[72] Gordon WJ, Landman A, Zhang H, Bates DW. Beyond validation: getting health apps into clinical practice [Internet]. npj Digital Medicine. 2020/02/03 2020;3(1):14. doi.org/10.1038/s41746-019-0212-z

Die Links wurden zuletzt abgerufen am 21. Nov. 2025.

Danksagung

Wir danken unseren Partnern und Mitarbeitern, insbesondere Phil Green, dessen Unterstützung bei der Marktforschung und den Diskussionen von unschätzbarem Wert war und weit über den Rahmen dieses Projekts hinausging. Wir danken auch Sanders Dell'Anna für seine Unterstützung bei der Datenanalyse und Recherche.

Korrespondenz: Dr. Andreas Schneider-Kind, Ypsomed AG, Brunnmattstr. 6, 3401 Burgdorf (Schweiz), E-Mail: andreas.schneider@ypsomed.com

Anhang

▶ *Die Autoren*

Die Autoren

Marius Amschler
Schott AG
Erich-Schott-Str. 14
95666 Mitterteich (Deutschland)
marius.amschler@schott.com

Dr. Bettine Boltres
West Pharmaceutical Services
Stolberger Str. 21–41
52249 Eschweiler (Deutschland)
bettine.boltres@westpharma.com

Richard Denk
SKAN AG
Kreuzst. 5
4123 Allschwill (Schweiz)
richard.denk@skan.ch

Katharina Golly
Novartis Pharma AG
Novartis Campus
4056 Basel (Schweiz)
katharina.golly@novartis.com

Dr. Claudia Heinl
Schott AG
Erich-Schott-Str. 14
95666 Mitterteich (Deutschland)
claudia.heinl@schott.com

Christa Jansen-Otten
West Pharmaceutical Services
Deutschland GmbH & Co. KG
Stolberger Str. 21–41
52249 Eschweiler (Deutschland)
christa.jansen-otten@westpharma.com

Horst Koller
HK Packaging Consulting GmbH
Lindenstr. 41
8730 Uznach (Schweiz)
hk@hkpackaging.com

Dr. Jakob Lange
Ypsomed AG
Brunnmattstr. 6
3400 Burgdorf (Schweiz)
jakob.lange@ypsomed.com

Dr. Markus Lankers
mibic GmbH & Co KG
Ostendstr. 25 Haus 6
12459 Berlin (Deutschland)
markus.lankers@mibi-c.com

Frank Lehmann
SKAN AG
Kreuzstr. 5
4123 Allschwil (Schweiz)
frank.lehmann@skan.com

Dr. Wenzel Novak
Jecture GmbH
Philip-Reis-Str. 2
36399 Freiensteinau (Deutschland)
wenzel.novak@gerresheimer.com

Julian Petersen
groninger & co. gmbh
Hofäckerstr. 9
74564 Crailsheim (Deutschland)
j.petersen@groninger.de

Dr. Andreas Schneider-Kind
Ypsomed AG
Brunnmattstr. 6
3401 Burgdorf (Schweiz)
andreas.schneider@ypsomed.com

Alexandra Stärk
Novartis Pharma AG
Schaffhauserstr. 101
4332 Stein (Schweiz)
alexandra.staerk@novartis.com

Ian Thompson
Consulting Business Owner
Pi Biomedical GmbH
Technikumstr. 15
3400 Burgdorf (Schweiz)
ian.thompsonrobles@gmail.com